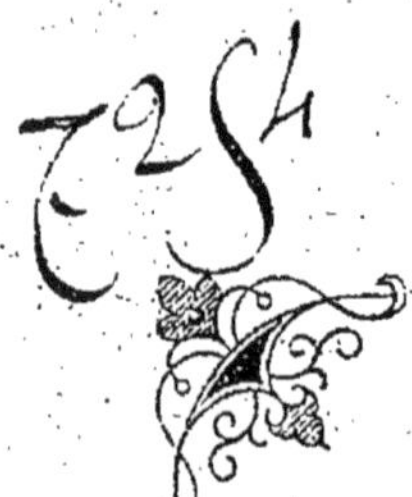

TRAITÉ PRATIQUE

DES

MALADIES DES ORGANES

GÉNITO-URINAIRES

PRÉCÉDÉ DE

**l'Étude chimique et physique
des changements que l'urine éprouve pendant
les maladies
et des indications qui en résultent
au point de vue du diagnostic
et du traitement**

PAR

LE DOCTEUR GUSTAVE LE BON

*De la Société de médecine pratique de Paris,
de la Société royale
des sciences de Bruxelles, de l'Académie impériale des sciences
et inscriptions de Toulouse, de la Société impériale
de médecine de Constantinople
etc., etc.*

Ouvrage accompagné de 83 gravures et de 2 planches en couleurs
dessinées d'après nature par E. Beau

DEUXIÈME ÉDITION

PARIS

ALFRED DUQUESNE, LIBRAIRE-ÉDITEUR

16, RUE HAUTEFEUILLE, 16

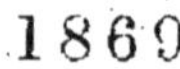

1869

TRAITÉ PRATIQUE

DES

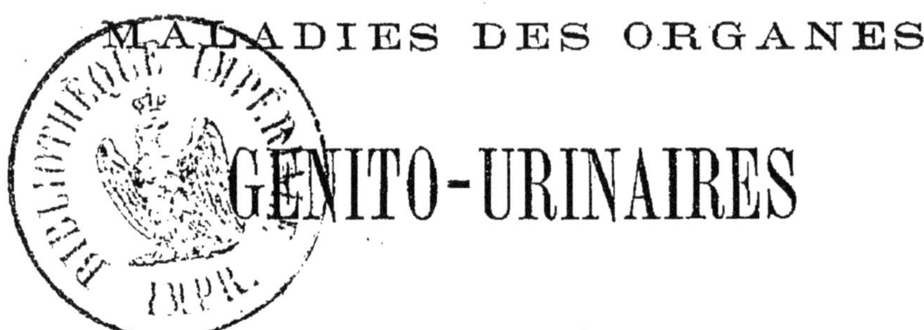

MALADIES DES ORGANES

GÉNITO-URINAIRES

DU MÊME AUTEUR

Nouvelle Méthode d'analyse chimique des terres. In-8. *Paris*, 1860.................................... 2 fr.

Causeries scientifiques et médicales. (*Figaro*, *Courrier médical*, etc.)

Le Choléra. — Nouvelles Recherches sur le mode de contagion, la nature et le traitement de cette maladie. Gr. in-8. *Paris*, 1868.. 3 fr.

Traité de la mort apparente et des inhumations prématurées. 2e édit., 1 vol. in-18. *Paris*, 1866. 3 fr.

Physiologie de la génération de l'homme et des principaux êtres vivants. 1 vol. in-18 illustré de nombreuses gravures. 7e édition. *Paris*, 1868........... 4 fr.

Om Skindod og om Forhastede Begravelser oversat efter originalens anden udgave af Heise adjunkt. *Copenhague*, 1868.................................... 4 fr. 50

Traité de physiologie, illustré de nombreuses gravures et accompagné d'un *Atlas complet d'anatomie humaine*, dessiné d'après nature et tiré en couleur.

La première livraison paraîtra prochainement.

Paris. — Imprimerie typographique de Rouge frères, Dunon et Fresné, rue du Four-Saint-Germain, 43.

TRAITÉ PRATIQUE

DES MALADIES

DES

ORGANES GÉNITO-URINAIRES

PRÉCÉDÉ DE

l'Étude chimique et physique
des changements que l'urine éprouve pendant
les maladies
et des indications qui en résultent
au point de vue du diagnostic
et du traitement

PAR

LE DOCTEUR GUSTAVE LE BON

De la Société de médecine pratique de Paris
de la Société royale
des sciences de Bruxelles, de l'Académie impériale des sciences
et inscriptions de Toulouse, de la Société impériale
de médecine de Constantinople
etc., etc.

Ouvrage accompagné de 83 gravures et de 2 planches en couleurs
dessinées d'après nature par E. Beau

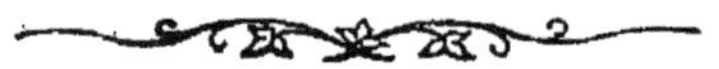

PARIS
ALFRED DUQUESNE, LIBRAIRE-ÉDITEUR
16, RUE HAUTEFEUILLE, 16

1869

INTRODUCTION

—

L'ouvrage que je publie aujourd'hui, a pour objet la description complète, bien que concise, des maladies des organes génito-urinaires et de leur traitement.

Je l'ai écrit pour répondre aux vœux bienveillants des médecins, qui désiraient que je complétasse mon *Traité de la génération*, par l'étude pathologique de phénomènes que je n'avais envisagés qu'au point de vue de la physiologie.

Pour satisfaire le désir qui m'était exprimé, j'aurais dû m'occuper exclusivement des maladies de l'appareil générateur et laisser de côté celles des voies urinaires; mais cette séparation, fondée en théorie, ne saurait subsister dans la pratique. Les lésions des fonctions génératrices sont le plus souvent, chez l'homme, la conséquence d'affections des voies urinaires ; c'est donc à l'étude de ces dernières que je devais principalement m'attacher. J'ai abordé ensuite la description des maladies de l'appareil générateur, laissant seulement de côté celles des organes sexuels de la femme, dont l'étude complète eût exigé à elle seule un volume, et qu'il n'est pas, du reste, d'usage de traiter dans les ouvrages de cette nature.

Les maladies des voies urinaires et les lésions fonctionnelles des organes générateurs, placées sous leur dépendance, se présentent avec ce double caractère, d'être extrêmement fréquentes et de nécessiter d'une façon impérieuse les secours de l'art. Une pneumonie, une gastrite, une fièvre typhoïde abandonnées à elles-mêmes, peuvent facilement guérir ; un rétrécissement de l'urèthre, un calcul de la vessie, une rétention d'urine, abandonnés aux seules ressources de la nature, conduisent fatalement le malade à la mort. Dans ces dangereuses affections, le sort du patient est tout entier dans l'habileté du chirurgien et dans la sûreté de son diagnostic.

On pourrait croire, d'après ce qui précède, que les ouvrages propres à guider le praticien dans l'étude difficile de ces maladies devrait être extrêmement nombreux, et cependant il n'en est rien. La littérature médicale française, riche en monographies relatives aux diverses affections des voies urinaires, ne possède pas en réalité de traités généraux où elles soient étudiées dans leur ensemble. Les ouvrages les plus complets omettent habituellement des maladies importantes, telles que les affections des reins, la gravelle, la blennorrhagie, les lésions syphilitiques de l'appareil génito-urinaire, etc.

On comprend facilement, du reste, que les différents auteurs qui ont écrit sur la pathologie des voies urinaires, n'aient abordé chacun qu'une partie de ce difficile sujet. La connaissance approfondie des diverses maladies de ces organes, et des opérations qu'elles exigent, nécessite des études particulières et une pratique fort longue, qu'il est difficile de rencontrer chez le même praticien. A Paris, la médecine se spécialise de plus en plus. Certaines opérations, telles que la lithotritie, par exemple, ne sont guère exécutées que par un petit nombre de chirurgiens, faisant de cette pratique leur occupation à peu près exclusive, et obligés, par suite, de négliger les autres branches des connaissances médicales, même de celles qui, en apparence, paraissent se rattacher le plus directement à l'objet habituel de leurs études.

Ecrit par un spécialiste, un ouvrage complet sur les maladies des organes génito-urinaires serait probablement excellent sur quelques points et incomplet sur tous les autres. Pour rendre parfait un livre de cette nature, il faut le concours de praticiens ayant fait, chacun, une étude particulière des différentes matières dont il traite.

Cette nécessité, je l'ai parfaitement comprise. N'étant en aucune façon spécialiste moi-même, et ne voulant pas me contenter de mes observations personnelles dans les hôpitaux et des documents puisés aux meilleures sources, j'ai cru nécessaire d'avoir recours aux lumières de confrères dont l'autorité en ces matières fût universellement reconnue.

Parmi les praticiens dont le concours m'a été le plus utile, je dois citer, au premier rang, M. le docteur Mallez. Il est peu d'élèves de la génération médicale actuelle, qui n'aient fréquenté les cours de pathologie urinaire que ce praticien professe, depuis dix ans, dans l'amphithéâtre de l'Ecole pratique de la Faculté de médecine de Paris. Le succès de cet enseignement est une preuve incontestable de son utilité. Bien des médecins ont pu apprécier l'extrême clarté des descriptions de ce professeur et sa grande habileté opératoire.

C'est avec le concours de ce savant confrère que j'ai écrit les parties les plus difficiles de ce traité, c'est-à-dire celles relatives à la chirurgie des voies urinaires. Je lui dois les plus vifs remerciements pour l'obligeance avec laquelle il a bien voulu revoir et compléter mon manuscrit. Grâce à son active collaboration, j'espère que ce travail présentera ce cachet d'utilité pratique que je considère comme la condition première de son succès.

Bien qu'un ouvrage de cette nature se compose principalement de l'exposé de faits acquis à la science, je n'ai pas voulu me borner uniquement au développement de sujets déjà connus. Plusieurs chapitres de ce livre, parmi lesquels je mentionnerai : l'analyse des urines, l'étude des changements éprouvés par ce liquide pendant les maladies, la gravelle et l'incontinence, sont plus complets sur un grand nombre de points que dans les ouvrages publiés jusqu'à ce jour.

Parmi les sujets que je me suis efforcé de compléter, tout en les simplifiant, je mentionnerai spécialement ce qui a trait à l'étude des urines. Aucun sujet n'est traité d'une façon plus compliquée dans les ouvrages spéciaux. La difficulté des méthodes d'analyse qui y sont décrites, l'absence de conclusions pratiques devant la plupart des résultats obtenus, rebutent le praticien qui renonce à une étude en apparence inutile et aride. L'examen de l'urine peut seul cependant, révéler à leur début, l'existence de plusieurs maladies, et permettre de suivre pas à pas leur marche vers la guérison ou la mort. Bien des états pathologiques fort graves, tels que le diabète, la gravelle, la spermatorrhée et la pierre, seraient facilement prévenus par des moyens très-simples, si un exament attentif des urines avait révélé leur existence dès leur début. Beaucoup d'affections ne sont habituellement mortelles, que parce que leur existence est constatée alors seulement qu'elles ont déterminé d'irréparables lésions. Nous espérons avoir montré qu'on peut, par des moyens fort simples, déterminer très-rapidement, et avec une précision largement suffisante au point de vue médical, la composition de l'urine. Ne cherchant que des résultats pratiques, nous avons laissé de côté l'analyse des substances ne conduisant pas à des indications utiles au point de vue du diagnostic. Il importe peu au médecin, et surtout au malade, de savoir que l'urine contient de l'acide lactique ou de la créatine, par exemple, puisque, dans l'état actuel de la science, on ne pourrait rien conclure de leur présence.

Mon but sera entièrement atteint, si cet ouvrage est assez complet pour mériter une place dans la bibliothèque de tous les praticiens, assez clair pour être facilement compris des élèves les plus étrangers aux matières dont il traite.

TRAITÉ PRATIQUE

DES

MALADIES DES ORGANES

GÉNITO-URINAIRES

CHAPITRE I

ANATOMIE ET PHYSIOLOGIE DE L'APPAREIL URINAIRE.

Composition de l'appareil urinaire. — Description des reins. Situation, rapports et structure. — Fonctions — Quantité de sang qui traverse journellement les reins.—Uretères.— Vessie. — Rapports de la vessie, importance de la connaissance de ces rapports au point de vue chirurgical.— Structure de la vessie. — Col de la vessie. — Mécanisme de l'expulsion de l'urine. — Urèthre. — Courbures de l'urèthre. — Division de l'urèthre en trois parties, et rapports de ces parties. — Verumontanum. — Bulbe de l'urèthre. — Valvules et lacunes de l'urèthre. — Structure de l'urèthre. — Urèthre chez la femme.

L'appareil urinaire se compose : des *reins*, organes sécréteurs de l'urine; des *uretères*, canaux qui conduisent l'urine des reins à la vessie; de la *vessie*, réservoir dans lequel s'accumule l'urine; et de l'*urèthre*, canal d'excrétion conduisant au dehors le liquide contenu dans la vessie.

Reins. Les reins sont deux organes glandulaires destinés à séparer du sang les matériaux qui constituent l'urine.

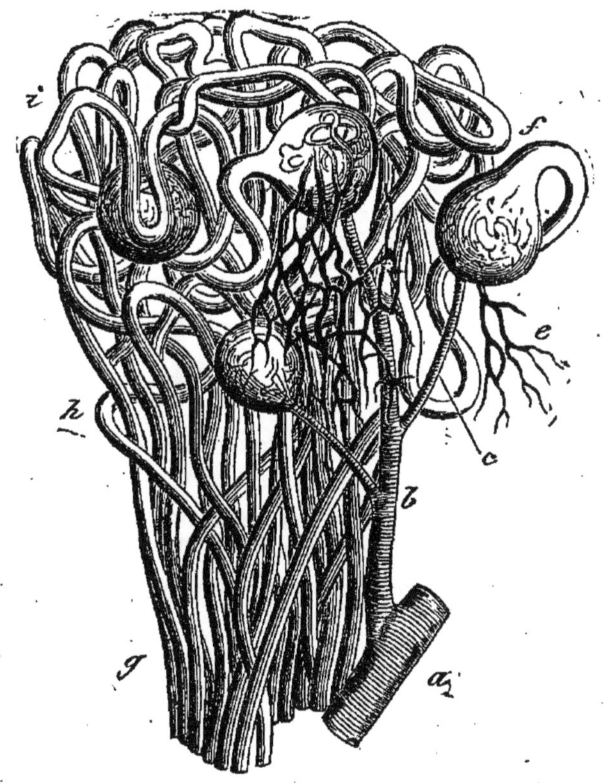

FIG. 1. — *Tubes urinifères.*

i, h, g, f. Tubes urinifères. Ils sont parallèles dans la substance tubuleuse *hg* et contournés dans la substance corticale *hi*. On voit à leur partie supérieure les renflements nommés capsules des glomérules.

a, b, c, e représentent les ramifications de l'artère rénale. Elle pénètre en partie dans le renflement terminal du tube urinifère pour former le glomérule de Malpighi.

Ils sont situés symétriquement sur les côtés de la colonne vertébrale, à la hauteur des deux premières vertèbres lombaires, au-dessous du foie.

Le péritoine qui passe devant eux, et les vaisseaux rénaux, les maintiennent en place.

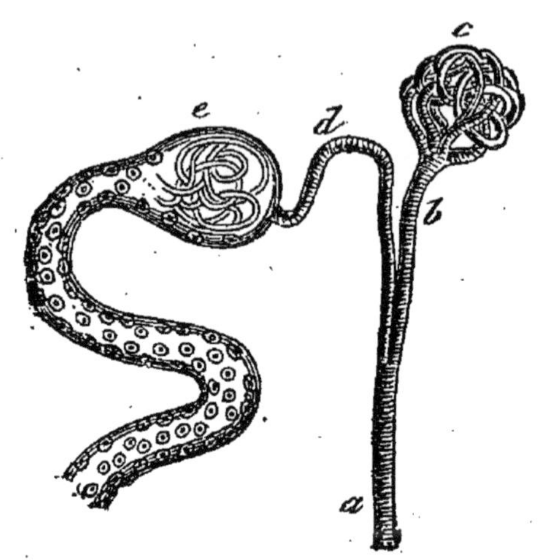

Fig. 2. — *Tube urinifère et glomérule de Malpighi dépouillé de son enveloppe.*

c. Glomérule de Malpighi dépouillé de sa capsule.
e. Glomérule de Malpighi recouvert de sa capsule formée par le renflement du tube urinifère.
a, b, c, d. Ramifications artérielles. Elles forment en *c* et à l'extrémité de la branche *d* les glomérules *c, e.*

Leur couleur est d'un rouge sombre, leur forme est celle d'un haricot. Le bord interne de chaque rein est concave et tourné en dedans; il présente vers sa partie moyenne une vaste échancrure nommée *hile* du rein, par laquelle passent les nerfs et les vaisseaux de cet organe.

Les reins sont enveloppés d'une membrane fibreuse et d'une couche de tissus cellulo-graisseux.

Leur longueur est de 12 centimètres, leur largeur de 6 centimètres, leur épaisseur de

3 centimètres. Ils pèsent chacun 90 grammes en moyenne.

L'extrémité supérieure de chaque rein est recouverte par une glande nommée *capsule surrénale*, dont les usages sont mal connus.

Le rein est formé de deux couches : une externe, ou *corticale*; une interne, ou *tubuleuse*.

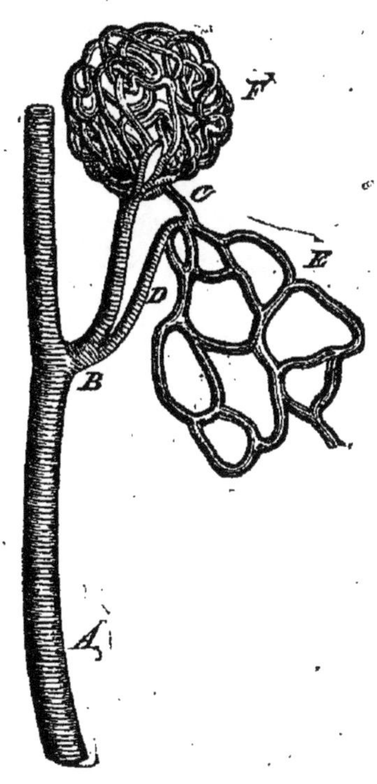

Fig. 3. — *Glomérule de Malpighi et vaisseaux du rein.*

F. Glomérule.

A. Branche de l'artère rénale. Elle se divise à sa partie supérieure en plusieurs branches, dont une BD se rend directement dans le réseau capillaire de la substance corticale, et l'autre va former le glomérule F. c représente la petite veine qui reçoit le sang sortant du glomérule. Elle forme, en se ramifiant, le réseau veineux E.

La couche externe ou corticale des reins est formée de tubes enroulés sur eux-mêmes, terminés à leur extrémité par un renflement désigné sous le nom de *capsule du glomérule*, contenant un petit amas de vaisseaux sanguins contournés en boule nommé *glomérule de Malpighi*.

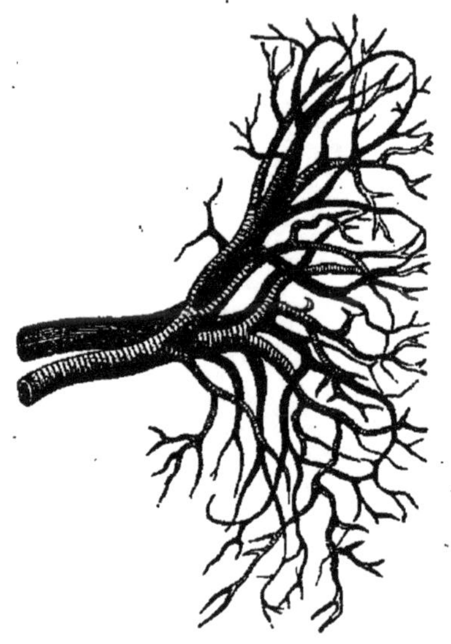

FIG. 4. — *Vaisseaux du rein d'un enfant préparés par corrosion* *

La couche interne ou tubuleuse est formée par la continuation des tubes de la couche corticale. Ces tubes, auxquels on a donné le nom de *tubes urinifères*, sont disposés par faisceaux coniques au nombre de dix à vingt, désignés sous le nom de *pyramides de Malpighi*. Chaque pyramide s'ouvre par son extrémité dans un petit entonnoir

* L'artère est striée en travers et moins foncée que la veine.

EXPLICATION DE LA PLANCHE I. *

Coupe médiane antéro-postérieure du bassin chez l'homme.

1. Muscles de l'abdomen (pyramidal et grand droit abdominal).
2. Symphyse du pubis.
3. Peau de la verge.
4. Corps caverneux.
5. Tissu spongieux environnant l'urèthre.
6. Portion spongieuse de l'urèthre.
7. Gland.
8. Prépuce.
9. Méat urinaire.
10. Testicule.
11. Péritoine.
12. Couche musculaire de la vessie.
13. Vessie.
14. Plexus veineux.
15. Coupe des fibres musculaires en avant de l'urèthre, d'après Jarjavay.
16. Cul-de-sac du bulbe.
17. Portion membraneuse de l'urèthre.
18. Verumontanum.
19. Portion prostatique de l'urèthre.
20. Prostate.
21. Bulbe de l'urèthre.
22. Vésicules séminales.
23. Rectum.
24. Anus.
25. Coccyx.

* Cette planche a été dessinée par M. Beau, d'après une coupe faite sur le cadavre congelé d'un sujet âgé de 25 ans.

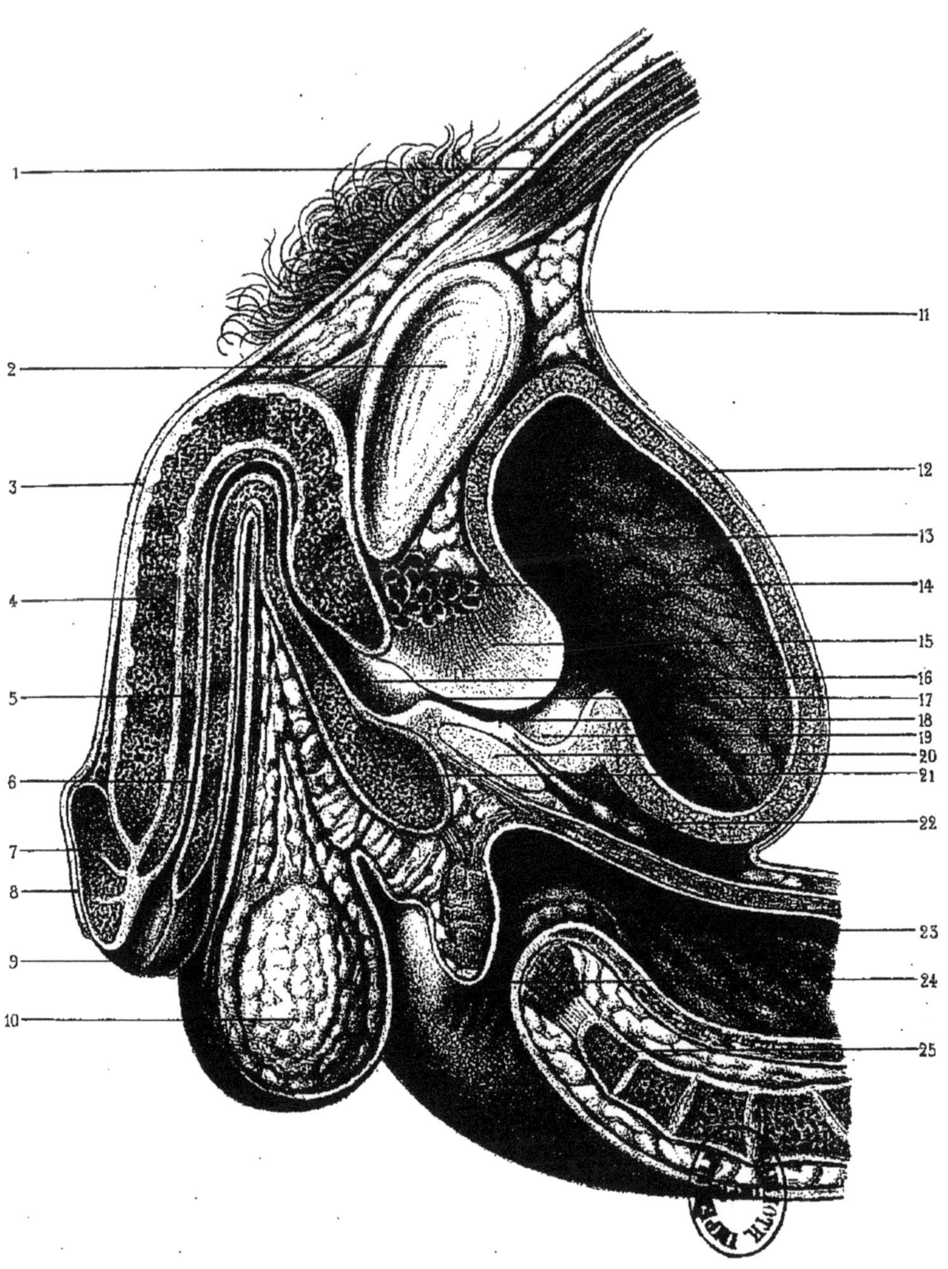

Coupe médiane antéro-postérieure du bassin chez l'homme.
Le sujet étant couché sur le dos.

Emile Beau, ad nat. del. et chromolith. Imp. par Auguste Bry, à Paris.

nommé *calice*. Tous ces petits entonnoirs vont eux-mêmes se réunir dans un grand entonnoir formé par une dilatation de l'uretère nommée *bassinet*.

Le rein est, ainsi qu'on le voit, formé en grande partie de tubes aboutissant à un réservoir unique.

Le sang est apporté à chaque rein par une grosse artère, l'*artère rénale*, née directement de l'aorte. Ce sont les ramifications capillaires de cette artère qui forment, dans l'extrémité des tubes urinifères, l'enroulement de petits vaisseaux constituant les *glomérules de Malpighi*.

Après s'être dépouillé dans les reins des éléments de l'urine, le sang sort de ces organes par les veines rénales qui naissent des capillaires artériels, soit directement, soit seulement après que ces derniers sont sortis des glomérules.

En raison de la grosseur des artères rénales et de leur naissance directe de l'aorte, une masse de sang considérable, évaluée pour l'homme à 350 kilogr. par jour, traverse les reins sans interruption, pour s'y débarrasser des éléments impropres à l'entretien de la vie. On comprend dès lors combien le moindre trouble apporté dans cette fonction peut influencer la santé générale.

L'urine se forme dans les tubes urinifères. Elle s'écoule peu à peu dans le bassinet, puis dans l'uretère, et arrive dans la vessie. Sa sécrétion est continue, et ne peut être diminuée ou suspendue sans que de graves désordres de toutes les autres fonctions de l'économie se manifestent.

Uretères. — Les deux canaux qui conduisent l'urine des reins à la vessie ont reçu le nom d'*uretères.* Chacun d'eux est constitué par un tube d'une longueur de 25 à 30 centimètres et de la grosseur d'une plume d'oie. Ce tube se continue à sa partie supérieure avec le bassinet, et débouche à sa partie inférieure dans la vessie après un trajet oblique de 10 à 12 millimètres entre les tuniques de cet organe. C'est par suite de cette disposition, que l'urine, dans l'état de réplétion de la vessie, ne peut être refoulée dans l'uretère. La vessie, en se dilatant, comprime les parois de ces canaux, et, par suite, obture complétement leur orifice.

Vessie. — La vessie ou réservoir de l'urine est une poche musculo-membraneuse de forme conique, logée dans le bassin, sur la ligne médiane, entre le pubis et le rectum chez l'homme, entre le pubis, l'utérus et le vagin chez la femme.

Les dimensions de la vessie sont très-variables. Vide, elle occupe un très-petit espace et disparaît derrière le pubis. Pleine, elle se dilate considérablement et s'élève dans la cavité abdominale en refoulant le péritoine et en s'appliquant contre les parois de l'abdomen.

La vessie est en rapport par sa face antérieure avec le pubis et la paroi abdominale; sa face postérieure, recouverte par le péritoine, est en rapport, chez l'homme, avec le rectum, dont elle est séparée par les vésicules séminales, et chez la femme, avec l'utérus et le vagin. Ses faces latérales sont en rapport avec les muscles du bassin.

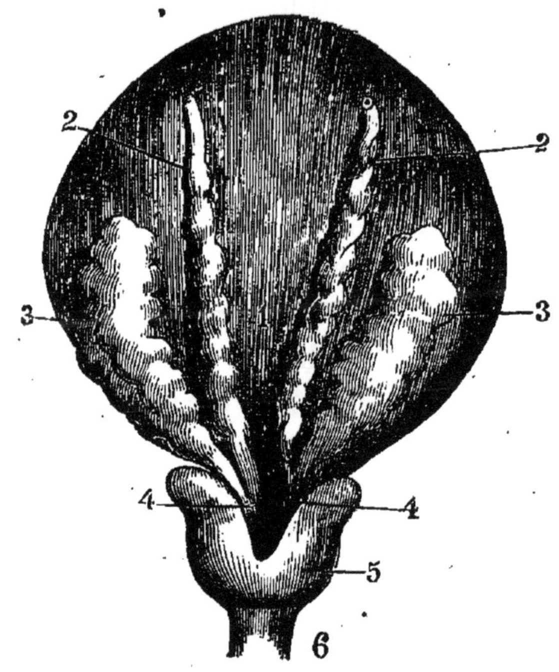

Fig. 5. — *Rapports de la vessie avec les vésicules séminales et la prostate.*

1. Face postérieure de la vessie.
2, 2. Extrémité des canaux déférents.
3, 3. Vésicules séminales.
5. Prostate ouverte pour montrer les canaux éjaculateurs 4, 4.
6. Urèthre.

La vessie est maintenue en place par des replis du péritoine et par deux ligaments qui la fixent: le ligament inférieur à la symphyse pubienne, le ligament supérieur à la paroi postérieure de l'abdomen, au niveau de l'ombilic.

La connaissance des rapports de la vessie présente un grand intérêt au point de vue chirurgical. L'étude de ses rapports avec le péritoine explique comment on peut pénétrer dans la vessie par le périnée ou l'abdomen sans léser cette membrane. Ses rapports avec le rectum et le vagin montrent comment peuvent s'établir les fistules vésico-rectales et vésico-vaginales, et en même temps comment on peut arriver dans ce réservoir par le rectum.

La base de la vessie représente assez bien un triangle limité par trois ouvertures : l'une, placée en avant, est l'orifice de l'urèthre ; les deux autres, situées en arrière, sont les ouvertures des uretères. Cette surface triangulaire a reçu le nom de *trigone vésical*; elle est un peu plus blanche que le reste de la vessie.

La vessie se termine en avant par une portion rétrécie nommée *col de la vessie,* se continuant avec l'urèthre. Il est en partie entouré par un anneau de fibres musculaires, sur la forme duquel on n'est pas bien fixé et qui a reçu le nom de *sphincter vésical.*

La vessie est formée de trois tuniques : une séreuse, le péritoine, qui ne la recouvre que dans une partie de sa surface; une musculaire, formée de trois couches de fibres entre-croisées en divers sens; et une muqueuse, formant la surface intérieure de ce réservoir. La muqueuse est parsemée de plis qui disparaissent quand l'organe est distendu.

Les tuniques de la vessie reçoivent un riche réseau de veines, d'artères et de nerfs.

Urèthre. — L'urèthre est un canal de 16 à 18 centimètres de longueur, s'étendant de la vessie à l'extrémité de la verge. Lorsque le pénis est à l'état de repos, il décrit deux courbures qui lui donnent la forme d'une S. Pendant l'érection, ou lorsque la verge est redressée, une de ces courbures, celle placée en avant, disparaît.

La vessie sert, ainsi que nous l'avons dit, de réservoir à l'urine. Ce liquide y arrive goutte à goutte et s'y accumule en la distendant, jusqu'à ce que le besoin d'uriner se manifeste : alors les parois musculaires de cet organe se contractent et pressent sur la masse du liquide qu'il contient jusqu'à ce qu'il soit expulsé au dehors.

On admet assez généralement que le col vésical reçoit des fibres nerveuses sensitives et des fibres motrices cérébro-rachidiennes déterminant : les premières, le besoin d'uriner ; les secondes, la dilatation volontaire du col; et que le corps de la vessie reçoit des filets nerveux, sensitifs et moteurs du grand sympathique, déterminant : les premiers; une excitation de la moelle; les seconds, un mouvement réflexe involontaire des muscles de la vessie. Lorsque cet organe est distendu par l'urine, il s'établit une sorte de lutte entre les fibres musculaires du corps et celles du col, jusqu'à ce que ces dernières cèdent et laissent échapper l'urine.

La courbure postérieure de l'urèthre s'étend du col de la vessie à la naissance du bulbe. Sa longueur est d'environ 8 centimètres. C'est la seule intéressante pour le chirurgien, puisque la courbure antérieure disparaît pendant l'introduction des instruments.

On divise généralement l'urèthre en trois portions :

La portion *prostatique*, enveloppée par la prostate, la *portion membraneuse*; placée entre la prostate et le bulbe; et la *portion spongieuse*, s'étendant de la portion membraneuse à l'extrémité du gland.

La *portion prostatique* a 2 cent. 1/2 de longueur environ ; elle est placée entre le rectum et la symphyse du pubis, et est entourée en arrière et sur les côtés * par la prostate, glande de la grosseur d'une châtaigne, qui appartient à l'appareil de la génération. Sa surface interne présente sur la ligne médiane, à quelques millimètres au-dessous

* Tous les auteurs répètent que la prostate entoure complétement l'urèthre. Cependant, d'après les recherches du professeur Jarjavay exécutées sur cent vingt sujets, la prostate ne passe *jamais* devant l'urèthre. Ce qu'on a pris pour cette glande est du tissu musculaire qui se trouve en ce point. La prostate peut être comparée, par sa forme, à une gouttière recevant l'urèthre.

du col de la vessie, une saillie de 12 millimètres de longueur sur 2 de hauteur et 1 d'épaisseur, nommée *verumontanum* ou *crête uréthrale.* C'est sur les côtés de cette saillie que se trouvent les orifices des canaux éjaculateurs, par où s'écoule le sperme dans l'urèthre.

La *portion membraneuse* de l'urèthre a une longueur de 2 centimètres; elle commence au point où ce canal sort de la prostate et s'arrête à la naissance de la portion spongieuse. Elle est formée de fibres musculaires constituant par leur réunion une couche assez épaisse, surtout en avant; sa sensibilité est fort vive; son calibre est très-régulier; en procédant avec lenteur, on peut la dilater considérablement.

La *portion spongieuse* est située entre la gouttière formée par la réunion des corps caverneux. Elle les déborde en avant et en arrière en formant deux saillies nommées : la saillie antérieure, *gland*; la saillie postérieure, *bulbe de l'urèthre*. Le *gland* a la forme d'un cône tronqué, il coiffe les corps caverneux et porte à son sommet une ouverture, orifice externe de l'urèthre, nommée *méat urinaire.* Le *bulbe de l'urèthre* est situé sur la ligne médiane, à 2 centimètres en avant de la vessie, et repose sur le périnée.

L'urèthre est un canal très-dilatable; lorsqu'il est vide, ses parois sont appliquées sur elles-mêmes.

On a essayé de déterminer avec précision le

diamètre de l'urèthre. D'après Jarjavay, les sondes de 4 à 6 millimètres peuvent parcourir ce canal sans dilater ses parois, et les instruments de 9 millimètres y passent sans accident, lorsque, bien entendu, il ne présente pas d'altération organique.

Le calibre de l'urèthre n'est pas partout égal, il présente trois rétrécissements et trois dilatations qui alternent entre eux : rétrécissement au méat urinaire, dilatation en arrière du méat nommée *fosse naviculaire*; rétrécissement jusqu'au bulbe, où le canal se dilate de nouveau pour former la partie nommée *cul-de-sac du bulbe*, dans lequel les instruments sont souvent arrêtés; puis, nouveau rétrécissement nommé *collet du bulbe*, et, enfin, dernière dilatation dans la portion prostatique.

Indépendamment des dilatations et des rétrécissements que nous venons de signaler, la surface intérieure de l'urèthre présente des replis qui forment des sortes de valvules, et de petites ouvertures nommées *lacunes de Morgagni*, où les sondes s'égarent quelquefois.

L'orifice antérieur de l'urèthre a reçu le nom de *méat urinaire*. C'est une fente verticale de 7 à 8 millimètres de longueur. L'orifice postérieur, ou *orifice vésical*, est annulaire ou triangulaire, suivant l'âge. La muqueuse vésicale forme quelquefois devant lui une sorte de valvule, nommée *luette vésicale*, qui peut rendre le cathétérisme difficile.

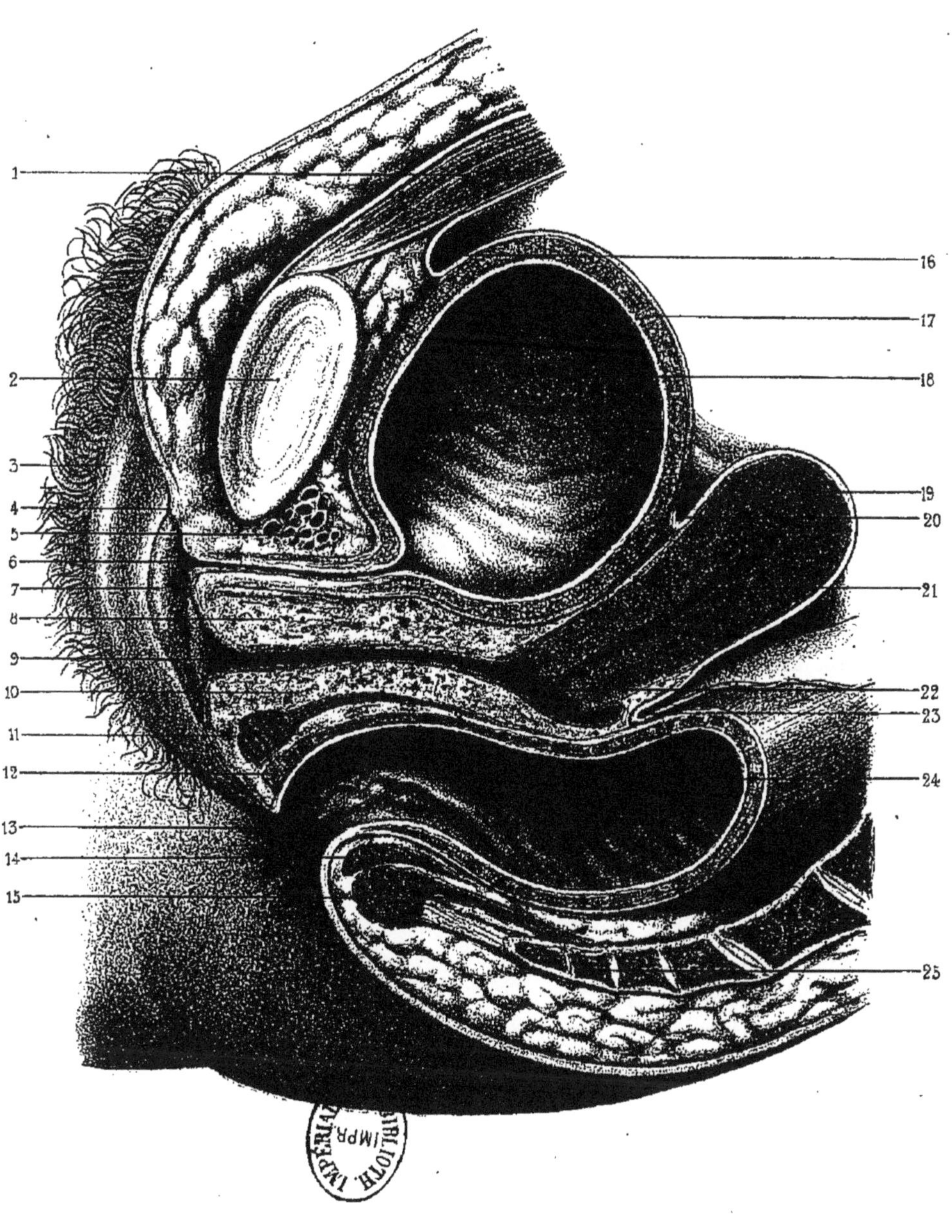

Coupe médiane antéro-postérieure du bassin chez la femme.

Le sujet étant couché sur le dos.

Emile Beau, ad nat. del. et chromolith.

Imp. par Auguste Bry, à Paris.

EXPLICATION DE LA PLANCHE II.*

Coupe médiane antéro-postérieure du bassin chez la femme.

1. Muscles de l'abdomen (pyramidal et grand droit abdominal).
2. Symphyse du pubis.
3. Grande lèvre.
4. Clitoris.
5. Plexus veineux.
6. Méat urinaire ou orifice externe de l'urèthre.
7. Petite lèvre.
8. Tunique du vagin.
9. Ouverture du vagin.
10. Tunique du vagin.
11. Sphincter externe.
12. Sphincter interne.
13. Anus.
14. Sphincter interne.
15. Sphincter externe et releveur de l'anus.
16. Péritoine.
17. Couche musculaire de la vessie.
18. Vessie.
19. Corps de l'utérus.
20. Cul-de-sac vésico-utérin.
21. Cavité de l'utérus.
22. Col de l'utérus.
23. Cul-de-sac recto-utérin.
24. Rectum.
25. Coccyx.

* Cette planche a été dessinée par M. Beau, d'après une coupe faite sur le cadavre congelé d'une femme âgée de 27 ans.

L'urèthre est formé d'une couche muqueuse de coloration blanchâtre recouverte par une couche musculaire de 1 millimètre d'épaisseur, à laquelle il est très-adhérent. Dans la portion spongieuse, la couche musculeuse est recouverte par une couche de tissu érectile de 2 millimètres d'épaisseur, dont la structure est celle des corps caverneux.

L'urèthre est placé entre les deux corps caverneux comme une baguette entre les canons d'un fusil. Il est recouvert en outre par la peau de la verge.

Urèthre chez la femme. — Les organes urinaires de la femme ne diffèrent pas de ceux de l'homme, à l'exception de l'urèthre.

L'urèthre de la femme n'a que 3 centimètres de longueur environ. Il est soudé à la paroi antérieure du vagin. Sa direction dans la station droite est presque verticale. Sa dilatabilité est plus considérable que celle de l'homme, car il admet très-facilement des sondes de 10 millimètres de diamètre.

L'orifice externe de l'urèthre de la femme, ou *méat urinaire,* représente une fente verticale de 5 millimètres de longueur, entourée d'une saillie de la muqueuse. Il est situé sur la ligne médiane, au-dessus de l'entrée du vagin, à un travers de doigt au-dessous du clitoris.

CHAPITRE II

DE L'URINE A L'ÉTAT NORMAL.

Formation de l'urine. — Causes qui activent ou diminuent la sécrétion de ce liquide. — Proportion des matériaux solides contenus dans l'urine. — Importance de l'urée. — Transformation de l'urée en carbonate d'ammoniaque. — Influence de l'alimentation sur la production de l'urée. — Acide urique. — Son rôle dans l'économie. — Transformation de l'acide urique en urée. — Autres substances contenues dans l'urine, créatine, acide hippurique, etc.

L'urine est le liquide enlevé au sang par les reins. Il est formé d'eau tenant en dissolution divers principes provenant du travail digestif ou de la décomposition des tissus, et qui devenus inutiles ou nuisibles à l'entretien de la vie, doivent être rejetés au dehors.

Les matériaux usés dont les reins débarrassent le sang, sont composés, en grande partie, de matières azotées. Les principes riches en carbone s'éliminent surtout par les poumons.

Les substances étrangères introduites dans l'organisme sont retrouvées dans l'urine au bout d'un temps qui varie, suivant que le corps est liquide ou solide, et est décomposé par les actes digestifs ou reste inattaqué. Certains corps se retrouvent dans l'urine une minute après leur ingestion. D'autres, tels que divers sels métalliques toxiques, se fixent dans les tissus et ne sont éliminés que fort lentement. L'élimination n'est quelquefois pas complète au bout de plusieurs mois.

Plusieurs composés communiquent à l'urine une odeur ou une coloration spéciale. L'administration de la rhubarbe rend ce liquide jaune, celle de la térébenthine lui donne une odeur de violette. Les asperges lui communiquent une odeur spéciale très-désagréable.

La quantité d'urine sécrétée en 24 heures, s'élève à environ 1,200 grammes. Elle augmente lorsque la proportion des boissons ingérées est considérable.

Il existe un rapport constant entre l'énergie de la fonction rénale et celle de la fonction cutanée : ces deux fonctions se complètent mutuellement. Quand la peau fonctionne activement, c'est-à-dire quand la transpiration augmente, la sécrétion de l'urine se ralentit. Réciproquement, quand la peau transpire peu, la sécrétion de l'urine s'accroît.

Le système nerveux a également une grande influence sur la production de l'urine : la joie, la peur extrême, la surprise, produisent souvent un écoulement involontaire de l'urine.

L'urine humaine, à l'état normal, est un liquide jaunâtre, transparent, d'une saveur salée, rougissant le papier de tournesol.

Bien qu'à l'état normal l'urine soit toujours acide, elle peut, sous l'influence d'une nourriture exclusivement végétale, devenir alcaline. L'urine des herbivores possède cette réaction,

La densité de l'urine varie de 1,015 à 1,025, et la quantité de matières solides contenues dans les 1,200 grammes environ de ce liquide rendus en 24 heures oscille entre 50 et 60 grammes. Dans la vieillesse, la proportion des matériaux solides diminue.

On peut se faire une idée de la composition moyenne de l'urine par l'analyse suivante, une des moins mauvaises de celles qui ont été publiées :

Eau	935,0
Urée	32,9
Acide urique	1,1
Créatine, créatinine, etc.	1,5
Matières extractives	11,5
Mucus vésical	0,1
Sulfate de potasse, sulfate de soude	7,3
Phosphate de soude et phosphate d'ammoniaque	4,0
Phosphate de chaux	1,1
Chlorure de sodium, chlorure d'ammonium	3,7
Lactates	1,7

Cette analyse est loin de représenter le tableau exact de la composition de l'urine. Diverses substances, telles que l'acide hippurique, l'oxalate de chaux, et différents gaz, l'acide carbonique, l'oxygène, l'azote, qu'on rencontre toujours dans les urines normales, n'y sont pas mentionnés. En outre, on y voit figurer l'énorme quantité de 11,5 de matières extractives qui représentent divers principes à peu près complétement inconnus, et dont l'importance physiologique sera peut-être considérable lorsque l'étude de l'urine aura été poussée plus loin qu'elle ne l'a été jusqu'à ce jour. Il y a là matière à d'intéressantes recherches pour les chimistes et les physiologistes.

Des causes fort nombreuses, et à l'étude desquelles nous consacrerons un chapitre, peuvent modifier la composition de l'urine et y faire entrer diverses substances, telles que le sucre, l'albumine, etc.

Parmi les matières que contient l'urine normale, celles qui paraissent jouer le rôle le plus important sont l'urée et l'acide urique.

L'urée est une substance azotée neutre, cristallisable, qui forme à elle seule la moitié des matières solides que contient l'urine normale. Elle constitue le résidu final des matières albuminoïdes qui ont fait partie de nos tissus. De toutes les matières azotées connues, c'est la plus riche en azote. Un homme sain en produit environ 30 grammes en vingt-quatre heures.

L'urée pure cristallise en longs prismes aplatis, incolores, doués d'une saveur rappelant celle du salpêtre, et solubles dans l'eau et l'alcool.

Sa composition est celle du cyanate d'ammoniaque, qui ne diffère lui-même du carbonate d'ammoniaque que par 4 équivalents d'eau. En présence de certaines matières animales, pus, mucus, etc., l'urée se combine avec ces 4 équivalents d'eau et se transforme en carbonate d'ammoniaque, sel dont l'odeur est très-désagréable. Cette transformation, qui se manifeste spontanément dans l'urine abandonnée à l'air pendant plusieurs jours, se produit quelquefois dans la vessie, notamment dans le catarrhe chronique de cet organe. Il en résulte que les urines possèdent alors une odeur ammoniacale caractéristique immédiatement après leur émission.

Le mode d'alimentation a une influence considérable sur les proportions d'urée contenues dans l'urine. Un régime animal l'augmente, un régime végétal la diminue. La proportion peut varier de 15 à 50 grammes par jour.

L'urée qui se trouve dans l'urine est extraite du sang par les reins. Dans l'état de santé, la proportion de ce sel ne dépasse pas 2 décigrammes par litre de sang. Lorsque, par une cause quelconque, l'élimination de l'urée se fait incomplétement, ce qui arrive dans certaines maladies, telles que l'albuminerie et le choléra elle s'accumule dans le sang, et, comme elle constitue un poison assez énergique, sa présence détermine rapidement la mort. 20 grammes d'urée administrés à un lapin le tuent en peu de temps.

A côté de l'urée se trouve une substance présentant plus d'une analogie avec elle, nommée *acide urique*. Cet acide existe dans l'urine en proportion très-faible : 1 litre d'urine qui contient 30 grammes d'urée ne contient guère que 50 centigrammes d'acide urique.

Il se présente sous forme d'écailles cristallines, presque insolubles dans l'eau, dont l'aspect au microscope est caractéristique.

On peut se procurer facilement une certaine quantité d'acide urique en chauffant de l'urine dans un tube jusqu'à réduction du liquide à moitié de son volume, et le versant ensuite dans un autre tube au fond duquel on a laissé tomber plusieurs gouttes d'acide chlorhydrique. Au bout de quelques heures, l'urine contient des cristaux d'acide urique.

Si l'on met ces cristaux dans un verre de montre après y avoir mélangé quelques gouttes d'acide nitrique, et qu'on chauffe doucement le mélange jusqu'à siccité, on voit le résidu prendre une belle couleur rouge, lorsqu'on y ajoutera une goutte ou deux d'ammoniaque. Cette réaction est due à la transformation de l'acide urique en alloxane sous l'influence de l'acide nitrique, et de l'alloxane en murexide, matière colorante rouge, en présence de l'ammoniaque. La murexide est très-employée dans l'industrie comme matière colorante des tissus de laine et de soie, mais au lieu de l'extraire de l'urine, on l'extrait du guano, substance très-riche en urates.

L'acide urique se trouve souvent en excès dans l'urine. Dans ce cas, il se dépose sur les parois du vase qui la contient sous forme de poudre ressemblant à de la brique pilée.

Pur, ou combiné à l'état d'urate, avec divers oxydes métalliques (soude, potasse, magnésie), l'acide urique constitue la matière de la gravelle urique et d'un grand nombre de calculs.

L'acide urique est regardé par beaucoup de chimistes et de physiologistes comme un produit de l'oxydation des matières azotées, analogue à l'urée, mais moins riche qu'elle en oxygène. Il s'ensuivrait que toutes les causes qui augmentent l'oxydation des matières azotées, telles que l'exercice dont le résultat est d'activer les mouvements respiratoires, et par suite les combustions nutritives, favoriseraient la formation de l'urée. Inversement, toutes les causes qui ralentiraient la circulation de l'oxygène dans les tissus, telles qu'une vie sédentaire et le repos, diminueraient les oxydations et favoriseraient la formation de l'acide urique. Ce serait pour cette raison que les personnes qui suivent un régime trèsanimalisé et mènent une vie sédentaire sont souvent atteintes de la gravelle ou de la pierre. Ce serait également pour le même motif que les animaux libres rendus domestiques ont beaucoup plus d'acide urique dans leur urine que lorsqu'ils vivaient à l'état sauvage.

La proportion d'urée et d'acide urique que l'urine contient est donc un véritable baromètre de la santé, indiquant de quelle façon se fait le mouvement d'assimilation et de désassimilation dont les éléments du corps humain sont constamment le siége.

Les autres substances contenues dans l'urine (créatine, acide hippurique, phosphates oxalate, etc.) ont une importance peut-être égale à celle de l'urée et de l'acide urique, mais les conditions physiologiques de leur formation sont encore très-mal connues, et on est souvent réduit à des hypothèses pour expliquer leur présence. C'est ainsi qu'on suppose que la créatine, matière azotée analogue à l'urée, serait un des produits de la destruction musculaire et formerait un degré de l'échelle des métamorphoses, que parcourent les éléments usés des tissus, avant d'arriver à l'état d'acide urique et d'urée.

Pour expliquer la présence dans l'urine d'une certaine quantité d'acide hippurique, substance riche en carbone, et dont la composition se rapproche de celle de la bile, on suppose que sa sécrétion servirait à compléter le rôle des poumons pour l'élimination des matières carbonées, de même que la sécrétion cutanée complète la sécrétion rénale.

Dans l'état actuel de la science, il n'est guère possible de pousser plus loin l'étude physiologique de l'urine. Il nous semble inutile de mentionner parmi les substances que ce liquide contient celles dont on a signalé la présence, mais dont on ignore complétement le mode de formation.

L'étude des changements de composition que l'urine peut éprouver sous l'influence des maladies est d'une importance capitale pour le médecin ; elle seule lui permet de reconnaître dès leurs débuts certains états morbides qui souvent passent inaperçus ou ne sont reconnus que trop tard. Nous allons lui consacrer un chapitre que nous essayerons de rendre aussi clair et aussi complet que possible.

CHAPITRE III

DE L'URINE PENDANT LES MALADIES. — INDICATIONS FOURNIES PAR L'EXAMEN DE CE LIQUIDE POUR LE DIAGNOSTIC ET LE TRAITEMENT DE DIVERSES AFFECTIONS.

Importance de l'examen de l'urine dans les maladies — 1. Maladies dans lesquelles la coloration et la transparence de l'urine sont modifiées; 2. Maladies dans lesquelles l'odeur de l'urine est changée; 3. Maladies dans lesquelles la réaction de l'urine est modifiée; 4. Maladies dans lesquelles la densité de l'urine varie; 5. Maladies dans lesquelles la quantité d'urine rendue en vingt-quatre heures augmente ou diminue; 6. Maladies dans lesquelles la proportion des matériaux solides de l'urine augmente ou diminue; 7. Maladies dans lesquelles l'aspect microscopique de l'urine est changé; 8. Maladies dans lesquelles l'urine laisse déposer des sédiments; 9. Maladies dans lesquelles l'urée augmente ou diminue; 10 et 11. Maladies dans lesquelles l'acide urique et les urates augmentent ou diminuent; 12. Maladies dans lesquelles la proportion des phosphates de l'urine varie; 13. Maladies dans lesquelles la proportion d'oxalate de chaux varie; 14. Maladies dans lesquelles l'urine contient un excès de mucus; 15. Maladies dans lesquelles l'urine contient du pus; 16. Maladies dans lesquelles l'urine contient de l'albumine; 17. Maladies dans lesquelles l'urine contient du sucre; 18. Maladies dans lesquelles l'urine contient de la bile; 19. Maladies dans lesquelles l'urine contient de la cystine; 20. Circonstances dans lesquelles l'urine contient de la kyestéine; 21. Maladies dans lesquelles l'urine contient de la graisse; 22. Maladies dans lesquelles l'urine contient du sang; 23. Maladies dans lesquelles l'urine contient du sperme.

La composition de l'urine et ses propriétés physiques varient pendant les maladies. L'étude des modifications, que ce liquide éprouve, constitue un moyen de diagnostic d'une exactitude extrême et que rien ne saurait remplacer. Sans l'examen des urines, en effet, il est fort difficile de reconnaître certaines maladies qui ne sont le plus souvent mortelles, que parce qu'elles sont restées ignorées à leurs débuts. Sans cet examen, il est également presque impossible de suivre la marche d'affections d'une gravité extrême, telles que le diabète, la spermatorrhée, la gravelle, la néphrite albumineuse, etc.

Nous allons exposer dans ce chapitre les modifications que l'urine éprouve dans les maladies. Dans les chapitres suivants, nous indiquerons les moyens de constater ces modifications au moyen de procédés d'analyse faciles et rapides.

1. *Maladies dans lesquelles la coloration et la transparence de l'urine sont modifiées.* — La coloration de l'urine, en jaune verdâtre ou en brun, existe dans diverses maladies du foie, notamment dans la jaunisse. La coloration en rouge se produit souvent quand l'urine contient un excès d'acide urique ou d'urates; lorsqu'elle est due à la présence du sang, elle indique l'existence d'une hémorrhagie en un point quelconque des voies urinaires. La coloration en bleu qui se produit quelquefois sous l'influence de l'acide nitrique sera étudiée au chapitre suivant.

L'opacité de l'urine peut être produite par diverses matières (pus, mucus, urates, corps gras, que ce liquide tient en suspension. En parlant de chacune de ces substances, nous indiquerons les maladies dont leur présence est le symptôme.

2. *Maladies dans lesquelles l'odeur de l'urine est changée.* — L'urine a une odeur ammoniacale dans le catarrhe de la vessie, ou lorsque, par une cause quelconque (paralysie de la vessie, rétrécissement de l'urèthre), elle séjourne trop longtemps dans son réservoir. L'urine contenant du sucre a, au bout de quelques jours, une odeur alcoolique. Celle contenant un excès d'urée, possède une odeur spéciale qu'il est impossible de décrire. Dans le cancer de la vessie, l'urine possède une odeur extrêmement fétide. Nous avons vu que diverses substances, telles que les asperges, la térébenthine, etc., communiquaient une odeur particulière à ce liquide.

3. *Maladies dans lesquelles la réaction de l'urine est modifiée.* — L'urine normale est légèrement acide. Quand cette acidité est augmentée et persiste longtemps, il en résulte généralement une précipitation d'acide urique, dont la réunion en fragments plus ou moins volumineux constitue la gravelle ou la pierre.

L'urine devient alcaline, toutes les fois qu'elle contient un excès de phosphates, ou lorsqu'elle a séjourné trop longtemps dans la vessie, ce qui arrive dans le catarrhe vésical, les rétrécissements de l'urèthre, les paralysies de la vessie, etc. L'alcalinité de l'urine provient dans ce cas de la décomposition de l'urée en carbonate d'ammoniaque.

L'alcalinité de l'urine s'observe aussi quelquefois dans certaines maladies de la moelle épinière et du cerveau. Ce liquide contient alors un excès de phosphates.

Pendant la convalescence des maladies aiguës qui ont duré un certain temps et ont été accompagnées d'une grande déperdition de forces, les urines sont alcalines. Ce fait résulte probablement de ce que l'organisme ayant alors beaucoup à réparer, l'assimilation l'emporte sur la désassimilation, et, par suite, l'élimination des matériaux azotés qui donnent à l'urine son acidité est considérablement ralentie.

L'urine est fréquemment alcaline chez les individus qui font usage de médicaments alcalins, tels que l'eau de Vichy, ou qui se nourrissent exclusivement de végétaux.

4. *Maladies dans lesquelles la densité de l'urine varie.* — L'urine augmente de densité, lorsque la proportion des matériaux qu'elle contient s'élève. Une urine qui marque à l'urinomètre plus de 1030, contient du sucre ou un excès d'urée.

La diminution de la densité de l'urine, lorsqu'elle ne résulte pas de l'ingestion passagère d'une grande quantité d'eau, provient généralement de la diminution de la quantité d'urée éliminée par les reins, et indique un trouble dans la fonction rénale. Elle s'observe dans certaines formes d'albuminurie.

L'élévation ou l'abaissement de la densité de l'urine peut résulter simplement de l'augmentation ou de la diminution de l'eau contenue dans ce liquide, la proportion des matières solides restant la même. Il est donc nécessaire pour éviter toute erreur de recueillir la totalité de l'urine rendue par les malades en vingt-quatre heures, et de rechercher la proportion d'eau qu'elle contient.

5. *Maladies dans lesquelles la quantité d'urine rendue en vingt-quatre heures, augmente ou diminue.* — La quantité d'urine, rendue en vingt-quatre heures, augmente considérablement dans le diabète. Cette augmentation est souvent le premier symptôme qui attire l'attention sur cette maladie.

La sécrétion de l'urine diminue dans les maladies du cœur, dans les affections fébriles et aux approches de la mort. Elle diminue aussi dans les inflammations rénales, consécutives aux maladies de la vessie et de l'urèthre ou aux opérations qui se pratiquent sur ces organes. Cette diminution constitue alors un symptôme sur la gravité duquel le d[r] Mallez a plusieurs fois, avec raison, appelé l'attention.

6. *Maladies dans lesquelles la proportion des matériaux solides de l'urine augmente ou diminue.* — La diminution des matériaux solides de l'urine s'observe à la suite d'une émotion vive, d'un accès d'hystérie ou d'épilepsie, ou encore lorsque le rein est impuissant à éliminer toute l'urée contenue dans le sang, ce qui arrive dans diverses maladies de cet organe.

La diminution habituelle des matériaux solides de l'urine indique un ralentissement du mouvement d'assimilation et de désassimilation des organes. On l'observe dans la chlorose, l'anémie et toutes les fois que l'organisme est épuisé par une cause quelconque. Lorsque le chiffre normal de 50 gr. de matériaux solides par jour s'abaisse à 30 gr., l'activité vitale est considérablement ralentie.

La proportion des matériaux solides de l'urine s'élève, quand ce liquide contient du sucre ou un excès d'urée. Certains aliments augmentent considérablement la quantité des matériaux solides contenus dans l'urine. Bouchardat prétend qu'un litre de bouillon donne près de 15 grammes de résidus urinaires.

7. *Maladies dans lesquelles l'aspect microscopique de l'urine est modifié.* — Dans la spermatorrhée, l'urine contient des spermatozoïdes. Dans l'hématurie, elle renferme des globules sanguins; dans ces deux cas, l'examen micro-

scopique est indispensable. Il est utile, mais non indispensable, pour les autres substances que l'urine peut contenir.

8. *Maladies dans lesquelles l'urine laisse déposer des sédiments.* — L'urine normale ne laisse déposer par le repos qu'une petite quantité de mucus. Lorsqu'elle contient des sédiments en quantité notable, ils sont l'indice de troubles fonctionnels divers. La nature des dépôts, urates, acide urique, pus, phosphates, mucus, etc., que nous étudierons successivement plus loin, peut seule fixer sur leur cause.

9. *Maladies dans lesquelles l'urée augmente ou diminue.* — L'urée provient en grande partie, comme nous l'avons vu dans le chapitre précédent, de la désassimilation des éléments constitutifs des tissus ; sa proportion est d'autant plus considérable, que le mouvement vital d'assimilation et de désassimilation est plus actif.

La proportion d'urée contenue normalement dans les urines diminue dans l'anémie, la convalescence, l'alimentation insuffisante, le ralentissement de la circulation et de la respiration, le défaut d'exercice ; toutes les fois, en un mot, que l'activité vitale est ralentie. Elle augmente avec l'exercice, une nourriture fortement animalisée, et lorsque la destruction des tissus se fait trop rapidement, ce qui arrive dans les affections fébriles aiguës (rhumatisme, pneumonie, fièvre), et à la suite de fatigues ou d'excès.

La proportion d'urée contenue dans l'urine diminue aussi lorsque, par suite d'une altération des reins, cet organe ne peut plus éliminer du sang toute l'urée qu'il contient. C'est ce qui s'observe dans l'albuminurie chronique. La densité de l'urine est alors sensiblement diminuée. Des expériences faites sur des animaux auxquels on enlevait les reins pour que l'urée s'accumulât dans le sang, paraissent démontrer que, lorsque le rein ne fonctionne pas, l'urée se décompose en carbonate d'ammoniaque et s'élimine sous cette forme par l'intestin. Il en résulte des troubles digestifs plus ou moins graves.

On attribue à la présence d'un excès d'urée dans le sang une série d'accidents nerveux (coma, délire, paralysie, etc.), qu'on a groupés sous le nom d'*urémie* et qu'on observe dans certaines maladies des reins, lorsque ces organes ne peuvent séparer du sang l'urée qu'il contient.

10 et 11. *Maladies dans lesquelles l'acide urique et les urates augmentent ou diminuent.* — L'urine normale ne contient guère que 0gr.50 d'acide urique par vingt-quatre heures. La plus grande partie de l'acide formé dans les tissus paraît se convertir, par oxydation, en urée. Lorsque cette oxydation est incomplète, ce qui arrive chez les individus menant une vie sédentaire, mangeant

beaucoup d'aliments azotés et faisant peu d'exercice, le sang contient un excès d'acide urique. Si cet acide est éliminé par les reins, il se dépose dans ces organes sous forme de masse plus ou moins volumineuse, et se rend bientôt dans la vessie, où il constitue la gravelle ou la pierre. Si, au lieu d'être éliminé par les reins, il se dépose dans les articulations, il constitue la goutte.

La proportion d'acide urique contenue dans les urines augmente, lorsque la dépense des forces musculaires est élevée, surtout si cette dépense est accompagnée d'une gêne de la respiration (phthisie, bronchite chronique, maladie du cœur, etc.). Elle augmente aussi dans l'ivresse, la colère, les affections fébriles aiguës. Elle diminue dans la chlorose, l'anémie et dans les affections du rein qui empêchent cet organe de fonctionner. Pendant les attaques de goutte, l'urine contient moins d'acide urique qu'à l'état normal; après l'attaque, elle en contient au contraire en excès. Le docteur Garrod a prouvé l'existence de l'acide urique à l'état d'urate de soude dans le sang des goutteux.

Lorsque les fonctions de la peau sont troublées, ce qui arrive dans certaines affections cutanées, ou à la suite d'un brusque arrêt de la transpiration, le rein est obligé de remplacer la peau dans ses fonctions, et l'urine contient un excès d'acide urique et d'urates.

La proportion d'acide urique contenue dans

l'urine, augmente souvent chez les individus dont l'appareil digestif est en souffrance. L'assimilation complète des aliments étant chez eux impossible, ils se trouvent dans le cas des personnes dont l'estomac fonctionne bien, mais qui mangent trop. Ils consomment plus qu'ils ne dépensent.

Les causes qui amènent la présence d'un excès d'urates dans les urines sont ordinairement les mêmes que celles qui donnent lieu à la production d'un excès d'acide urique. Les dépôts d'urates sont les plus communs de tous les dépôts urinaires; ils se montrent souvent sous l'influence de causes fort légères, telles qu'un repas abondant, un excès alcoolique, un refroidissement, le défaut d'exercice, le séjour dans un appartement mal aéré. Nous avons vu chez plusieurs personnes un dépôt d'urates se former dans l'urine peu de temps après l'ingestion d'une petite quantité de café, si le sujet restait en repos ; il suffisait d'une demi-heure de promenade ou d'exercice pour que l'urine ne contînt plus aucun sédiment. Après un accès de fièvre, l'urine contient habituellement un dépôt abondant d'urates rougeâtre ou jaunâtre ressemblant à de la brique pilée.

La principale indication à remplir, chez les individus dont l'urine contient *habituellement* un excès d'acide urique ou d'urates, consiste à stimuler les fonctions de la peau au moyen de bains de vapeur, de frictions avec des gants de crin, et de l'hydrothérapie combinée avec la gymnastique ; à favoriser l'oxydation des tissus par l'exercice au grand air, et à convertir l'acide urique insoluble en urates solubles par l'administration des alcalins très-dilués, les eaux de Vichy, d'Evian et de Contrexeville, par exemple. On diminue en même temps la proportion des aliments azotés — la viande notamment — journellement ingérés. Si l'appareil digestif fonctionne mal, on stimule son action au moyen du quinquina, des amers et des ferrugineux, afin de favoriser l'assimilation complète des matériaux nutritifs.

12. *Maladies dans lesquelles la proportion des phosphates de l'urine varie.* — La proportion des phosphates contenus dans l'urine peut varier sous l'influence de causes fort légères. Dans un travail récent sur la relation existant entre l'activité cérébrale et la composition des urines, le docteur Byasson a prouvé que, quand un homme travaillait du cerveau, la proportion des phosphates contenus dans son urine s'élevait. Ce fait, d'une importance capitale à divers points de vue, est d'accord avec les observations déjà anciennes du docteur Bence Jones sur l'augmentation des phosphates de l'urine dans certaines maladies nerveuses, notamment dans l'inflammation aiguë

du cerveau et de la moelle épinière. Sutherland avait également vu les phosphates de l'urine augmenter dans les paroxysmes de la manie aiguë *, par suite sans doute de la destruction exagérée de la substance nerveuse sous l'influence de son activité. Les phosphates diminuent, par contre dans la période de dépression de la manie et de la démence. L'analyse indique, du reste, la présence des phosphates dans le cerveau des maniaques et leur diminution dans le cerveau des idiots. « Sans le phosphore, point de pensée, » a dit le physiologiste allemand Moleschott.

D'autres causes que le plus ou moins d'activité du système nerveux peuvent faire varier la proportion des phosphates contenus dans les urines. Ils augmentent après un exercice violent, un travail forcé et certains troubles digestifs. Ils diminuent pendant la grossesse. Dans la maladie connue sous le nom de ramollissement des os, les urines contiennent une proportion considérable de phosphates de chaux et la présence de ce sel en excès constitue le meilleur moyen que la

* M. le docteur Mallez a cité, dans le *Bulletin de la Société de médecine pratique* (année 1864), un cas de cette nature excessivement curieux. Il fut observé sur un ingénieur dont le délire avait été accompagné d'une précipitation de phosphates de l'urine en si grande abondance, que leur extraction de la vessie ne nécessita pas moins de cinquante séances de lithotritie. Lorsque le délire cessa, la proportion des phosphates contenus dans l'urine retomba à son chiffre normal.

science possède pour reconnaître à son début cette redoutable affection.

Il ne faudrait pas croire que toutes les fois que l'urine laisse déposer des phosphates, ces sels s'y trouvent en excès. Lorsque ce liquide est neutre ou alcalin, il ne peut plus dissoudre les phosphates qu'il contient normalement, et alors ces derniers se déposent. C'est ce qui arrive dans les maladies, telles que le catarrhe et la paralysie de la vessie où, par suite de son séjour prolongé dans la vessie, l'urine devient alcaline. Les phosphates, qui se déposent dans ces conditions, forment souvent des graviers ou des calculs plus ou moins volumineux. Le cathétérisme répété plusieurs fois par jour et le lavage de la vessie avec de l'eau tiède légèrement acidulée, introduite au moyen d'une sonde à double courant, sont alors fort utiles, en empêchant le séjour prolongé de l'urine dans son réservoir, et par suite sa décomposition alcaline.

13. *Maladies dans lesquelles la proportion d'oxalate de chaux de l'urine varie.* — L'oxalate de chaux existe normalement dans les urines mais en quantité très-faible. Les circonstances dans lesquelles ce sel apparaît en excès ne sont pas parfaitement déterminées. On sait seulement que l'acide urique et les urates se transforment facilement en oxalates, et que l'oxalate de chaux se trouve fréquemment mélangé aux dé-

pôts d'urates. Ce sel est probablement, comme l'acide urique, un produit de l'oxydation incomplète des tissus.

On trouve l'oxalate de chaux dans l'urine des goutteux et dans celle des individus qui ont fait usage de fruits verts, notamment d'oseille. Il suffit souvent d'avoir mangé beaucoup d'oseille à un repas, pour que l'urine contienne quelques heures après, des cristaux d'oxalate de chaux.

On rencontre encore l'oxalate de chaux dans l'urine des individus atteints de dyspepsie, de spermatorrhée, d'affections de la moelle épinière, de phthisie et de rhumatisme. G. Bird l'a souvent trouvé dans l'urine d'individus hypochondriaques dont les fonctions intellectuelles avaient subi une dépression marquée.

La présence habituelle d'oxalate de chaux dans les urines doit faire craindre, pour un avenir plus ou moins rapproché, la formation de graviers ou de calculs composés de cette substance.

Les principales indications thérapeutiques qui résultent de l'existence de l'oxalate de chaux en excès dans l'urine, consistent à régulariser les fonctions digestives quand elles sont troublées, et à favoriser l'expulsion de l'oxalate par les diurétiques et les boissons alcalines. Chez quelques malades, les boissons légèrement acidulées avec l'acide sulfurique donnent de meilleurs résultats que les alcalins.

14. *Maladies dans lesquelles l'urine contient un excès de mucus.* — L'urine normale contient une petite quantité de mucus, qui se dépose en nuage floconneux après quelques heures de repos. Quand ce mucus existe en excès, sa présence est le symptôme d'une irritation plus ou moins vive de la muqueuse vésicale. On l'observe dans le catarrhe chronique de la vessie, et toutes les fois que, pour une cause quelconque, paralysie de la vessie, rétrécissement de l'urèthre, etc., l'urine séjourne longtemps dans son réservoir.

Nous consacrons un chapitre de cet ouvrage à l'étude des affections qui amènent l'inflammation de la muqueuse de la vessie. En traitant la cause, on détruira l'effet.

15. *Maladies dans lesquelles l'urine contient du pus.* — Lorsque le pus existe dans l'urine en quantité assez considérable pour former un dépôt visible, sa présence est l'indication d'une inflammation suppurative d'un point quelconque des voies urinaires, vessie, prostate, urèthre, reins, ou des organes voisins. Dans la blennorrhagie, l'urine est souvent mélangée d'une certaine proportion de pus.

Les indications thérapeutiques qui résultent de la présence du pus dans l'urine dépendent de la cause qui produit ou entretient la suppuration. C'est donc à cette cause (catarrhe, blennorrhagie, etc.) qu'il faut s'attaquer. Dans tous les cas, il est important d'empêcher, par des lavages d'eau tiède répétés, le séjour du pus dans la vessie, à cause de l'action irritante qu'il exerce sur la muqueuse de cet organe. Les alcalins, les infusions de *pareira brava*, de *chiendent*, d'*uva ursi*, sont utiles pour modifier la sécrétion purulente, lorsqu'elle provient de l'irritation de la muqueuse vésicale.

16. *Maladies dans lesquelles l'urine contient de l'albumine.* — La présence de l'albumine dans l'urine est le symptôme de plusieurs affections différentes et de gravités diverses. On la rencontre dans les maladies des reins, notamment dans l'atrophie et la dégénérescence graisseuse de ces organes. Elle coïncide alors avec une diminution des principes salins de l'urine. L'albuminurie accompagne encore le choléra, certaines affections du cœur, les rhumatismes aigus, la cirrhose, les hydropisies, et les lésions dans lesquelles, par une cause quelconque, l'urine renferme du sang ou du pus. Sa présence constitue, d'après Gubler, un des symptômes les plus constants de la fièvre typhoïde ; elle ne disparaît qu'aux approches de la convalescence. L'administration des cantharides est souvent suivie d'une albuminerie passagère. La présence habituelle de l'albumine dans l'urine d'une femme enceinte doit faire craindre, pour l'époque de l'accouchement, les convulsions connues sous le nom

d'*éclampsie,* qui sont si souvent fatales à la mère et à l'enfant.

L'albumine existe quelquefois passagèrement dans l'urine par suite d'un obstacle momentané à la circulation rénale, ce qui s'observe dans la gravelle et les hydropisies aiguës.

Le traitement de l'albuminerie est celui de l'affection dont elle est le symptôme. Celle due à une dégénérescence graisseuse des reins (néphrite albumineuse) est incurable, et se termine presque fatalement par la mort, mais cette terminaison ne survient pas toujours aussi rapidement qu'on le croit généralement.

Quand j'étais attaché à la clinique du professeur Piorry, à l'Hôtel-Dieu, j'ai observé pendant près de six mois, dans les salles, une femme arrivée depuis longtemps à la dernière période d'une néphrite albumineuse, et dont le corps avait presque doublé de volume par suite d'une hydropisie générale qui empêchait la malade de bouger de son lit.

A l'autopsie, que j'ai pratiquée avec le plus grand soin, j'ai trouvé une série de lésions telles, qu'il était difficile de comprendre que la vie ait pu persister si longtemps avec de pareils désordres. Les reins, profondément altérés, étaient triplés de volume; tous les tissus contenaient une énorme quantité de sérosité, et le péricarde ressemblait à une vessie pleine d'eau.

17. *Maladies dans lesquelles l'urine contient du sucre.* — Le sucre existe dans l'urine des malades atteints de l'affection nommée *diabète* ou *glycosurie.* Il peut cependant, sous l'influence de causes légères, exister passagèrement dans l'urine de sujets en parfaite santé. Il n'est pas rare de voir l'urine en contenir de faibles quantités après plusieurs repas riches en matières féculentes ou sucrées. Avant de déclarer qu'un sujet est diabétique, l'urine doit être examinée à diverses reprises et à plusieurs jours d'intervalle. Du reste, le diabète est accompagné de signes (soif et faim très-vives, sécrétion d'une quantité abondante d'urine, sécheresse de la peau, etc.) dont l'étude permet au praticien d'éviter toute erreur.

La proportion de sucre que peut contenir l'urine dans le diabète varie de 1 à 15 ou 20 pour 100 de son poids.

Chacun sait, depuis les expériences de Claude Bernard, que le sang contient normalement du sucre, qui se forme dans le foie, quelle que soit la nature de l'alimentation, fût-elle complétement animale. Ce sucre est ensuite probablement détruit sous l'influence de l'oxygène absorbé par les poumons, et, en passant à l'état d'acide carbonique, il contribue, avec les corps gras — véritables combustibles de la machine humaine — à entretenir la chaleur et la force du corps. Si la destruction du sucre est incomplète, soit par suite d'une oxydation insuffisante, soit parce que le foie en sécrète une trop grande quantité, il reste dans le sang, d'où il est éliminé par les reins et se retrouve dans les urines.

On n'est pas encore fixé sur les causes du diabète. Il nous paraît probable qu'il n'est pas dû à une seule, mais bien à plusieurs causes, parmi lesquelles nous mentionnerons : une lésion du système nerveux produisant une exagération de l'activité du foie et la production d'un excès de sucre; la gêne des fonctions respiratoires et, par suite, l'oxydation incomplète de tout le sucre sécrété par le foie ; une alimentation trop riche en matières féculentes ou sucrées, avec respiration insuffisante, et enfin diverses causes morales : colère, chagrin prolongé, etc., agissant primitivement sur le système nerveux et consécutivement sur le foie.

L'existence du sucre dans l'urine se manifeste passagèrement dans diverses affections, telles que le choléra à la période de réaction, l'apoplexie, les plaies du crâne, certaines lésions cérébrales. On l'observe quelquefois chez les malades atteints d'anthrax ou de phlegmons, chez les personnes éthérisées, etc.

Le diabète s'observe fréquemment chez les individus se nourrissant bien et faisant peu d'exercice. On le rencontre fort rarement chez les habitants des campagnes, surtout chez les agriculteurs.

Je ne crois pas me tromper beaucoup, dit

Bouchardat, en disant : que sur vingt hommes de quarante à soixante ans, appartenant aux assemblées législatives, aux grandes sociétés savantes, aux positions élevées du commerce et de la finance, et même de l'armée, on est sûr de trouver un glycosurique. Le même auteur affirme que c'est parmi les notaires qu'on rencontre le plus grand nombre d'individus atteints de cette affection.

Il est rare que le diabète soit reconnu à son début, bien que rien ne soit plus facile que de constater son existence par la présence du sucre dans l'urine. « Le diabète, dit avec raison M. Marchal, est très-commun, aussi commun qu'insidieux ; le plus souvent, il a été et il est encore méconnu, parce que généralement ceux qu'il atteint sont très-vigoureusement constitués, et conservent longtemps leur belle apparence et leur activité. »

« Tout homme gras et robuste, qui mange et boit bien, ajoute le même auteur, qui est sujet aux furoncles, qui surtout a eu des anthrax, dont le caractère change, qui a les gencives ramollies, qui a souffert de la gravelle, du lumbago, de la sciatique, est suspect d'avoir le diabète, et l'on ne peut trop se hâter de s'en assurer, à plus forte raison s'il maigrit et s'affaiblit. Dans aucune maladie, l'apparence n'est plus trompeuse que dans le diabète ; dans aucune, la mort n'est plus habile à dissimuler ses coups. »

Le traitement du diabète est devenu aujourd'hui plus simple et plus efficace qu'autrefois. Il se résume dans les indications suivantes :

— Soumettre le malade à un exercice forcé*, afin de favoriser les mouvements respiratoires et, par suite, l'oxydation du sucre; et lui interdire l'usage des aliments féculents et sucrés. Le régime peut cependant être varié, puisqu'il est possible d'y faire entrer la viande, les œufs, le poisson, la graisse, le beurre, du pain fait avec du gluten, et des pâtisseries faites avec la même substance. On remplace le sucre par la glycérine.

18. *Maladies dans lesquelles l'urine contient de la bile.* — La bile existe dans l'urine toutes les fois qu'une cause quelconque (calculs biliaires, atrophie du foie, etc.) s'oppose à sa circulation. On la rencontre surtout dans la jaunisse. Dans les cas légers, le repos au lit et, s'il ne suffit pas, les purgatifs, les alcalins, et des compresses d'eau froide sur la région du foie, suffisent pour triompher du mal.

19. *Maladies dans lesquelles l'urine contient de la cystine.* — La cystine est une substance organique cristallisée contenant une certaine propor-

* La gymnastique constitue certainement la médication héroïque du diabète. Mais, pour qu'elle produise tout son effet utile, il est absolument nécessaire de l'associer à l'hydrothérapie. Nous nous en sommes assuré, plusieurs fois, en analysant l'urine de diabétiques fréquentant le *Gymnase Paz*, et qui faisaient alternativement de la gymnastique seule et de la gymnastique associée à l'hydrothérapie.

tion de soufre. Elle entre dans la composition d'un petit nombre de calculs, mais il est extrêmement rare de la rencontrer dans l'urine. On est peu fixé sur les maladies qu'elle accompagne. On l'a observée dans certaines affections du foie, notamment dans la dégénérescence graisseuse de cet organe, et chez des individus scrofuleux, anémiques ou chlorotiques.

20. *Circonstances dans lesquelles l'urine contient de la kyestéine.* — Cette substance a l'aspect d'un liquide huileux; elle se forme à la surface de l'urine des femmes enceintes, abandonnée au repos pendant plusieurs jours, et paraît constituée par un mélange de globules graisseux et de phosphates.

La kyestéine n'existe pas toujours dans les urines pendant la grossesse; elle peut se présenter hors de l'état de gestation, mais le plus souvent elle existe chez les femmes enceintes, et sa présence constitue un des signes de la grossesse. On la trouve surtout dans l'urine rendue le matin.

21. *Maladies dans lesquelles l'urine contient de la graisse.* — On rencontre rarement des matières grasses dans l'urine. Elles paraissent liées à une maladie des reins, surtout si elles sont accompagnées d'albumine. On a encore constaté leur présence chez des individus atteints d'affections de poitrine, notamment de phthisie, chez les per-

sonnes consommant une grande quantité de matières grasses et chez les individus prédisposés à l'obésité.

22. *Maladies dans lesquelles l'urine contient du sang.* — La présence du sang dans l'urine est le symptôme d'une hémorrhagie des reins — *calcul rénal, néphrite* — de la vessie, —*pierre, cancer, plaie*, etc., — ou de l'urèthre — *contusions, plaies.* — Nous consacrerons un chapitre spécial aux hémorrhagies de ces divers organes.

23. *Maladies dans lesquelles l'urine contient du sperme.* — Le sperme se rencontre normalement dans l'urine après le coït. Quand il existe habituellement dans ce liquide, il est l'indice d'une affection fort grave, nommée *spermatorrhée*, à l'étude de laquelle nous consacrerons plusieurs pages de cet ouvrage. Le liquide blanc de la spermatorrhée pourrait, par son aspect, être confondu avec le liquide blanc de la prostate ; mais, au microscope, il est facile de les distinguer : le premier, en effet, renferme des spermatozoïdes, tandis que le second n'en contient pas.

CHAPITRE IV

MOYENS PHYSIQUES ET CHIMIQUES DE RECONNAITRE LES MODIFICATIONS QUE L'URINE ÉPROUVE PENDANT LES MALADIES.

Remarques sur l'analyse des urines. — Marche à suivre pour faire l'analyse de l'urine. — Moyens de déterminer : 1. la couleur; 2. l'odeur; 3. la réaction; 4. la densité de l'urine. — 5 et 6. Moyen de reconnaître la proportion de matériaux solides et liquides contenus dans l'urine. — 7. Examen microscopique de l'urine. — 8. Examen des dépôts urinaires.—Tableau indiquant les moyens de déterminer rapidement la nature des dépôts urinaires. — 9. Caractères des urines dans lesquelles la proportion d'urée est trop forte ou trop faible. — 10. Caractères de l'urine contenant un excès d'acide urique. — 11. Dosage de l'acide urique. — 12. Caractères de l'urine contenant un excès de phosphates.— 13. Caractères de l'urine contenant un excès d'oxalate de chaux.

La plupart des méthodes d'analyse des urines indiquées dans les ouvrages spéciaux, ne sont pas à la portée de tout le monde, en raison du temps et des appareils compliqués qu'elles exigent. Au point de vue pratique, les résultats que les méthodes les plus perfectionnées fournissent, ne sont guère supérieurs à ceux donnés par les procédés les plus rapides. C'est par suite des difficultés apparentes dont est entourée l'analyse des urines que cet indispensable moyen de diagnostic est généralement négligé par les médecins. Les plus instruits se bornent souvent à rechercher l'albumine ou le sucre que l'urine peut contenir sans s'inquiéter de ses autres principes constituants.

L'examen complet de l'urine peut seul, ainsi que nous l'avons dit, fournir des indications précises sur le mode de fonctionnement de l'organisme, et permettre de reconnaître, à leur début, l'existence de maladies qui, abandonnées à elles-mêmes, deviennent rapidement et fatalement mortelles.

Les procédés d'analyse que nous indiquons dans ce chapitre n'exigent, pour la plupart, que des appareils fort simples et un temps fort court. Ils sont à la portée de l'élève le plus inexpérimenté et des bourses les plus modestes.

Marche à suivre pour faire l'analyse de l'urine. —Pour faire rapidement l'analyse médicale d'un échantillon d'urine, on verse une partie du liquide à analyser dans une éprouvette et on examine successivement :

sa coloration........ *son odeur*.......... *sa réaction*.... .... *sa densité*..........	En suivant les indications données aux paragraphes 1, 2, 3 et 4.

Puis on soumet le liquide à l'action :

de la chaleur....... *de l'acide nitrique*.. *des réactifs du sucre*.	En procédant comme il est indiqué aux paragraphes 16, 17 et 18 du chapitre suiv.

Et on complète cet examen en soumettant à l'analyse :

les matières que l'urine laisse déposer.	En procédant comme il est indiqué au paragraphe 8.

Lors même que l'urine est claire après l'émission, il ne faut pas se hâter de déclarer qu'elle ne contient pas de dépôts, attendu que ces derniers ne se forment souvent qu'au bout de plusieurs heures. Ce n'est qu'après une demi-journée de repos qu'il faut procéder à l'examen des dépôts urinaires.

Les épreuves qui précèdent suffisent dans la majorité des cas. Si l'on veut rendre l'analyse tout à fait complète, il faut rechercher la proportion de matériaux solides contenus dans l'urine rendue en 24 heures et faire l'examen microscopique du liquide, ainsi qu'il est indiqué aux paragraphes 6 et 7.

Lorsque les épreuves auxquelles l'urine a été soumise conduisent à supposer qu'elle contient telle ou telle matière, du sucre par exemple, on se reporte aux paragraphes de ce chapitre, ou du suivant, traitant des caractères de l'urine contenant cette substance, et on s'assure qu'elle les possède réellement.

Cette manière de procéder est fort simple, et l'expérience nous a montré qu'elle permettait d'arriver rapidement et sans guide à des résultats précis.

L'analyse des urines serait absolument inutile au point de vue pratique, si les résultats qu'elle fournit ne devaient pas éclairer le praticien sur l'existence ou la marche des maladies et sur les moyens propres à les combattre. Dans le chapitre précédent, nous avons exposé avec détails sous quelles influences morbides l'urine éprouvait telles ou telles modifications déterminées. Il suffira donc, lorsqu'on aura constaté une de ces modifications, la présence de l'albumine, par exemple, de se reporter, pour connaître les conséquences à en tirer au point de vue pratique, aux paragraphes correspondants de ce chapitre; c'est-à-dire, pour le cas que nous venons de citer, au paragraphe intitulé : *Maladies dans lesquelles l'urine contient de l'albumine*; recherche d'autant plus facile, que chacun des paragraphes du présent chapitre et de celui qui le précède, portent un même numéro.

Ces explications bien comprises, nous pouvons aborder l'énumération des changements que l'urine peut éprouver dans ses propriétés physiques et chimiques.

1° *Couleur et transparence de l'urine.* — L'urine normale est jaunâtre. Elle est verdâtre chez les individus anémiques. Quand elle est fortement colorée en jaune verdâtre, on peut y soupçonner la présence de la bile et on doit y rechercher cette substance (§ 18). Lorsque l'urine est pâle et rendue en quantité très-abondante, on doit soupçonner l'existence du diabète et rechercher si elle contient du sucre (§ 17).

L'urine est rougeâtre quand elle est très-dense. Lorsqu'elle est très-rouge, elle contient généralement du sang, et il faut rechercher la présence de ce dernier (§ 22). Lorsque la couleur de l'urine est due à ce liquide, elle s'éclaircit généralement par le repos.

Diverses substances, mucus, graisse, vibrions, urates, peuvent altérer la transparence et, par suite, la couleur de l'urine. Le plus souvent, le trouble est produit par des urates (généralement l'urate de soude) tenus en suspension dans le liquide. Il disparaît alors quand on chauffe le liquide. La graisse et les vibrions — fort rares du reste dans l'urine — se reconnaissent facilement à l'examen microscopique. Le mucus a des caractères particuliers décrits plus loin (§ 14).

Lorsqu'on verse de l'acide nitrique dans de l'urine normale, le fond prend une teinte rose, qui passe au violet et au bleu dans certaines maladies. La coloration bleue s'observe dans la période algide du choléra et dans les affections de l'intestin, Une indigestion ou un simple embarras gastrique suffisent souvent pour provoquer son apparition. M. Gubler a toujours vu, au début de la fièvre typhoïde, la coloration bleue se manifester sous l'influence de l'acide nitrique. La proportion de matière bleue paraît alors proportionnée à l'étendue des lésions de l'intestin. Lorsque la teinte bleue passe au violet, on peut s'attendre à une diminution dans l'intensité des symptômes.

Pour faire l'essai précédent, il faut ajouter à

l'urine suffisamment d'acide pour obtenir le plus possible de matière colorante; mais quand on en ajoute trop, la coloration disparaît rapidement.

2° *Odeur.* — L'odeur de l'urine ne peut fournir qu'un petit nombre d'indications à l'observateur. L'odeur ammoniacale de ce liquide indique sa décomposition dans la vessie. L'odeur fétide et gangréneuse révèle l'existence d'un cancer vésical. L'odeur alcoolique de l'urine, lorsqu'elle a fermenté, peut faire soupçonner l'existence du sucre. L'urine contenant un excès d'urée possède une odeur spéciale caractéristique.

3° *Réaction.* — L'urine normale est, ainsi que nous l'avons vu, acide. On peut s'en convaincre en y plongeant un morceau de papier bleu de tournesol, qui rougit immédiatement. Si l'urine reste sans action sur le papier bleu, mais bleuit le papier rouge, elle est alcaline. Si elle est sans action sur les deux papiers, elle est neutre.

4° *Densité.* — On apprécie la densité de l'urine en y plongeant des aréomètres spéciaux nommés urinomètres, et notant le degré auquel l'instrument s'enfonce. S'il descend, par exemple, jusqu'au 30e dégré, la densité du liquide est 1,030, le nombre 1,000 devant toujours être ajouté au nombre de degrés indiqué par l'aréomètre. Les urinomètres sont gradués à la température de

15° centigrades; on vend, avec eux, des tables qui font connaître le nombre de degrés à ajouter ou à retrancher aux chiffres qu'ils indiquent, suivant que la température de l'urine est supérieure ou inférieure à 15 degrés.

A l'état normal, la densité de l'urine est d'environ 1,020. Toutes les fois que ce chiffre s'élève sensiblement, l'urine contient du sucre ou un excès d'urée et on doit rechercher ces substances §§ 9 et 17. Toutes les fois qu'il diminue, la proportion des matériaux solides est abaissée.

Il ne faut pas oublier que la densité de l'urine peut varier considérablement sous l'influence de causes fort légères, telles que la quantité d'eau absorbée, l'exercice, etc. Il faut donc, pour avoir un résultat exact, prendre un échantillon dans le vase contenant toute l'urine rendue dans la journée, ou tout au moins examiner l'urine rendue immédiatement après le lever et celle rendue avant le coucher. La densité de l'urine du matin est moindre que celle du soir, mais la moyenne des deux résultats est assez exacte.

Un grand nombre des urinomètres du commerce sont mal gradués. Quand on a une balance précise, on peut se passer de ces instruments en pesant dans un flacon une quantité quelconque d'eau distillée, puis une quantité exactement égale d'urine. En divisant ensuite le poids de l'urine par celui de l'eau, on a la densité de l'urine. Généralement on se sert de petites fioles de 30 à 40 grammes, dont on équilibre le poids sur la balance avec du sable ou du plomb granulé avant d'introduire le liquide.

5° *Quantité d'urine rendue en 24 heures.* — On l'apprécie en mesurant dans un vase gradué toute l'urine recueillie en 24 heures. Cette quantité s'élève en moyenne à environ 1,200 gr. Elle augmente ou diminue dans diverses maladies, ainsi que nous l'avons vu précédemment.

6° *Proportion des matériaux solides et liquides contenus dans l'urine sécrétée pendant 24 heures.* — Le procédé, en apparence, le plus simple pour connaître la proportion journalière des matériaux solides de l'urine consiste à recueillir tout le liquide émis en 24 heures, l'évaporer à siccité au bain-marie et peser le résidu. Malheureusement, cette opération est fort longue et la dessiccation complète est très-difficile. Dans la pratique, on a recours à un procédé plus simple, qui exige seulement la connaissance de la densité de l'urine et de la quantité de ce liquide secrétée en 24 heures. Il suffit alors de multiplier le nombre de degrés marqués sur l'urinomètre par le chiffre 2, qui indique approximativement, d'après l'expérience, la proportion de matériaux solides correspondant à chaque degré de l'instrument, puis de multiplier le résultat de l'opération par le chiffre représentant la quantité d'urine rendue en 24 heures. Supposons que cette quantité s'élève à 1,200 grammes et que l'urinomètre qu'on y plonge marque 20 degrés. La quantité de matériaux solides que l'urine contient, en 24 heures, sera, d'après ce qui précède, égale à 20 × 2 × 1,200, c'est-à-dire à 48 grammes.

Pour connaître la quantité d'eau contenue dans l'urine, il suffit de soustraire du chiffre total du liquide rendu en 24 heures la proportion des matériaux solides qu'il contient. Dans l'exemple précédent, 1,200 grammes d'urine contiennent 1,200 — 48, c'est-à-dire 1,152 grammes d'eau.

Dans l'urine normale, la proportion des matéaux solides oscille généralement autour du chiffre de 50 grammes. Quand l'urine contient du sucre ou un excès d'urée, ce chiffre s'élève considérablement. Il est d'autant plus fort, que la proportion de ces matières est elle-même plus élevée.

Certaines substances, le bouillon notamment, augmentent d'une façon sensible la proportion des matériaux solides contenus dans l'urine, sans qu'il en résulte aucun trouble dans la santé.

Nous ferons observer, en terminant ce paragraphe, que recueillir l'urine sécrétée par un malade pendant 24 heures n'est pas toujours chose facile; le liquide rendu pendant les selles est généralement perdu.

7° *Examen de l'urine au microscope.* — Cet examen n'est pas indispensable, mais il est extrêmement utile. Une personne habituée à l'usage du microscope reconnaît facilement la nature des dépôts urinaires, sans aucun réactif.

Pour l'examen microscopique de l'urine, il n'est nullement besoin d'avoir des microscopes à montures compliquées et coûteuses ; les microscopes les plus ordinaires suffisent. Ce qu'il importe, c'est que les grossissements soient variés. Deux objectifs au moins, un de grossissement moyen, l'autre du plus fort grossissement possible (pour le sang, les spermatozoaires, etc.), sont indispensables. On construit des microscopes pouvant être mis dans la poche et être emportés au lit des malades *.

On n'examine ordinairement au microscope que les dépôts contenus dans l'urine. On laisse reposer ce liquide pendant plusieurs heures dans une éprouvette étroite **, puis on prend une petite quantité du dépôt avec un tube qu'on plonge jusqu'au fond du vase après l'avoir fermé avec le doigt à sa partie supérieure. Une goutte du mélange demi-liquide ainsi obtenu est placée sur le porte-objet du microscope et recouverte d'une mince lame de verre. Ce n'est que par l'habitude qu'on peut reconnaître au microscope la nature des dépôts que contient l'urine, toute description

* M. A. Chevalier construit de petits instruments très-commodes pour cet objet.

** A la clinique du docteur Mallez, on emploie pour cet usage des tubes gradués dont l'extrémité inférieure effilée est munie d'un robinet en verre qui ne laisse échapper que quelques gouttes d'urine lorsqu'on le tourne. On peut, par ce moyen, recueillir les dépôts les moins abondants.

serait donc inutile. Nous dirons seulement qu'on peut reconnaître très-facilement au microscope les diverses espèces de gravelle, les globules du pus et du sang, les spermatozoïdes, les cellules cancéreuses et enfin les matières étrangères : poils, lait, sable, fécule, etc., qui peuvent avoir été mélangées à l'urine accidentellement ou volontairement, dans le but de tromper la sagacité du praticien.

8° *Examen des dépôts urinaires.* — Pour recueillir les dépôts urinaires, on introduit l'urine dans une éprouvette cylindrique et on la laisse reposer deux ou trois heures. Il se forme un dépôt dont on peut évaluer approximativement la proportion en comparant l'espace qu'il occupe avec le volume total du liquide. Souvent, il se forme à la surface de l'urine une mince pellicule due à l'action de l'air sur certains principes de ce liquide ; on peut négliger son étude pour ne s'occuper que des matières restant en suspension dans le vase, ou se précipitant au fond.

La classification des dépôts basée sur leur densité apparente, leur volume, leur légèreté, etc., indiquée par différents auteurs, nous semble plus nuisible qu'utile. L'urine en effet, contient souvent tout à la fois des matières denses et des matières floconneuses. En outre, certaines matières denses, telles que les urates et les phosphates, peuvent rester à l'état de nuage dans le liquide et induire ainsi en erreur l'observateur qui se bornerait à rechercher les matières contenues dans un chapitre déterminé de sa classification.

Le tableau suivant fait connaître les moyens d'arriver très-facilement et très-rapidement à déterminer la nature d'un dépôt. Les indications qu'il fournit devront, bien entendu, être contrôlées en se reportant aux paragraphes traitant des caractères des substances dont on aura cru constater l'existence.

TABLEAU indiquant les moyens de déterminer rapidement la nature des dépôts urinaires. *

Si le dépôt est floconneux, ou épais, visqueux, adhérant au fond du vase, et se coagule par l'acide acétique en une mince membrane ridée, il consiste en........ *Mucus.*

(Les dépôts de pus dans les urines ALCALINES ressemblent aux dépôts de mucus. On trouvera au paragraphe 15 les moyens de les distinguer entre eux.)

Si le dépôt est blanc, sans apparence cristalline, se mélange facilement à l'urine par l'agitation et devient visqueux quand on l'additionne d'une quantité de potasse égale à son volume, il consiste en................................ *Pus.*

* Nous ne mentionnons pas dans ce tableau les DÉPOTS de sperme, qui sont excessivement rares; les dépôts de cystine et de graisse qui sont également fort rares; et, enfin, les dépôts de kyestéine qui ne se forment que dans des circonstances bien déterminées. Du reste, nous faisons connaître plus loin les caractères des urines contenant ces quatre substances. Nous avons, à dessein, omis le carbonate de chaux qui entre dans la composition de quelques calculs, mais ne forme presque jamais de dépôts dans les urines.

Si le dépôt est rouge, provient d'une urine plus ou moins colorée en rose ou en rouge au moment de son émission, et présente des globules sanguins au microscope, il consiste en........................	*Sang.*
Si le dépôt est blanc, jaune ou rougâtre, et disparaît quand on le chauffe avec l'urine d'où il provient, il consiste en........	*Urates.*
Si le dépôt est blanc, mais ne disparaît pas par la chaleur et est soluble dans l'acide acétique, il consiste en..........	*Phosphates.*
Si le dépôt est blanc, cristallin, ne disparaît pas par la chaleur et est insoluble dans l'acide acétique et la potasse, il consiste en. (Ce dépôt est ordinairement très-peu abondant et apparaît rarement spontanément dans les urines).	*Oxal. de chaux*
Si le dépôt est jaune rougeâtre, granuleux ou cristallin, ne disparaît pas par la chaleur et est insoluble dans l'acide acétique, mais soluble dans l'acide nitrique et la potasse, il consiste en...........	*Acide urique.*

9° *Caractère des urines dans lesquelles la proportion d'urée est trop élevée ou trop faible.* — L'urée existe toujours en très-forte proportion dans l'urine. Au moyen de l'urinomètre, il est facile de savoir si elle s'y trouve en quantité trop élevée ou trop faible. Une urine dont la densité est au-dessous de 1,015 est pauvre en urée. Si la densité atteint au contraire le chiffre 1,030, elle contient un excès d'urée ou du sucre. Quand les réactifs ne décèlent pas la présence du sucre, c'est qu'on a affaire à un excès d'urée.

Nous avons vu que les matières solides de l'urine normale contiennent environ moitié de leur poids d'urée ; par conséquent, en prenant moitié du poids représentant la proportion des matériaux solides contenus dans l'urine secrétée en 24 heures, on connaît approximativement la quantité de cette substance produite journellement.

La présence d'un excès d'urée dans l'urine peut encore être reconnue en ajoutant à ce liquide la moitié environ de son volume d'acide nitrique. Si la proportion d'urée est normale, le liquide reste limpide ; si l'urée est en excès, il se forme des lamelles cristallines brillantes de nitrate d'urée, qui constituent bientôt au fond du vase un précipité dont la hauteur indique approximativement la proportion de cette substance contenue dans l'urine.

On peut retirer facilement l'urée de l'urine en faisant bouillir un poids déterminé de ce liquide dans un tube, jusqu'à réduction du tiers de son volume, et y ajoutant partie égale d'acide nitrique. Au bout de quelques instants, il se forme des cristaux de nitrate d'urée qu'on purifie par filtration sur le noir animal. Pour en extraire l'urée, il suffit de les dissoudre dans aussi peu d'eau que possible, ajouter à la solution du carbonate de potasse jusqu'à ce qu'il ne se manifeste plus d'effervescence, évaporer le mélange à siccité et le traiter ensuite par l'alcool bouillant, qui ne dissout que l'urée ; puis filtrer et évaporer le liquide.

L'urine contenant un excès d'urée est très-claire, a une couleur jaune-foncé et une odeur particulière caractéristique.

10° *Caractères de l'urine contenant un excès d'acide urique.* — Lorsque l'urine contient un excès d'acide urique, c'est-à-dire plus de 0 gr. 50 c. par 24 heures, cet acide se dépose lentement sous forme d'une poussière cristalline, ressemblant à du sable fin jaune ou rouge. Examinée au microscope, cette poussière se montre formée de petits cristaux de formes caractéristiques.

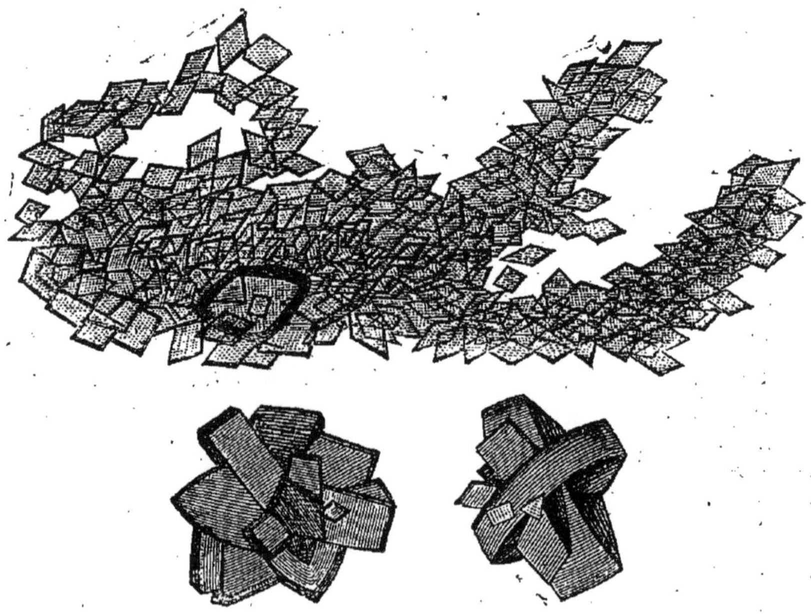

FIG. 6. — *Cristaux d'acide urique.*

L'acide urique est insoluble dans l'eau, l'acide acétique et l'ammoniaque; mais il est soluble dans la potasse et l'acide nitrique. Si l'on place dans un verre de montre une petite portion d'un dépôt que l'on suppose formé d'acide urique, qu'on y ajoute quelques gouttes d'acide nitrique et qu'on fasse évaporer doucement le mélange au-dessus d'une lampe à alcool, on obtiendra un résidu qui prendra une belle teinte rose par l'addition d'une goutte d'ammoniaque. Les urates présentent la même réaction ; mais on les distingue facilement de l'acide urique à leur solubilité sous l'influence de la chaleur.

Il est très-facile d'apprécier la quantité d'acide urique rendue en 24 heures. Pour cela, on recueille toute l'urine secrétée pendant cette période, on en met une quantité déterminée, 100 grammes par exemple, dans une éprouvette dans laquelle on a versé 4 ou 5 grammes d'acide chlorhydrique, et l'on abandonne le mélange au repos pendant un jour. Tout l'acide urique se précipite sur les parois du vase ; on le sépare de l'urine par filtration ; on lave le dépôt sur le filtre avec de l'eau distillée, puis on le laisse sécher et on le pèse. Du poids de l'acide urique contenu dans 100 grammes d'urine, il est facile de déduire, par une simple multiplication, le poids contenu dans la quantité totale d'urine secrétée en 24 heures.

11. *Caractères de l'urine contenant un excès d'urates.* — Les urines normalos contiennent une quantité d'urates très-faible, mais qui, sous l'in-

fluence de causes diverses, peut s'élever considérablement. Ils existent dans l'urine à l'état d'urate de soude, de magnésie ou d'ammoniaque. Quand ils s'y trouvent en quantité un peu considérable, ils forment un dépôt blanc ou jaune rougeâtre, ayant souvent l'aspect de la brique pilée.

Un dépôt blanc ou jaune rougeâtre, disparaissant sous l'influence de la chaleur quand on le chauffe dans un tube avec l'urine qui le surmonte, est formé d'urates. Si le dépôt ne se dissolvait qu'en partie, la portion non dissoute serait formée d'oxalate de chaux, de phosphate de chaux, ou d'acide urique faciles à reconnaître : le premier, à son insolubilité dans l'acide acétique ; le second, à sa solubilité dans le même acide; le troisième, à la facilité avec laquelle il se dissout dans l'acide nitrique.

Les urates sont solubles dans la potasse et insolubles dans l'acide acétique. Ils présentent, avec l'acide nitrique et l'ammoniaque, la réaction que nous avons décrite plus haut en parlant de l'acide urique.

Dans les urines d'une faible densité, les urates, au lieu de se précipiter au fond du vase, forment souvent des masses gluantes restant en suspension dans le liquide, qu'on pourrait prendre pour du mucus. Il suffit de chauffer l'urine pour savoir à quoi s'en tenir. Si elle s'éclaircit par la chaleur, le trouble est dû à la présence des urates.

Au point de vue clinique, il est peu important

de distinguer entre eux les diverses sortes d'urates. Si cependant on croyait la chose nécessaire, on y arriverait facilement, en se servant des réactifs propres à déceler la présence de la soude, de la potasse, de l'ammoniaque ou de la magnésie.

Vus au microscope, les urates sont formés de petits globules très-ténus, adhérant ensemble, souvent mélangés de cristaux d'acide urique. Ces globules présentent, quand ils sont formés d'urate de soude, de petits prolongements en forme de corne, caractéristiques. Quand ils sont constitués par de l'urate d'ammoniaque, ils sont entourés d'aiguilles déliées.

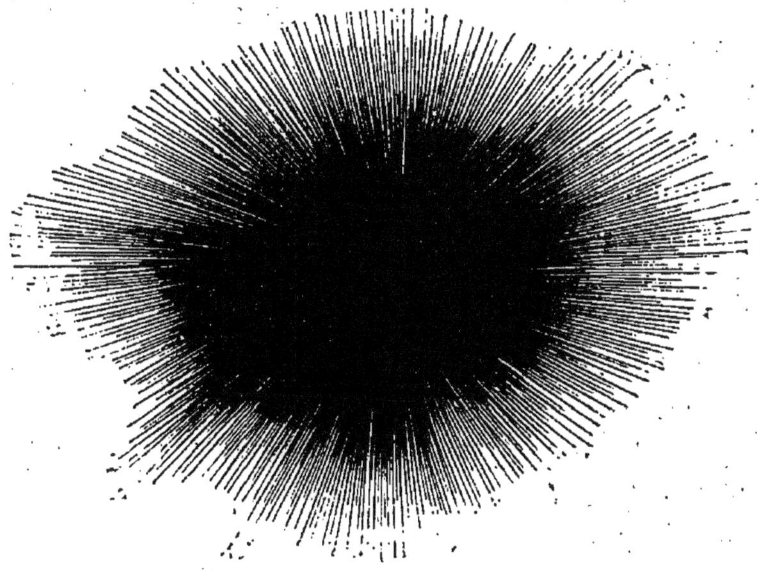

Fig. 7. — *Urate d'ammoniaque cristallisé.*

12. *Caractères de l'urine contenant un excès de phosphates.* — Les phosphates qu'on rencontre

habituellement dans l'urine sont : le phosphate de chaux, le phosphate de soude et le phosphate d'ammoniaque et de magnésie. Ils existent normalement dans ce liquide, et leur étude n'a d'intérêt que quand ils s'y trouvent en excès.

Les urines contenant un excès de phosphates sont peu denses, d'une couleur normale ou légèrement pâles. Elles se troublent sous l'influence de la chaleur, et, par le refroidissement, reprennent toute leur transparence.

Les dépôts composés de phosphates sont blancs et insolubles par la chaleur, mais solubles dans l'acide acétique, ce qui les distingue des dépôts d'urates et de ceux d'oxalate de chaux. Souvent le phosphate d'ammoniaque et de magnésie forme à la surface de l'urine une pellicule irisée.

Les phosphates peuvent former un précipité dans l'urine sans que celle-ci en contienne un excès. Ce cas se présente quand l'urine, au lieu d'être acide, est *neutre* ou *alcaline*, ce qui arrive dans certaines maladies de la vessie où, par suite du séjour de ce liquide dans son réservoir, l'urée se transforme en carbonate d'ammoniaque. Il faut donc toujours s'assurer de la réaction de l'urine avec le papier de tournesol, avant de déclarer qu'elle contient un excès de phosphates.

Les phosphates sont solubles dans les acides concentrés, et sont précipités de leur dissolution par l'ammoniaque. Ils sont insolubles dans la potasse et les solutions alcalines.

Généralement, les phosphates sont mélangés d'urates dont il est facile de les séparer, ces derniers étant solubles par la chaleur, tandis que les premiers ne le sont pas.

De même que les urates, les phosphates se présentent quelquefois dans les urines sous forme de nuages ressemblant à du mucus. Si l'on avait réellement affaire à du mucus, l'addition d'acide acétique, au lieu de dissoudre le dépôt, le précipiterait sous forme d'une membrane parcheminée.

Les dépôts de pus ressemblent quelquefois aussi aux dépôts de phosphates. En traitant des caractères du pus, nous indiquerons un moyen très-simple pour distinguer entre eux le pus, les urates et les phosphates.

L'examen microscopique constitue le meilleur moyen de distinguer les diverses espèces de phosphates. Le phosphate de chaux est ordinairement amorphe : celui d'ammoniaque et de magnésie se présente sous forme de cristaux prismatiques ou de cristaux étoilés simples ou dentelés.

Si l'on tenait à évaluer la proportion de phosphates que contient l'urine, on y arriverait facilement en ajoutant à ce liquide de l'ammoniaque jusqu'à ce qu'il ne se fasse plus de précipité. Il se formerait un dépôt de phosphate de chaux et de phosphate ammoniaco-magnésien, qu'il suffirait de filtrer et de calciner dans un creuset de platine pour en avoir le poids. Si l'on voulait avoir le poids des phosphates alcalins, ce qui, au point de vue

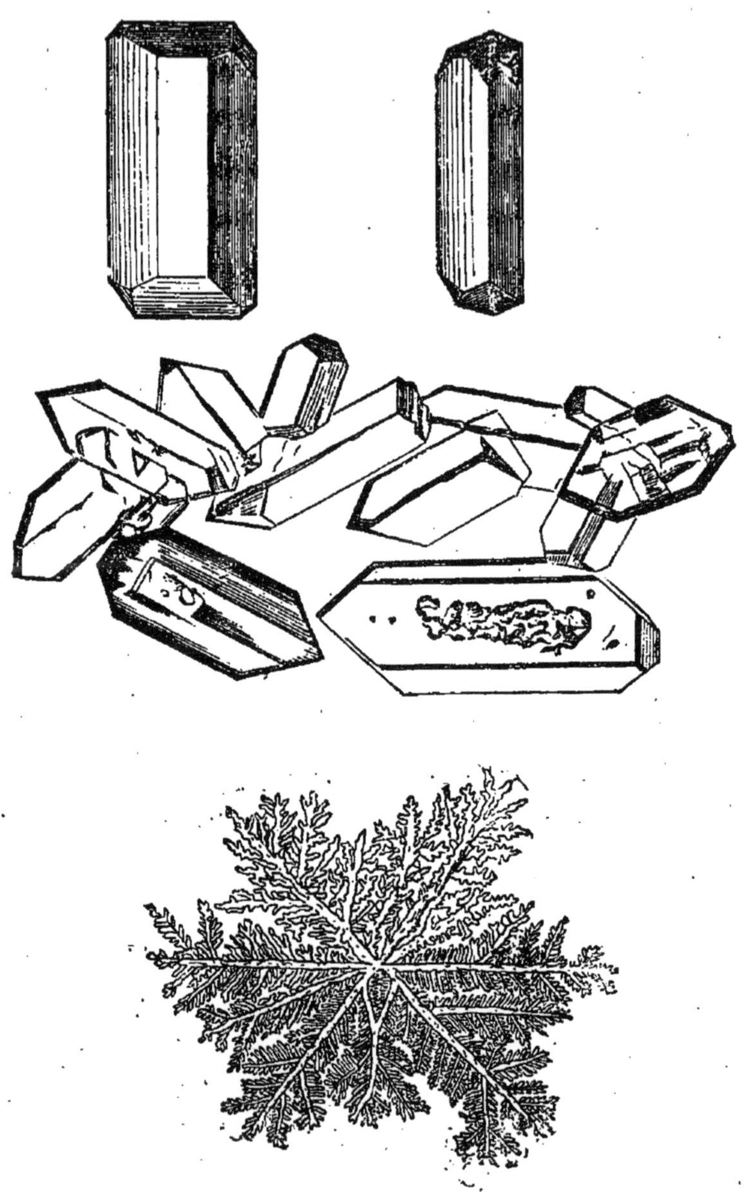

FIG. 8 ET 9. — *Formes diverses des cristaux de phosphates d'ammoniaque et de magnésie.*

pratique, est rarement utile, on ajouterait au liquide filtré une solution du chlorure de calcium, jusqu'à cessation de précipité. Il se formerait un

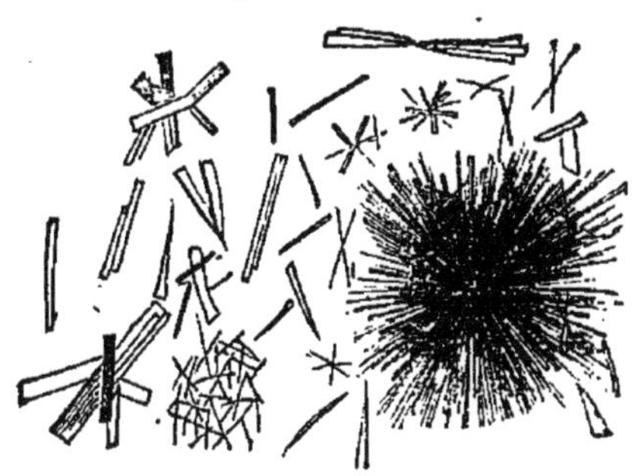

Fig. 10. — *Phosphate de chaux cristallisé mélangé de phosphate de magnésie.*

dépôt insoluble, qui, calciné et pesé comme précédemment, donnerait le poids des phosphates alcalins, l'équivalent du phosphate de chaux formé étant à peu près le même que celui des phosphates alcalins.

13. *Caractères de l'urine contenant de l'oxalate de chaux.*— Ce sel, qui existe normalement dans

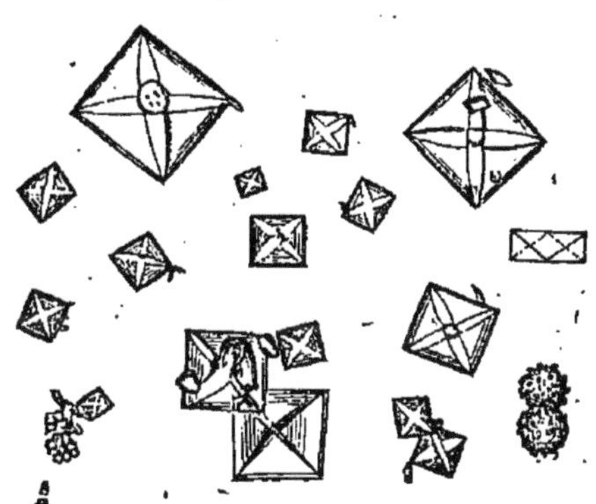

Fig. 11. — *Cristaux d'oxalate de chaux.*

l'urine, s'y rencontre rarement en quantité assez considérable pour former un dépôt. Lorsqu'il s'y trouve en proportion très-élevée, il se dépose, après quelques heures de repos, sous forme de cristaux dont l'aspect au microscope rappelle la forme d'une enveloppe de lettre ou celle d'un sablier. Ces cristaux sont insolubles par la chaleur, la potasse et l'acide acétique, ce qui, même sans examen microscopique, permet de ne pas les confondre avec l'acide urique, les urates et les phosphates.

Quand on veut rechercher l'oxalate de chaux dans une urine en contenant une faible quantité, il faut soumettre une partie de ce liquide dans un tube à l'action de la chaleur, puis l'abandonner au repos. L'oxalate de chaux se précipite sous forme d'une poudre blanche, brillante, cristalline, qu'on peut soumettre à l'examen microscopique et aux réactifs que nous venons d'indiquer. Les urines contenant de l'oxalate de chaux ont généralement une densité élevée et contiennent habituellement un excès d'urée.

L'oxalate de chaux se rencontre fréquemment mélangé à d'autres dépôts : phosphates, urates, acide urique, etc., dont il est facile de le séparer, en raison de son insolubilité dans les acides et sous l'influence de la chaleur.

CHAPITRE V

MOYENS PHYSIQUES ET CHIMIQUES DE RECONNAITRE LES MODIFICATIONS QUE L'URINE ÉPROUVE PENDANT LES MALADIES,

— SUITE —

14. Caractères de l'urine contenant du mucus. — 15. Caractères de l'urine contenant du pus. — Substances qui peuvent être confondues avec le pus. — Réactions qui permettent de distinguer entre eux le pus, les urates et les phosphates. — 16. Caractères de l'urine contenant de l'albumine. — Essai par la chaleur et l'acide nitrique. Absence apparente de l'albumine dans l'urine qui en contient. — Dosage de l'albumine. — 17. Caractères de l'urine contenant du sucre, densité, action de la potasse et de la chaux. — Réactifs de Frommherz, Barreswill, etc. — Saccharimètre. — Moyen d'évaluer la proportion de sucre contenu dans l'urine. — 18. Caractères de l'urine contenant de la bile. — 19. Caractères de l'urine contenant de la cystine. — 20. Caractères de l'urine contenant de la kyestéine. — 21. Caractères de l'urine contenant de la graisse. — 22. Caractères de l'urine contenant du sang. — 23. Caractères de l'urine contenant du sperme.

Dans le chapitre précédent, nous avons indiqué les moyens de constater les caractères physiques de l'urine et l'excès ou la diminution des principes qui entrent normalement dans sa constitution. Nous allons décrire maintenant les procédés permettant de découvrir les substances qui n'existent jamais dans ce liquide à l'état normal, et ne s'y rencontrent que pendant les maladies. Ce chapitre n'étant que la continuation du précédent, il faut, avant de soumettre l'urine aux réactions qui y sont indiquées, procéder aux essais dont nous avons donné la liste.

14. *Caractères de l'urine contenant du mucus.* — Une urine normale, abandonnée au repos pendant quelques heures, laisse déposer vers la partie inférieure du vase qui la contient un léger nuage floconneux, contenant une grande quantité de cellules épithéliales de la vessie. Ce dépôt, existant toujours dans l'état de santé, est sans importance.

Dans certaines maladies de la vessie, le dépôt du mucus est abondant, consistant et forme au fond du vase une couche très-adhérente. L'urine est alors généralement alcaline et possède une odeur ammoniacale.

Il est assez fréquent de voir le mucus mélangé de phosphate ammoniaco-magnésien, dont on reconnait facilement l'existence au microscope.

Il n'est pas toujours facile de distinguer le mucus à son seul aspect. Nous avons vu, dans le chapitre précédent, que plusieurs substances pouvaient être confondues avec lui; mais il est facile de le reconnaître en additionnant l'urine d'une petite quantité d'acide acétique. Cet acide jouit de la propriété de coaguler immédiatement la partie liquide du mucus en une sorte de membrane mince et ridée.

Les dépôts de pus qui se forment dans les urines à réaction *alcaline* ont l'aspect des dépôts de mucus, et souvent ces derniers sont confondus avec eux. Nous indiquerons plus loin les moyen de les distinguer.

15. *Caractères de l'urine contenant du pus.* — L'urine contenant du pus est trouble, semi-opaque, et ne s'éclaircit jamais complétement par le repos. Si on l'abandonne à elle-même, le pus forme au fond du vase un dépôt blanc homogène, facilement miscible au liquide par l'agitation. Ces derniers caractères distinguent immédiatement le pus du mucus, qui est gélatineux, ne forme pas une couche homogène et ne se mélange pas à l'urine par l'agitation. Si on agite une portion d'un dépôt purulent avec une quantité égale de solution de potasse, le mélange devient transparent et visqueux. Cette réaction est tout à fait caractéristique.

Les urines purulentes sont albumineuses, et la présence de l'albumine peut être constatée dans la portion liquide qui surnage au-dessus du dépôt, au moyen de la chaleur. Les urines simplement muqueuses ne présentent jamais ce caractère.

Examinés au microscope, les dépôts de pus se composent de petits globules à contours finement dentelés. Si l'on ajoute au liquide une goutte d'acide acétique, les globules augmentent de volume, deviennent sphériques et présentent à leurs centres deux ou trois noyaux parfaitement visibles.

Les dépôts formés par le pus ont une grande

ressemblance avec ceux formés par les urates et les phosphates. Pour les distinguer immédiatement entre eux, le docteur Beale donne les moyens suivants :

L'urine est abandonnée quelque temps au repos, puis on verse le liquide clair, qui surmonte au-dessus du dépôt; on ajoute à ce dernier une quantité de solution de potasse égale à son volume, et on observe alors une des réactions suivantes :

Aucun changement ne se produit. Dans ce cas, le dépôt consiste entièrement en *phosphates*.

Le mélange devient transparent et très-filant ou visqueux, de sorte qu'il ne se laisse plus répandre en gouttes. Nous pouvons certifier alo s que le dépôt est composé de *pus*.

La solution de potasse rend le mélange transparent, mais non visqueux, ce qui indique que l'*urate de soude* et l'*ammoniaque* entrent pour une forte proportion dans la composition du dépôt.

Si la potasse rendait le mélange gélatiniforme sans le rendre transparent, il est probable qu'il existerait du pus et des phosphates.

Les caractères que nous venons de donner des urines contenant du pus ne sont applicables que lorsque ce liquide est acide. Lorsqu'il devient alcalin, par suite de la décomposition de l'urée en carbonate d'ammoniaque, ce qui arrive dans diverses maladies de la vessie, le pus éprouve dans ce réservoir, sous l'influence de l'ammoniaque, la même réaction que nous lui avons vu éprouver sous l'influence de la potasse, c'est-à-dire qu'il devient visqueux, transparent, et ne se mélange plus à l'urine. Dans cet état, il ressemble à certaines variétés de mucus. On l'en distingue cependant à ce que le liquide surnageant donne un précipité d'albumine par l'acide nitrique, et à ce que l'acide acétique ajouté au dépôt lui enlève sa consistance et le transforme en une masse blanche granuleuse.

16. *Caractères de l'urine contenant de l'albumine.* — Pour découvrir l'existence de l'albumine dans l'urine, on remplit à moitié un tube à réactif de ce liquide et on le fait bouillir au-dessus d'une lampe à alcool, en commençant par chauffer la partie supérieure du liquide *. S'il se fait un précipité blanc, ne disparaissant pas par l'addition de quelques gouttes d'acide nitrique, l'urine contient de l'abumine.

* Cette précaution est indispensable pour rendre visible le trouble léger qui se manifeste dans les urines ne contenant que très-peu d'albumine. Il faut tenir le tube incliné à 45° et ne pas le remuer, afin d'empêcher le mélange des couches chaudes et froides. Si l'urine contient de l'albumine, la partie chauffée forme un anneau opalin qui tranche, par sa couleur, sur la partie claire du liquide. Cet artifice est également fort utile quand on opère sur des urines albumineuses rendues troubles par la présence des urates. On obtient alors dans le tube trois couches distinctes : une supérieure trouble d'albumine, une couche moyenne transparente, et au fond du tube, dans la partie refroidie, un dépôt d'urates.

Il est toujours indispensable de s'assurer que le précipité formé dans l'urine, sous l'influence de la chaleur, est insoluble dans l'acide nitrique, parce que, dans le cas où il serait soluble, on aurait affaire à des phosphates et non à de l'albumine.

La proportion d'albumine que contient l'urine peut être évaluée approximativement en examinant, après repos, la hauteur du dépôt formé sous l'influence de la chaleur. Pour avoir une indication plus exacte, ce qui, dans l'immense majorité des cas, est parfaitement inutile, il suffit de porter un poids déterminé d'urine, 100 grammes, par exemple, à l'ébullition, et de passer le mélange sur un filtre pesé d'avance. Le poids du résidu, préalablement desséché à une douce chaleur, fera connaître le poids de l'albumine. Connaissant la proportion de cette substance contenue dans 100 gr. d'urine, on calculera facilement le poids de l'albumine renfermé dans la totalité du liquide sécrété journellement.

Quand on soumet de l'urine à l'action de la chaleur, dans le but d'y rechercher la présence de l'albumine, il faut toujours s'assurer, avec du papier de tournesol, de l'acidité du liquide. Une urine neutre ou alcaline peut être albumineuse et ne donner aucun précipité par la chaleur. Toutes les fois que l'urine ne rougit pas le papier de tournesol, il faut y ajouter quelques gouttes d'acide nitrique pour rendre sa réaction acide.

On pourrait croire qu'il suffirait, pour éviter l'essai préalable des urines par le papier de tournesol, d'acidifier indistinctement toute espèce d'urine; mais ce serait là une grave erreur. L'expérience a prouvé que toutes les fois qu'on ajoutait de l'acide nitrique à une urine dont la réaction était normale, c'est-à-dire acide, cette urine ne se précipitait plus par la chaleur, bien qu'elle contînt de l'albumine. On ne doit donc acidifier que les urines neutres ou alcalines.

On peut encore constater la présence de l'albumine dans l'urine, en y ajoutant, à froid et goutte à goutte le long de la paroi du verre, le quart environ de son volume d'acide nitrique. Il se forme un précipité blanc contenant de l'albumine, mais qui disparaît si l'on ajoute une trop forte proportion d'acide.

Si, outre l'albumine, l'urine contient de l'acide urique, ce dernier se précipite et on a : au fond du vase l'acide nitrique plus ou moins coloré, au-dessus un précipité d'albumine surmonté d'une couche de liquide clair, puis une pellicule nuageuse d'acide urique offrant l'aspect d'une hostie, et enfin, à la surface, une dernière couche d'urine transparente.

Lorsqu'on opère sur de l'urine de malades ayant fait usage de certains médicaments résineux, tels que le copahu, on obtient souvent, avec l'acide nitrique, un précipité ressemblant à l'albumine, mais qui en diffère en ce qu'il est soluble dans l'alcool et l'éther.

Lorsqu'on se trouve au lit d'un malade et qu'on n'a sous la main ni tube, ni acide nitrique, ni lampe à alcool, on peut rechercher l'albumine en plaçant quelques grammes d'urine dans une cuillère métallique qu'on chauffe au-dessus d'une bougie. S'il se forme un précipité ressemblant à du blanc d'œuf, il est probable que le liquide contient de l'albumine, et il faut en emporter avec soi pour approfondir l'examen.

17. *Caractères de l'urine contenant du sucre.*— L'urine contenant du sucre a généralement une densité considérable, ordinairement au-dessus de 1,030. Elle est pâle, poisseuse, douée d'une odeur particulière et très-abondante ; si on la chauffe dans une cuillère ou dans un tube elle répand une odeur de caramel. Rarement elle contient un dépôt.

On reconnaît la présence du sucre dans l'urine par un des moyens suivants :

Ajouter à l'urine environ moitié de son poids d'une solution de potasse, et chauffer le liquide jusqu'à ébullition dans un tube à réactif. Si l'urine contient du sucre, elle devient immédiatement brune.

On peut remplacer la potasse par des fragments de chaux éteinte. Le poids de la chaux doit représenter environ le dixième du poids de l'urine à essayer.

Le procédé suivant, dit procédé *Trommer*, est un peu plus compliqué que le précédent, mais il permet de déceler dans l'urine l'existence des plus petites quantités de sucre.

On verse dans le liquide à examiner quelques gouttes d'une solution de sulfate de cuivre (eau, 100; sulfate de cuivre, 10), jusqu'à ce que le liquide ait une teinte bleu-pâle, puis on ajoute au mélange environ moitié de son volume d'une solution de potasse, et on le porte à l'ébullition. Si l'urine contient du sucre, il se forme un précipité rougeâtre d'oxyde de cuivre.

On a simplifié ce procédé en réunissant les deux réactifs précédents en un seul, composé de sulfate de cuivre, de potasse et de tartrate de potasse (réactifs de Fehling, de Frommherz, de Barreswill.) Il suffit alors de chauffer l'urine avec un volume égal de ce mélange pour voir s'y former, comme précédemment, un précipité rougeâtre dans le cas où elle contiendrait du sucre. Cest à ce procédé simplifié qu'il faut habituellement avoir recours.

Lorsque l'urine est mélangée d'une grande quantité d'albumine ou de matières qui troublent sa limpidité, il faut, avant de la soumettre aux essais précédents, la passer sur un filtre au fond duquel on a jeté quelques grammes de noir animal.

On peut encore rechercher le sucre dans l'urine au moyen d'un instrument d'optique, nommé *saccharimètre*, basé sur l'influence qu'exercent les solutions sucrées sur la direction d'un rayon lumineux réfracté, quand il vient à les traverser. Cet appareil est fort exact, mais il a l'inconvénient d'être très-coûteux, d'un maniement assez difficile, et peu de médecins en font usage, c'est pourquoi nous croyons inutile de le décrire.

Lorsqu'on a constaté l'existence du sucre dans l'urine, il faut apprécier sa quantité, afin de pouvoir suivre la marche de la maladie et l'influence exercée sur elle par les remèdes. On y arrive assez facilement en déterminant la proportion d'urine nécessaire pour décolorer un volume donné du réactif de Barreswill *; mais ce procédé n'est pas assez simple pour entrer dans la pratique journalière, et généralement on se contente des indications fournies par l'urinomètre. On peut juger que la quantité de sucre contenue dans

* Le réactif de Barreswill se prépare en faisant dissoudre à chaud, dans 1/3 de litre d'eau, 50 grammes de crème de tartre, 40 grammes de carbonate de soude et 30 grammes de sulfate de cuivre. On fait bouillir le mélange, puis on y ajoute 40 grammes de potasse dissoute dans un quart de litre d'eau et on étend la masse avec assez d'eau pour former le volume d'un litre. 100 centimètres cubes de ce réactif sont décolorés à chaud par 1 centigramme de sucre. Pour faire une analyse, on verse 100 centimètre cubes de cette liqueur dans une capsule en porcelaine ; on porte à l'ébullition, et à l'aide d'une burette graduée, on ajoute par portions l'urine à essayer, jusqu'à ce que le réactif soit décoloré. La quantité d'urine versée contenant 1 gramme de sucre, il est facile de calculer la proportion de cette substance contenue dans la totalité de l'urine.

l'urine augmente ou diminue, suivant que la densité du liquide s'élève ou s'abaisse.

D'après Bouchardat, dans les cas de diabète bien caractérisé, la proportion des matières solides contenues dans l'urine, calculée, comme nous l'avons vu dans le chapitre précédent, en multipliant le degré de l'urinomètre par 2, puis par le chiffre représentant la quantité d'urine sécrétée en 24 heures, représenterait assez exactement le poids de sucre journellement produit.

On peut encore évaluer la quantité de sucre contenue dans l'urine par le procédé suivant, plus compliqué, mais plus exact que le précédent :

Un tube gradué, fermé à une de ses extrémités, est *complétement* rempli d'urine à laquelle on a ajouté quelques gouttes de levûre de bière ; puis, son orifice étant bouché avec le pouce, on le renverse — en prenant grand soin d'éviter l'entrée de l'air — dans une petite tasse à moitié pleine de mercure, et on l'y maintient au moyen d'un support, pendant douze heures environ, à une température qui ne doit pas être inférieure à 20° centigrades. En présence de la levûre, le liquide fermente, et il se forme une quantité de gaz acide carbonique proportionnée à la quantité de sucre qu'il contient. Le gaz formé gagne l'extrémité supérieure du tube, et il est facile d'apprécier son volume : 16 centimètres cubes de gaz équivalent à 6 centigrammes de sucre.

18. *Caractères de l'urine contenant de la bile.* — Les urines contenant de la bile sont généralement colorées en jaune verdâtre. Pour constater la présence de cette substance on y verse quelques gouttes d'acide nitrique en le faisant couler le long du vase. Si l'urine contient de la bile, on voit apparaître au niveau du contact des deux liquides une zone verdâtre, qui passe par le blanc et par le rouge pour aboutir au jaune. Quelquefois, la coloration ne se manifeste qu'au bout de plusieurs heures. Avec l'acide nitrique fumant (densité, 1,052), la réaction est plus sensible qu'avec l'acide nitrique ordinaire. Une goutte ou deux, ajoutées à l'urine, suffisent pour la colorer, si elle contient de la bile.

On peut encore constater l'existence de la bile dans l'urine en ajoutant au liquide, introduit dans un verre à expérience, 2 ou 3 gouttes de teinture d'iode. Il se manifeste immédiatement une teinte verte, qui passe au rouge pourpre si l'on y ajoute encore quelques gouttes d'iode.

19. *Caractères de l'urine contenant de la cystine.* — Nous mentionnons cette substance pour mémoire, car elle est extrêmement rare dans les urines, et sa présence n'a guère été constatée que dans les calculs. L'urine contenant de la cystine abandonne, par le repos, un dépôt blanc pâle, insoluble par la chaleur et dans l'acide acétique concentré, ce qui le distingue des urates et des

phosphates. Ce dépôt est soluble dans l'ammoniaque, et le liquide laisse déposer par évaporation des cristaux de cystine, en lames hexagonales caractéristiques.

L'urine contenant de la cystine est généralement très-pâle, son odeur est aromatique et se rapproche de celle des roses sauvages.

20. *Caractères de l'urine contenant de la kyestéine.* — Nous avons vu que cette substance existe ordinairement dans l'urine des femmes enceintes, et que sa présence constitue un signe de la grossesse.

Pour découvrir la kyestéine dans l'urine, il faut l'abandonner au repos pendant un espace de temps variant de 1 à 4 jours; il se forme à la surface du liquide une pellicule huileuse blanchâtre, ressemblant à celle qui se forme à la surface du bouillon par le refroidissement. Au bout de quelques jours, cette pellicule se brise et tombe au fond du vase, en dégageant une odeur de fromage pourri.

21. *Caractères des urines contenant de la graisse.* — La graisse existe rarement dans l'urine. Lors qu'elle s'y trouve en quantité un peu notable, le liquide ressemble à du lait. Dans cet état, on lui donne souvent le nom d'urine chyleuse.

En agitant dans un tube, avec un volume égal d'éther, l'urine qu'on suppose contenir de la graisse, le liquide s'éclaircit, et la couche de graisse, étant dissoute, vient surnager. Examinée au microscope, on y reconnaît facilement l'existence de globules graisseux.

Il faudrait bien se garder de croire que l'apparence laiteuse des urines dépende toujours de la présence de globules graisseux. Le plus souvent, elle résulte de la présence d'urates tenus en suspension dans le liquide. Dans ce dernier cas, il suffit de chauffer l'urine pour l'éclaircir.

Quelquefois, l'apparence laiteuse des urines est produite par la présence de milliers de petits animalcules, nommés vibrions, qu'on reconnaît facilement au microscope.

22. *Caractères de l'urine contenant du sang.* — L'urine contenant une certaine quantité de sang est ordinairement colorée en rouge ou en brun. Mais, lorsqu'elle en contient très-peu, sa couleur naturelle est à peine modifiée.

Quand on veut examiner au microscope l'urine contenant du sang, on laisse reposer ce liquide pendant quelques heures et on soumet à l'examen une goutte du dépôt recueilli au fond du vase. Les globules sanguins, vus au microscope, ont un aspect caractéristique qui ne permet pas de les méconnaître.

L'urine qui contient beaucoup de sang contient aussi beaucoup de sérum et, par conséquent, de l'albumine, dont on peut déterminer la présence par les moyens indiqués plus haut.

23° *Caractères de l'urine contenant du sperme.* — Quand le sperme existe en très-grande quantité dans l'urine, il y forme un nuage visible; mais ce cas est fort rare. Le plus souvent, le liquide ne présente pas de trouble manifeste.

L'examen microscopique seul permet de découvrir la présence d'animalcules spermatiques dans l'urine, et, par suite, d'affirmer l'existence du sperme.

Pour examiner au microscope l'urine que l'on suppose contenir du sperme, on l'introduit dans un tube ou dans un verre à pied très-étroit, et on la laisse reposer quelques heures. Il se forme au fond du vase un dépôt dont on enlève une goutte avec un petit tube fermé à sa partie supérieure avec le doigt. Cette goutte est placée entre deux lames de verre, et soumise à l'examen microscopique en se servant de très-forts grossissements. Si cette première recherche ne donne aucun résultat, on examine une deuxième, puis une troisième goutte. Ce procédé est assez exact pour permettre de reconnaître des spermatozoïdes dans un litre d'urine ne contenant qu'une goutte de sperme. Après le coït, les urines contiennent toujours du sperme; il faut donc, pour éviter toute erreur, faire la recherche à un autre moment.

CHAPITRE VI

DE LA GRAVELLE.

Diverses espèces de gravelles. — Gravelle rouge. — Gravelle jaune. — Gravelle blanche. — Nature des éléments qui constituent les diverses espèces de gravelles. — Acide urique. Urates. Phosphates, carbonates, oxalates. Cystine. — Causes de la gravelle. — Régime, climat, alimentation, hérédité, etc. — Complications de la gravelle. — Coliques néphrétiques. — Calculs rénaux. — Calculs vésicaux. — Hygiène préventive et traitement des différentes espèces de gravelles.

La gravelle est une affection caractérisée par la présence habituelle de concrétions pierreuses dans les urines.

La dimension des concrétions urinaires est fort variable. Suivant leur grosseur, on leur a donné les noms de *sables, gravelles* ou *graviers*. Quand leur volume est trop considérable pour qu'elles puissent être expulsées avec les urines, on les désigne sous le nom de *calculs* ou de *pierres*. La gravelle et la pierre ne sont donc en réalité que les deux degrés d'une même affection.

Les matières qui peuvent entrer dans la composition de la gravelle sont très-nombreuses, mais le plus souvent elles sont constituées par de l'acide urique, des urates, des oxalates, des phosphates ou des carbonates. La gravelle formée d'acide urique ou d'urates est rouge ; celle formée d'oxalates est jaune ; celle composée de carbonates ou de phosphates est blanche. La couleur de ces diverses espèces de gravelles les fait souvent désigner sous les noms de *gravelle rouge, gravelle jaune* et *gravelle blanche*. Les gravelles rouges et jaunes se déposent généralement dans les urines acides, les gravelles blanches dans les urines alcalines.

La gravelle n'est pas une affection unique. Les diverses espèces de gravelles sont produites chacune par des causes très-différentes et exigent des traitements fort divers. Elles doivent donc être étudiées séparément.

Gravelle urique. — Elle est constituée par la présence habituelle de concrétions d'acide urique ou d'urates dans l'urine. Les causes qui la déterminent sont celles que nous avons déjà énumérées en traitant du dépôt habituel d'acide urique dans ce liquide, c'est-à-dire : nourriture trop abondante avec exercice corporel insuffisant, gêne des fonctions respiratoires, lésions de l'appareil digestif, séjour habituel dans une atmosphère viciée (cafés, chambres trop étroites), abus des alcooliques, concentration des urines par insuffisance habituelle des boissons aqueuses.

Lorsque les fonctions de la peau se font mal, de l'acide urique apparaît également dans les urines.

Ce phénomène s'observe fréquemment chez les individus de cinquante à soixante ans, dont les fonctions cutanées se ralentissent. Un simple refroidissement, amenant l'arrêt de la transpiration chez un individu ayant chaud, produit souvent un excès passager d'acide urique dans l'urine.

L'influence du climat est peu sensible sur la production de la gravelle urique. Sans doute, on remarque que cette affection est rare dans certains pays, tels que l'Allemagne; mais il faut attribuer ce fait à l'alimentation et non au climat. Pour l'Allemagne par exemple, la rareté de la gravelle résulte probablement de l'usage si répandu de la bière dans cette partie de l'Europe. Dès le quinzième siècle, on avait remarqué que les buveurs de bière ne deviennent jamais calculeux.

L'hérédité joue un rôle beaucoup plus important que le climat dans la production de la gravelle. Les graveleux ont presque toujours dans leur famille des goutteux ou des calculeux.

De toutes les causes qui peuvent déterminer la production de la gravelle, celles dont l'action est la plus incontestable, résident dans l'alimentation et le régime. Une alimentation trop abondante produit infailliblement la gravelle, à moins que, par un exercice suffisant, les matériaux accumulés en excès dans le sang ne soient utilisés. Il suffit, pour se convaincre de l'influence du régime sur la production de l'acide urique, d'examiner ses urines après un repas abondant : on les trouvera généralement chargées d'un excès de cette substance.

La présence d'un excès d'acide urique dans le sang ne détermine pas les mêmes phénomènes chez tous les individus. Chez l'un, cet excès engendrera la goutte; chez l'autre, la gravelle, suivant que l'acide urique se sera accumulé dans les articulations ou aura été éliminé par les reins.

L'acide urique et les sels qu'il forme peuvent évidemment se déposer dans d'autres organes que les articulations, les reins et la vessie; mais, dans l'état actuel de la science, on ne peut que soupçonner la nature des accidents qu'ils déterminent dans ces circonstances. En se déposant dans les vaisseaux, les sels insolubles que le sang charrie sont peut-être cause d'arrêts partiels de la circulation d'où résultent les congestions cérébrales ou pulmonaires et les nombreux accidents qu'on observe chez les goutteux. Ce point aurait besoin d'être éclairci par de nouvelles recherches.

L'acide urique se présente dans les urines des graveleux sous forme d'une poudre rougeâtre ressemblant à de la brique pilée. Examinée au microscope, cette poudre se montre le plus souvent composée de cristaux à base rhomboïdale, dont l'aspect caractéristique permet de les distinguer facilement lorsqu'on les a observés une fois.

Les substances dérivées de l'acide urique qu'on rencontre le plus souvent dans l'urine, sous forme de graviers, sont l'urate de soude: puis l'urate d'ammoniaque et celui de magnésie.

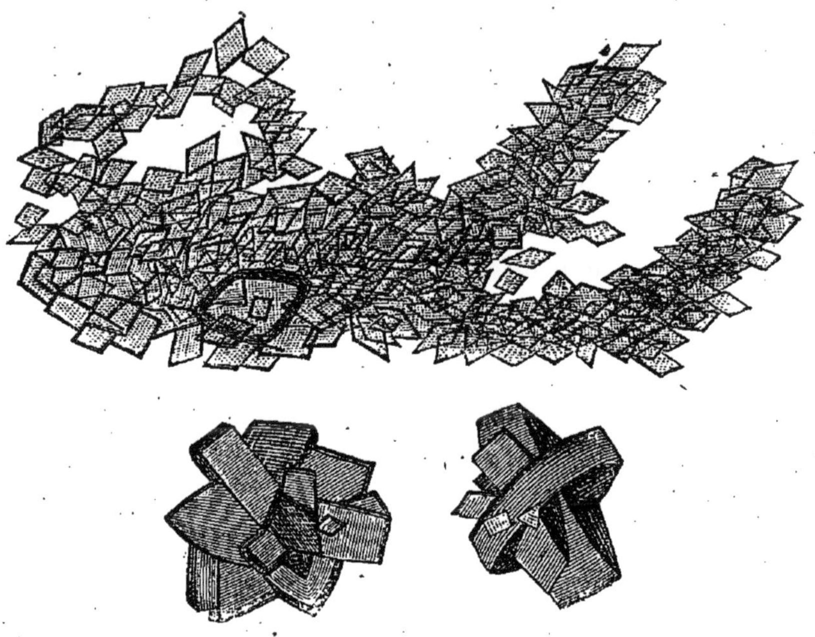

Fig. 12 et 13. — Acide urique vu au microscope.

La gravelle urique n'est pas une maladie qui survienne brusquement ; elle est généralement annoncée longtemps d'avance par des symptômes précurseurs. L'urine a une densité élevée (1,025 à 1,030) ; elle laisse déposer habituellement de l'acide urique, des urates et des mucosités. Le malade ressent quelquefois des douleurs de reins, surtout après une course en voiture ou à cheval.

La présence de graviers dans l'urine peut ne pas incommoder les malades d'une façon sensible. Mais, quelquefois, elle détermine la formation d'un catarrhe vésical. Il arrive souvent que les graviers un peu gros s'engagent dans un uretère et le parcourent difficilement. Il en résulte des douleurs extrêmement vives, auxquelles on a donné le nom de *coliques néphrétiques*. La douleur est ressentie au niveau des reins et s'irradie dans le bassin, le long du trajet des uretères jusqu'à la vessie. Le sujet est baigné d'une sueur froide, sa

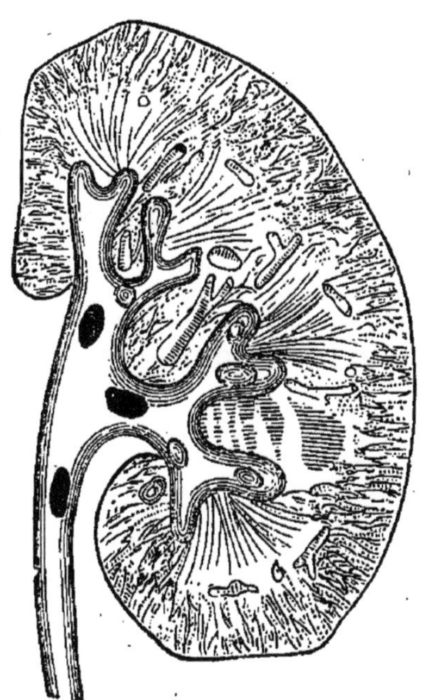

FIG. 14. — Coupe du rein et de l'uretère chez un individu atteint de gravelle, on voit des graviers descendus du calice et du bassinet s'engager dans l'uretère. (Collection Mallez.)

face est décomposée et son pouls misérable. Cet état se prolonge de 5 à 24 heures, suivant le temps que le gravier met pour traverser l'uretère. Lorsqu'il est arrivé dans la vessie, les douleurs cessent et tous les autres symptômes disparaissent. L'instantanéité de l'apparition et de la disparition des douleurs dans la colique néphrétique permet, en général, de la distinguer des affections présentant avec elle quelque analogie. Les antécédents du malade empêcheront de la confondre avec la colique hépatique.

Les graviers séjournent quelquefois dans les reins, y grossissent et forment des masses plus ou moins volumineuses, auxquelles on a donné le nom de calculs rénaux. Leur présence détermine un sentiment habituel de pesanteur dans la région rénale, qui devient extrêmement sensible à la pression. L'urine du malade est souvent mélangée de sang. Il est fréquent de voir un calcul du rein produire la suppuration de cet organe.

Parmi les complications les plus habituelles de la gravelle, nous ne devons pas omettre de mentionner la formation de la pierre. En séjournant dans la vessie, les graviers y deviennent souvent le noyau d'un calcul qui grossit rapidement et ne peut bientôt plus franchir l'urèthre. Nous consacrerons un chapitre spécial à l'étude des calculs de la vessie.

Gravelle phosphatique. — Les phosphates de chaux et de magnésie et quelquefois le carbonate de chaux, constituent les éléments de la gravelle blanche ou phosphatique. Les concrétions formées par ces substances sont molles et bien plus friables que celles d'acide urique. Leur aspect au microscope permet, à défaut d'analyse chimique, de les distinguer..

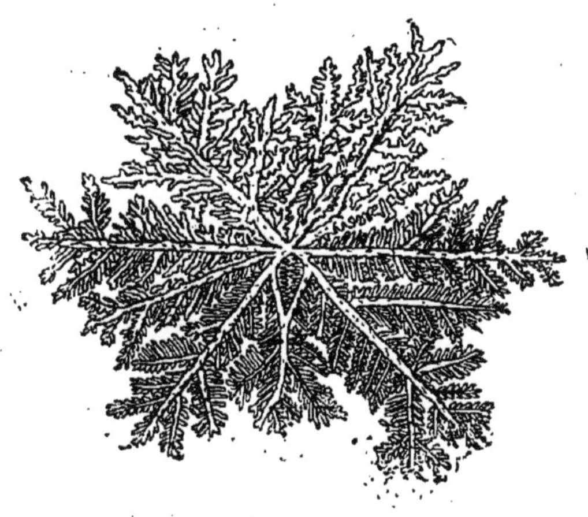

Fig. 15. — *Phosphate ammoniaco-magnésien bibasique.*

Le travail forcé, les excès vénériens, une alimentation insuffisante peuvent produire la gravelle phosphatique, mais sa cause la plus fréquente est l'existence d'une affection des voies urinaires (paralysie vésicale, catarrhe, rétrécissement de l'urèthre) déterminant le séjour de l'urine dans son réservoir et par suite sa décomposition alcaline. Lorsque ce liquide est alcalin, en effet, les phosphates qu'il tient en dissolution se déposent. La gravelle phosphatique est une complication extrêmement fréquente des maladies des voies urinaires.

L'usage trop habituel de médicaments alcalins a été invoqué comme cause de la gravelle phosphatique, et on a accusé l'eau de Vichy de produire cette affection. Les alcalis précipitent, il est vrai, les phosphates de leurs dissolutions acides, mais les réactions qui se passent au sein de l'organisme diffèrent souvent de celles de nos laboratoires. Nous sommes convaincu que ce n'est qu'accidentellement, et dans des circonstances encore indéterminées, que les alcalins produisent la gravelle phosphatique. Pour montrer le peu d'influence qu'ils possèdent sur la marche de cette affection, nous pouvons citer l'exemple remarquable de notre illustre maître et ami, le professeur Piorry, qui, depuis quarante-cinq ans, absorbe chaque jour 10 à 15 grammes de bicarbonate de soude dissous dans une très-petite quantité d'eau, sans avoir jamais observé le moindre dépôt dans ses urines.

Gravelle oxalique. — La gravelle oxalique est caractérisée par la présence d'oxalate de chaux dans les urines, où il forme un dépôt jaunâtre composé de cristaux, dont la forme, vue au microscope, rappelle celle d'une enveloppe de lettre et, dans certains cas, celle d'un sablier. L'oxalate de chaux se rencontre dans les urines des personnes qui mangent beaucoup de fruits verts, de l'oseille, des tomates, des groseilles rouges, des fruits acides, matières riches en acide oxalique,

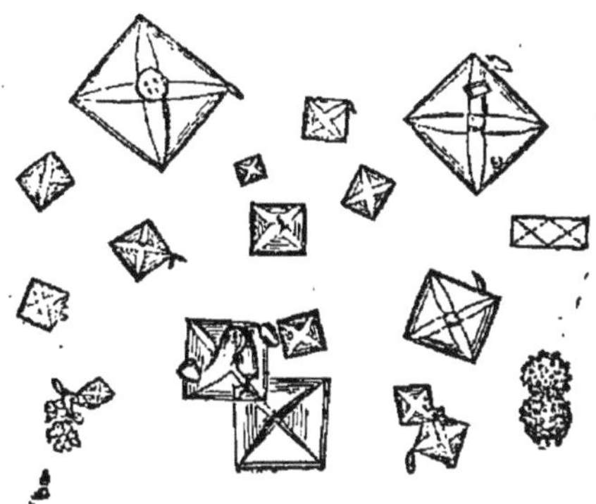

FIG. 16. — *Oxalate de chaux vu au microscope.*

ou en acides citrique et malique, qui se transforment facilement en acide oxalique. Les indi-

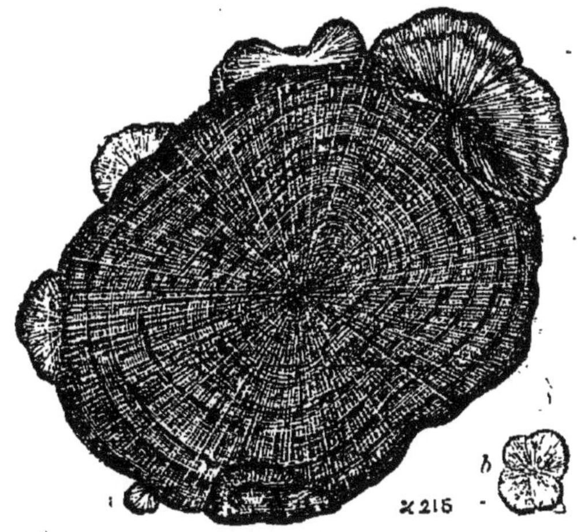

FIG. 17 et 18. — Graviers d'oxalate de chaux considérablement grossis. On voit en *b* un gravier plus petit formé seulement de deux cristaux en sablier.

vidus dont l'économie est profondément épuisée, les phthisiques, les convalescents, les spermatorrhéiques, les goutteux, les rhumatisants sont fréquemment atteints de gravelle oxalique. Le plus souvent, cette forme de gravelle s'allie à la gravelle urique. L'acide urique en présence d'une quantité insuffisante d'oxygène se transforme, comme on le sait, en acide oxalique et en urée.

Les graviers d'acide oxalique ou d'oxalates sont formés de petites lames cristallines isolées ou réunies, très-dures, qui déchirent fréquemment les tissus avec lesquels elles sont en contact dans leur trajet, et déterminent souvent des coliques néphrétiques et des hémorrhagies plus ou moins abondantes par l'urèthre.

Gravelle cystique. — La gravelle cystique est la plus rare de toutes. Elle est caractérisée par la présence dans l'urine de cystine, matière qui se présente, au microscope, sous forme de paillettes hexagonales. Elle paraît liée à diverses maladies du foie, mais on n'est pas encore fixé sur les conditions de sa formation.

Traitement de la gravelle. — Les diverses espèces de gravelles réclament des traitements différents, que nous allons énumérer.

Dans la gravelle urique, le traitement doit avoir pour but de favoriser l'oxydation de l'acide urique, c'est-à-dire sa transformation en acide carbonique et en urée et son élimination du sang. Nous avons vu qu'un refroidissement brusque, lorsque le corps était en sueur, un repas abondant, surtout quand il n'était pas suivi d'exercice, déterminaient la présence d'acide urique dans l'urine. Il résulte de ces faits des indications pratiques importantes.

Les individus atteints de gravelle urique doivent manger très-modérément, faire usage d'une nourriture peu animalisée, être très-sobres de vins et de liqueurs, et faire beaucoup d'exercice corporel. Ils activeront en même temps les fonctions de la peau par les sudorifiques, les bains de vapeur et l'hydrothérapie. Si les fonctions digestives sont languissantes, les amers et les toniques (quinquina, gentiane, fer, etc.) seront employés.

Aux moyens qui précèdent, il convient de joindre l'usage habituel de substances propres à dissoudre les graviers. Le meilleur dissolvant de l'acide urique est l'eau pure *prise en grande quantité*. Les grands buveurs d'eau n'ont jamais la gravelle urique.

Les eaux minérales alcalines (Contrexeville, Vittel, Evan, Saint-Galmier, Pougues, Orezza) ont une utilité considérable dans le traitement de la gravelle, mais à condition que le malade en absorbera une forte quantité, 2 à 3 litres par jour, par exemple. On peut, les remplacer, au besoin, par le bicarbonate de soude dissous dans une grande quantité d'eau, 2 grammes de bicarbonate par litre suffisent. Le point capital est que le malade boive beaucoup. Si, au lieu d'administrer le bicarbonate de soude, en solution étendue, on le donnait en solution concentrée, l'urine, au lieu de déposer de l'acide urique, pourrait déposer des graviers alcalins, et on n'aurait fait que changer la nature du dépôt.

Nous croyons inutile de mentionner tous les remèdes préconisés contre la gravelle urique. Ils ne sauraient dans aucun cas remplacer les indications qui précèdent. Parmi les plus vantés, les benzoates alcalins et l'acide benzoïque, seuls, rendent quelques services. On administre le benzoate de soude ou de chaux à la dose de 2 à 4 grammes par jour, dissous dans 1 litre d'eau. L'acide benzoïque se donne à la dose de 1 gramme dissous dans la même quantité d'eau. Après l'ingestion de l'acide benzoïque ou d'un benzoate, l'acide urique de l'urine se trouve remplacé par de l'acide hippurique, qui forme, avec les bases des liquides organiques, des sels parfaitement solubles et, par suite, d'une élimination facile. Les prunes de reine-Claude contiennent de l'acide benzoïque et peuvent, pour cette raison, être utilement conseillées aux graveleux.

La gravelle oxalique nécessite un traitement un peu différent de celui de la gravelle urique.

L'exercice au grand air, les soins de la peau, l'usage des eaux minérales mentionnées plus haut, celles de Contrexeville notamment, sont indiqués. On prescrira en même temps une nourriture réparatrice, mais pas trop abondante. Le malade évitera avec soin l'usage de l'oseille, des tomates, des fruits acides et des fruits verts.

La gravelle phosphatique, produite par la fatigue et les excès, exige, comme la précédente, une bonne alimentation, riche en matières animales. On fortifiera le malade par tous les moyens possibles, bonne nourriture, bons vins, hydrothérapie, gymnastique, etc. Les eaux de Vittel et de Contrexeville sont utiles comme boissons.

Lorsque la gravelle phosphatique est entretenue par une maladie des voies urinaires, il faut commencer par traiter cette dernière; on combattra en même temps le séjour prolongé de l'urine dans son réservoir par le cathétérisme répété trois ou quatre fois par jour, et on essayera de ramener ce liquide à son état normal par l'administration de l'acide benzoïque, des capsules de térébenthine ou de l'eau de goudron.

La gravelle cystique est, comme nous l'avons dit, fort rare; par suite, son traitement a été peu étudié. Les eaux minérales alcalines et l'exercice paraissent lui convenir.

CHAPITRE VII

DES CALCULS DE LA VESSIE

Causes des calculs ou pierres de la vessie. — Analogie de la gravelle et de la pierre. — Division des calculs. — Composition, nombre, volume, poids, dureté, couleur des calculs. — Analyse chimique des calculs. — Calculs d'acide urique. — Calculs d'urates. — Calculs d'oxalate de chaux. — Calculs de phosphate. — Calculs de carbonate de chaux. — Calculs de cystine. — Calculs composés de plusieurs substances. — Conséquences de la présence d'un calcul dans la vessie. — Symptômes divers de l'existence des calculs. — Résultats fournis par le cathétérisme. — Manière d'explorer la vessie. — Précautions à observer. — Nécessité absolue d'extraire les calculs.

Lorsque les concrétions pierreuses contenues dans la vessie ont un volume assez petit pour pouvoir franchir l'urèthre, elles constituent la gravelle. Lorsque leur volume est trop considérable pour qu'elles puissent franchir ce canal, elles séjournent dans la vessie sous forme de masses plus ou moins volumineuses désignées sous le nom de *pierres* ou *calculs*.

La gravelle et les calculs de la vessie, étant des degrés divers de la même affection, sont produits par les mêmes causes. Nous renvoyons pour l'étude de ces dernières au chapitre précédent ; nous dirons seulement que la formation des calculs est favorisée par la position assise et surtout par l'existence d'un catarrhe vésical. Dans ce dernier cas, en effet, les particules solides sont rapidement agglutinées en masses par les liquides visqueux que sécrète la vessie.

Les corps étrangers dans la vessie deviennent fréquemment le noyau de calculs plus ou moins volumineux, généralement constitués par du phosphate de chaux.

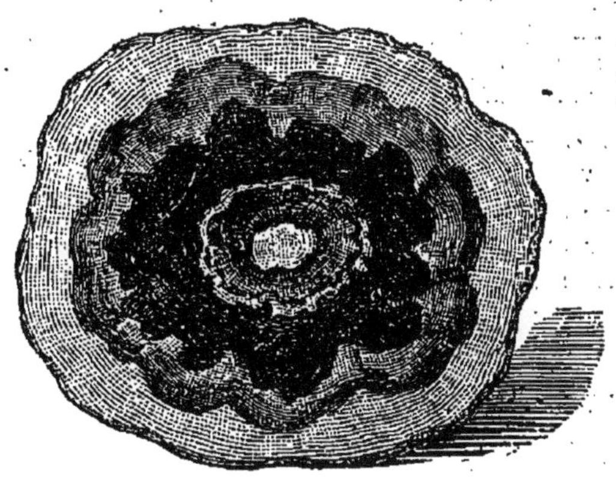

Fig. 19. — Calcul formé de couches alternatives d'oxalate de chaux, d'acide urique et de phosphate ammoniaco-magnésien. (Collection Mallez.)

Avec la goutte et la gravelle, les calculs constituent une des maladies que l'on rencontre le plus fréquemment chez les hommes de cabinet. Un grand nombre de littérateurs et de savants, parmi lesquels nous citerons Montaigne, Bossuet, Buffon, Newton, Franklin, Désaugiers, ont plus ou moins souffert de la pierre.

On a divisé les calculs de la vessie en calculs

simples et en calculs composés. Les calculs simples sont ceux qui ne contiennent qu'une seule substance, acide urique, urates, oxalate de chaux, phosphate d'ammoniaque et de magnésie, cystite, etc.; les calculs composés sont ceux constitués par la réunion de plusieurs de ces substances. Ces derniers sont les plus communs.

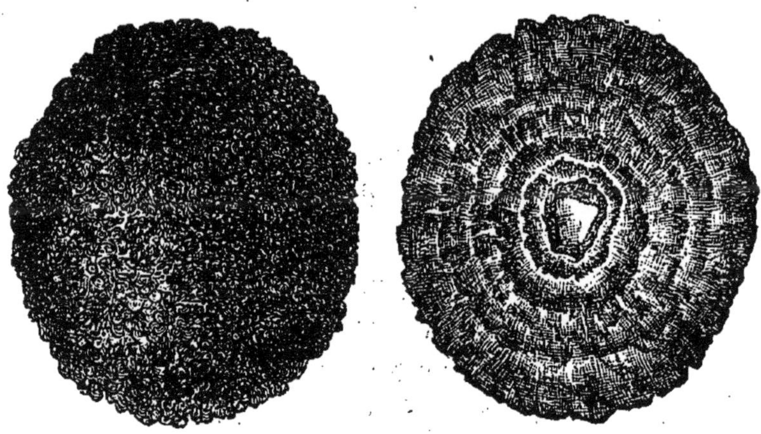

FIG. 20. — Calcul d'oxalate de chaux. FIG. 21. — Coupe du calcul ci-contre.

Les calculs simples qu'on rencontre le plus fréquemment sont ceux d'acide urique. Mais, le plus souvent, les calculs sont constitués par plusieurs couches concentriques de nature et de densité différentes. Le noyau central étant formé se recouvre de dépôts dont la composition varie avec la nature de l'urine. Quand elle est acide, le calcul se recouvre d'acide urique. Il se recouvre de phosphates ou de carbonates quand les modifications du régime ou la stagnation de l'urine dans la vessie la rendent alcaline. Il peut arriver que le noyau central du calcul soit constitué par du mucus vésical. Après la formation du calcul, il se dessèche en laissant une cavité à son centre. M. Mallez possède plusieurs pierres de cette espèce dans sa collection.

L'analyse de 1,000 calculs a fourni les résultats suivants :

372 étaient composés d'acide urique pur ou mêlé d'urates, de phosphates ou d'oxalate de chaux;

253 étaient composés de phosphates;

233 étaient formés de diverses substances disposées en couches alternatives ;

142 étaient composés d'oxalate de chaux.

Les calculs qu'on rencontre le plus fréquemment dans l'enfance sont ceux d'oxalate de chaux; les calculs d'acide urique et d'urates s'observent surtout chez les adultes; les calculs à base de phosphates sont communs chez les vieillards.

La composition des calculs est liée d'une façon incontestable au genre de vie des individus qui en sont porteurs. Les calculs d'oxalate de chaux se rencontrent surtout chez les habitants des campagnes; ceux d'acide urique et d'urates chez les habitants des villes, adonnés à la bonne chère et faisant peu d'exercice. Les calculs phosphatiques s'observent chez les individus de tout âge et de toutes conditions, affaiblis par la fatigue ou les excès, notamment par les excès vénériens.

Les calculs de la vessie peuvent être multiples ou uniques. Leur forme est généralement ovoïde, leur volume peut atteindre et dépasser le volume d'un œuf, leur poids est très-variable; généralement, ils sont libres dans la vessie, mais quelquefois ils sont emprisonnés entre des colonnes de cet organe. Leur extraction dans ce cas est fort difficile.

La dureté des calculs est très-variable. Tandis que quelques-uns sont extrêmement friables, d'autres ont la dureté du marbre et du granit. Les calculs d'acide urique, d'oxalate de chaux et de phosphate ammoniaco-magnésien sont les plus durs, ceux de phosphate de chaux sont les plus tendres.

La couleur des calculs varie avec leur composition. Les calculs d'acide urique et d'urates ont une couleur rougeâtre; ceux d'oxalate, une teinte noirâtre et un aspect mamelonné qui leur a fait donner le nom de *calculs mûraux*, en raison de leur ressemblance avec une *mûre*; ceux de phosphates ou de carbonates sont blancs.

Les indications qui précèdent suffisent généralement au praticien. Connaître la composition d'un calcul lorsqu'il est encore dans la vessie serait fort utile, parce que l'on pourrait avoir ainsi quelques données sur sa dureté; mais, une fois que le calcul est extrait, il importe peu de connaître avec une précision bien rigoureuse les matériaux qui le constituent.

Quelquefois, cependant il, arrive que des calculs peu volumineux sont rejetés par l'urèthre. Il est alors utile de déterminer leur nature, leur composition étant le plus souvent identique à celle de ceux qui pourraient rester dans la vessie.

Nous allons indiquer rapidement les caractères chimiques des calculs urinaires que l'on rencontre le plus habituellement.

On peut par un moyen fort simple séparer immédiatement les calculs en deux classes. On prend un très-petit fragment du calcul à analyser, on le pulvérise et on le chauffe jusqu'au rouge sur une lame de platine à la flamme d'une lampe à alcool. Si, après sa calcination, le fragment ne laisse que peu ou pas de résidu, il est composé d'urates ou d'acide urique. S'il laisse un résidu volumineux, il est composé d'oxalate de chaux ou de phosphates.

Voici maintenant les moyens de distinguer ces substances.

Calculs d'acide urique. — Ces calculs sont durs et compactes, leur couleur est rouge brun. Ils sont insolubles dans l'eau bouillante, mais solubles dans la potasse et l'acide nitrique. Si on les calcine, ils répandent une odeur de corne brûlée. En traitant un fragment d'acide urique réduit en poudre par une goutte d'acide nitrique concentré, évaporant à une douce chaleur et ajoutant une goutte d'ammoniaque, il se produit une belle couleur rouge caractéristique.

Calculs d'urates. — Généralement, les calculs d'urates sont formés d'un mélange d'urate de soude, d'urate d'ammoniaque et d'urate de chaux. Souvent, ils sont mélangés d'une petite proportion d'oxalate de chaux et quelquefois de phosphates. Ils sont solubles dans l'eau bouillante. Traités par l'acide nitrique et l'ammoniaque, comme nous l'avons dit pour l'acide urique, ils donnent la couleur rouge caractéristique de cette dernière substance. La potasse, la soude et les différents oxydes qui leur servent de base sont décelés par les réactifs de ces composés.

Il est facile de séparer les calculs d'urates de l'oxalate de chaux et du phosphate de chaux qu'ils contiennent fréquemment. Il suffit de pulvériser le calcul, puis de le traiter par un peu d'eau bouillante. Le liquide est ensuite jeté sur un filtre. Les phosphates et l'oxalate, étant insolubles, restent sur le filtre, et la solution qui le traverse se compose principalement d'urates qui, généralement, se déposent par le refroidissement.

Calculs d'oxalate de chaux. — La couleur de ces calculs est d'un brun tirant sur le noir, leur surface est mamelonnée, ce qui leur a fait donner le nom de *calculs mûraux*, ainsi que nous l'avons vu plus haut. Ils sont solubles dans les acides minéraux. Si l'on ajoute quelques gouttes d'ammoniaque à la solution, il se forme immédiatement un précipité abondant.

Calculs de phosphates. — Les phosphates qui entrent habituellement dans la composition des calculs sont le phosphate de chaux et le phosphate double d'ammoniaque et de magnésie. Ils recouvrent ordinairement des noyaux d'acide urique ou d'urates, mais ne sont presque jamais recouverts par ces substances.

Les calculs de phosphate de chaux sont blancs, denses, à surface polie. Ils sont solubles dans l'acide chlorhydrique, et, si l'on ajoute de l'ammoniaque à la dissolution, le phosphate se précipite à l'état de granulations blanches amorphes.

Les calculs entièrement composés de phosphate d'ammoniaque et de magnésie sont poreux, rugueux et très-blancs. Serrés entre les doigts, ils s'écrasent facilement. Ils se dissolvent avec effervescence dans l'acide acétique, et l'ammoniaque les précipite de leur dissolution. En les examinant à la loupe, on y découvre des cristaux de phosphate d'ammoniaque et de magnésie.

Généralement, le phosphate de chaux est associé au phosphate double d'ammoniaque et de magnésie. Ce mélange est soluble dans les acides; si l'on y ajoute de l'ammoniaque jusqu'à saturation, c'est-à-dire jusqu'à ce que le liquide ne rougisse plus le papier de tournesol, on obtient un précipité de phosphate ammoniaco-magnésien en cristaux étoilés et un précipité amorphe de phosphate de chaux.

Calculs de carbonate de chaux. — Très-communs chez les herbivores, ces calculs sont fort rares chez l'homme; ils sont blancs, fragiles, et font effervescence avec les acides. La dissolution traitée par de l'oxalate d'ammoniaque donne un précipité d'oxalate de chaux.

Calculs de cystine. — Les calculs composés de cette substance sont extrêmement rares. Ils sont d'une couleur vert-pâle, leurs fragments sont luisants et demi-translucides. Ils se dissolvent dans l'ammoniaque et donnent par évaporation spontanée des cristaux formés de belles lames hexagonales.

Calculs composés de plusieurs substances. — Ainsi que nous l'avons déjà dit, les calculs sont rarement simples. Ordinairement, ils sont formés de plusieurs substances disposées par couches concentriques.

Il ne faudrait donc pas se borner à examiner la superficie d'un calcul pour déclarer qu'il est formé de telle ou telle matière. On doit le scier dans le sens de son plus grand diamètre, et rechercher dans chacune des couches qui le constituent les différentes substances qui peuvent s'y rencontrer.

Un calcul de la vessie abandonné à lui-même ne disparaît jamais, si l'art n'intervient pas, et il amène tôt ou tard des accidents (néphrite, infection urineuse, inflammation et perforation de la vessie, etc.) qui conduiront fatalement le malade à la mort. Les observations d'individus qui ont supporté plusieurs années, sans gêne sensible, l'existence d'un calcul, constituent des exceptions infiniment rares.

Les calculs de la vessie trahissent leur présence par un certain nombre de symptômes dont les principaux sont les suivants : besoin fréquent d'uriner, surtout quand le malade est debout; douleur à la fin de la miction, pesanteur habituelle au périnée, constipation opiniâtre, émission d'urine souvent sanguinolente, miction fréquemment interrompue et ne se continuant que quand le malade a fait quelques mouvements ayant pour résultat de déplacer la pierre. L'exercice, les cahots de voiture causent généralement au malade des douleurs vives.

L'urine des sujets porteurs de calculs est fréquemment sanguinolente et chargée de mucosités, surtout après un exercice ou une marche un peu prolongés. Mais ce symptôme est loin d'être constant, et l'urine des calculeux ne présente quelquefois aucune trace d'altération.

Lorsqu'un calcul a séjourné pendant quelque temps dans la vessie, il irrite les parois de cet organe et détermine un catarrhe.

Les symptômes qui précèdent, communs à beaucoup d'affections de la vessie, ne peuvent donner que des présomptions sur l'existence d'un calcul. Sa présence ne peut être rigoureusement démontrée que par le cathétérisme. Le malade, dans ce cas, doit être sondé par une main très-exercée, parce qu'il peut arriver que la pierre, emprisonnée entre des colonnes charnues de la vessie, ne se laisse pas facilement découvrir, ou que l'on prenne une colonne charnue ou la prostate tuméfiée pour un calcul. Cette erreur aurait pour résultat de faire opérer des individus dont la vessie ne contiendrait aucun corps étranger. Pareil accident est arrivé deux fois à Dupuytren et quatre fois à Roux.

Il ne faut jamais perdre de vue que les individus calculeux doivent être sondés avec les plus grands ménagements, en raison de la sensibilité excessive de leur vessie. Les ménagements doivent être poussés jusqu'à l'extrême chez les sujets qui se plaignent de douleurs rénales pouvant faire supposer l'existence d'une néphrite. Il est d'observation, en effet, que chez ces individus, le simple cathétérisme peut déterminer les accidents les plus graves. On doit, dans ce cas, éviter, autant que possible, l'usage des sondes métalliques et n'employer que des sondes en gomme, qui, malheureusement, présentent l'inconvénient de ne pouvoir permettre de constater avec une certitude absolue l'absence ou la présence de la pierre.

Avant de pratiquer le cathétérisme, pour reconnaître l'existence d'un calcul, on injecte 200 ou 300 grammes d'eau tiède dans la vessie du malade, à moins qu'on ne lui ait recommandé de conserver son urine quelques heures avant l'opération. La sonde étant introduite dans la vessie, on imprime à l'instrument un mouvement de va-et-vient en avant et latéralement, de manière à faire tout le tour de l'organe, puis on le ramène au col vésical et on retourne son bec afin d'explorer cette région. Si la sonde rencontre un calcul, la main perçoit un choc caractéristique.

Si l'on n'a rien trouvé après un premier examen, il ne faut pas se hâter de déclarer que la vessie ne renferme pas de pierre. On laisse écouler une petite portion du liquide qu'elle contient, ce qui diminue l'étendue du champ à explorer, et on recommence l'opération. Si cette deuxième tentative ne fournit aucun résultat, on laisse encore écouler une nouvelle quantité du liquide et l'on renouvelle l'examen.

Rien n'est plus facile que de découvrir un calcul dans la vessie, lorsque ce calcul est libre et la vessie régulière ; mais quand elle contient des colonnes charnues où peuvent se cacher les calculs, la recherche est très-difficile, et, malgré le plus attentif examen, l'existence de la pierre peut ne pas être reconnue.

Lorsqu'on croit avoir constaté l'existence de la pierre avec la sonde, il est bon de s'efforcer de la saisir entre les mors d'un brise-pierre et de promener l'instrument en tous sens, afin de s'assurer qu'elle est libre et qu'on n'a pas pris une colonne charnue pour un calcul.

L'existence des calculs étant démontrée, il est de toute nécessité, ainsi que nous l'avons dit plus haut, de les extraire, sous peine de voir le malade périr dans un délai plus ou moins rapproché.

Le traitement médical, efficace pour prévenir la formation des calculs, est généralement impuissant à les détruire. Dans l'état actuel de la science, on ne peut faire disparaître les calculs que par l'extraction.

Ici, le chirurgien a le choix entre la lithotritie et la taille, deux méthodes que nous étudierons dans les chapitres qui vont suivre. La première s'applique aux calculs peu volumineux ; la seconde, à tous les calculs et notamment à ceux dont le volume est considérable. Quant au traitement des calculs par dissolution, il n'a donné jusqu'à présent que de bien faibles résultats et est complétement abandonné. Néanmoins, il constitue un point de la science trop intéressant pour que nous ne lui consacrions pas quelques pages.

CHAPITRE VIII

TRAITEMENT DES CALCULS PAR DISSOLUTION.

Inefficacité du traitement médical des calculs de la vessie. — Ses causes. — Tentatives faites pour dissoudre les calculs dans la vessie. — Complication du problême. — Moyens proposés pour protéger les parois de la vessie contre l'action des réactifs. — Action des solutions très-faibles sur certains calculs. — Expériences faites en Angleterre à ce sujet. — Dissolution des calculs par les courants galvaniques. — Expériences de Prevost, Dumas, Melicher et Bence Jones. — Conclusion.

Nous avons signalé, en parlant de la gravelle, l'influence des alcalins et des boissons abondantes sur le traitement de cette maladie. La pierre étant une affection de même nature que la gravelle, on s'est demandé s'il ne serait pas possible de la faire disparaître par le traitement qui réussissait pour la gravelle. Malheureusement, l'expérience n'a pas justifié la théorie. Les alcalins et les boissons abondantes sont utiles contre certaines formes déterminées de gravelle. S'ils ne réussissent pour aucune espèce de calcul, c'est que d'abord les calculs ne se composent généralement pas, comme les graviers, d'une seule substance, et qu'ensuite un corps dur et volumineux présente infiniment plus de résistance aux réactifs qu'une matière pulvérulente.

Ne pouvant dissoudre les calculs par des médicaments administrés à l'intérieur, on s'est demandé si l'on ne pourrait pas faire agir sur eux des liquides directement introduits dans la vessie.

En théorie, rien n'est plus facile; presque toutes les substances chimiques ont leur dissolvant, et il suffit de les mettre en présence de ce dissolvant pour les faire passer de l'état solide à l'état liquide. En pratique, malheureusement, le problème est loin d'être aussi simple.

Il s'agit, en effet, de trouver un liquide qui dissolve, non une seule substance, mais plusieurs substances, souvent de nature très-différente, et cela sans attaquer les parois du vase qui les contient, c'est-à-dire la vessie.

Jusqu'à présent, aucun réactif chimique n'a réalisé cette double condition. Les liquides susceptibles de dissoudre les calculs sont des substances énergiques qui désorganiseraient rapidement les parois du réservoir qui les contient.

On a essayé de simplifier le problème en protégeant la vessie contre l'action du dissolvant. Pour arriver à ce résultat, on a recouvert le calcul à dissoudre d'une sorte de sac en caoutchouc dans lequel on introduisait le réactif. Cette méthode, d'une exécution fort difficile, a été rapidement abandonnée. Mais il est possible qu'en la perfectionnant on arrive, sinon à dissoudre, au moins à désagréger les calculs, ce qui, au point de vue pratique, est identique.

« On pourrait peut-être, dit M. Bouchardat, aider à la disgrégation des calculs par un procédé analogue à celui employé par M. le chevalier Claussey pour la séparation des fibrilles les plus ténues des fibres textiles végétales. Pour cela, il faudrait traiter alternativement un calcul poreux ou rendu tel par du bicarbonate de soude; puis, lorsque l'imbibition serait complète, faire agir une solution acide. L'acide carbonique, mis en liberté jusque dans la profondeur de la concrétion et dans tous les interstices moléculaires de la masse, produirait la séparation mécanique des particules, et il y aurait disgrégation par distension ou éclatement; le dégagement rapide de l'acide carbonique représentant véritablement un jeu de mine en miniature. »

C'est peut-être à un mécanisme analogue qu'il faut attribuer la rupture de certains calculs sous l'influence des eaux alcalines. Nous avons vu, dans la collection du docteur Mallez, les débris d'un calcul qui a été ainsi rendu en fragments sous l'influence de l'administration prolongée des eaux de Vittel. Cette curieuse observation a été recueillie par le docteur Pateron, inspecteur de ces eaux.

D'après les observations de divers expérimentateurs, les solutions très-faibles injectées pendant longtemps dans la vessie dissolveraient mieux certains calculs que les liquides plus concentrés. Le docteur Hosknis est parvenu à dissoudre un calcul de phosphate de chaux et de magnésie avec une solution très-faible d'acétate de plomb (eau, 100 ; acétate de plomb, 20 centigr. ; acide acétique, 7 à 8 gouttes). Il se forma un précipité granuleux de phosphate de plomb et d'acétate de chaux et de magnésie. Le docteur Robert est arrivé à des résultats analogues. Il a reconnu qu'une solution de carbonate de soude ou de potasse ne contenant que 6 à 8 grammes de carbonate par litre d'eau dissolvait infiniment mieux les calculs d'acide urique que les solutions plus concentrées. Dans la solution concentrée, le calcul se recouvre rapidement d'une couche blanchâtre qui le protége contre l'action du liquide.

On a aussi essayé de dissoudre les calculs par les courants galvaniques. Dumas et Prevost sont les premiers qui aient tenté des expériences à ce sujet. Elles ne leur ont pas donné de grands résultats. Leurs expériences furent reprises par les docteurs Ludwig Melicher et Bence Jones. « Ce dernier se servit, dit Beale, d'une solution de nitrate de potasse qu'il décomposa avec une forte batterie galvanique. L'acide nitrique mis en liberté à l'électrode positif décomposait l'acide urique soumis à son influence, et la potasse à l'électrode négatif le dissolvait. Ainsi placé entre les deux pôles, le calcul était donc désagrégé sur deux points. On se servit de 5 à 20 éléments de pile de Grove. En opérant à la température du corps humain, on parvint à dissoudre par heure de 12 centigr. à 30 centigr. d'acide urique et de 3 centigr. à 6 centigr. seulement d'oxalate de chaux; l'action dans ce dernier cas était quatre fois plus lente que sur les calculs d'acide urique; 25 centigr. à 30 centigr. d'un calcul avec couches alternatives d'acide urique et d'oxalate de chaux furent dissous en une heure, et pendant le même temps on réduisit de plus de 1gr,50 des calculs phosphatiques. »

L'art de dissoudre les calculs dans la vessie est, comme on le voit par ce qui précède, encore dans l'enfance.

Si l'on se décidait à faire de nouvelles tentatives, il faudrait essayer des injections dans la vessie avec une sonde à double courant et faire circuler en peu de temps dans cet organe de très-grandes quantités de liquide. Avec de la patience on arriverait certainement à des résultats utiles. Il est bien probable qu'un malade qui consentirait à se laisser injecter chaque jour, pendant plusieurs mois, une grande quantité de liquide dans la vessie, obtiendrait la dissolution des calculs les plus volumineux.

Le liquide à injecter devrait varier suivant la

nature du calcul, déterminée approximativement par l'examen des urines. Pour les calculs d'acide urique ou d'urates, on injecterait de l'eau faiblement alcalinisée avec du carbonate de soude, à la dose de 1 gramme par litre. Pour les calculs phosphatiques, on emploierait de l'eau acidulée avec 1 gramme d'acide acétique par litre de liquide.

Pour les calculs d'oxalate de chaux, on ferait usage d'eau pure ou d'eau alcalinisée, comme nous l'avons dit précédemment. Les calculs de phosphate de chaux sont ceux qui se dissolvent le plus facilement, en raison de leur friabilité. Ce sont aussi ceux qu'il est le plus facile de reconnaître d'après les antécédents du malade et l'examen des urines. Ils se rencontrent dans les urines que leur séjour trop prolongé dans la vessie, par suite d'une affection des voies urinaires, a rendues alcalines. C'est donc principalement cette espèce de calculs qu'on peut tenter de dissoudre avec des chances de succès.

CHAPITRE IX

EXTRACTION DES CALCULS PAR LA LITHOTRITIE.

Appareils usités pour broyer les calculs de la vessie. — Définition de la lithotritie. — Indications et contre-indications de cette opération. — Description des appareils lithotriteurs. — Mensuration de la pierre dans la vessie. — Préparation du malade. — Broiement de la pierre. — Nombre des séances. — Intervalle qui doit les séparer. — Evacuation des débris. — Accidents de la lithotritie. — Moyen d'extraire les fragments de calculs engagés dans l'urèthre. — Complication de la lithotritie. — Cystite, fièvre, néphrite, douleurs articulaires. — Rupture des instruments. — Extraction des calculs après la lithotritie.

La *lithotritie* est une opération qui a pour but de réduire les calculs de la vessie en fragments assez petits, pour qu'ils puissent franchir facilement le canal de l'urèthre. Elle est pratiquée sur l'homme depuis une antiquité fort reculée, mais ce n'est qu'à une époque moderne qu'elle est devenue réellement pratique, grâce aux travaux de MM. Heurteloup et Civiale.

Indications et contre-indications de la lithotritie. — La lithotritie n'est applicable qu'aux calculs dont le volume ne dépasse pas la grosseur d'un œuf.

Elle est inapplicable :

Si le calcul a un volume considérable, ou une

dureté extrême, et si l'introduction des instruments exagère outre mesure la contractilité de la vessie ou détermine des douleurs locales vives suivies de fièvre.

Quand la lithotritie peut être pratiquée, elle constitue une opération infiniment moins dangereuse que la taille, mais d'une exécution beaucoup plus difficile.

Le premier chirurgien venu peut pratiquer avec succès l'opération de la taille, mais la lithotritie exige une main habile et longuement exercée.

Principe des appareils lithotriteurs. — La forme des appareils employés pour pratiquer la lithotritie est assez variée. Après s'être servi pendant longtemps de pinces à trois branches, on a fini, à la suite de nombreux perfectionnements successifs dont l'histoire serait trop longue, par faire usage d'un instrument composé de deux branches recourbées à leur extrémité et glissant l'une sur l'autre, comme pourraient le faire les moitiés d'une sonde divisée en deux parties dans le sens de sa longueur. L'instrument fermé est introduit dans la vessie, on l'ouvre en tirant une des branches et on saisit la pierre entre les mors constitués par les deux portions de la partie recourbée.

Le calcul étant saisi, il est évident qu'il suffira pour le briser de rapprocher les branches qui le maintiennent. Si la pierre est fragile, la pression de la main suffit pour y arriver; si elle est résistante, on imprime quelques tours à une vis dont l'appareil est muni, ou bien on frappe sur sa tête avec un marteau.

Telle est, en principe, la disposition de la plupart des appareils lithotriteurs.

L'extraction du calcul par la lithotritie peut se diviser en : *Traitement préparatoire. — Mensuration du calcul. — Broiement du calcul. — Extraction des fragments.*

Traitement préparatoire. —Les malades qui ont des calculs dans la vessie ont généralement l'urèthre fort sensible. La vessie est plus ou moins irritée, les urines colorées, etc. Il faut les soumettre pendant quelques jours à un régime sévère : repos, boissons alcalines abondantes, grands bains, laxatifs légers, suppression du vin et des excitants. Pour calmer la sensibilité de l'urèthre, on y introduira fréquemment, pendant quelques secondes, des bougies dont on augmentera chaque jour le diamètre. Les premières introductions augmentent l'irritabilité de la vessie, mais elle se calme bientôt et l'organe finit par s'habituer à recevoir des sondes.

Mensuration du calcul. — Avant de pratiquer la lithotritie, il est indispensable de s'assurer de la dimension exacte des calculs que contient la vessie. On y arrive assez facilement en essayant d'introduire la pierre entre les mors d'un lithotriteur dont on mesure l'écartement. On répète cette manœuvre plusieurs fois, pour être bien certain d'avoir mesuré le calcul sous toutes ses faces.

En ne pratiquant la mensuration qu'une fois, on s'exposerait à ne mesurer le calcul que suivant son plus petit diamètre. Le Dr Mallez a récemment extrait un calcul aplati qui, mesuré cinq fois de suite, n'avait marqué que deux centimètres sur son instrument, mais qui, à la sixième fois, indiqua six centimètres.

Le calcul étant reconnu de dimensions qui permettent de le broyer, on peut songer à pratiquer la lithotritie.

Broiement de la pierre. — Le malade étant couché sur le bord d'un lit un peu élevé, un coussin sous le bassin, les jambes et les cuisses à demi fléchies et écartées, on injecte 200 à 300 grammes d'eau tiède dans la vessie. Si le liquide était repoussé par les contractions de cet organe, on ferait suivre la première injection d'une seconde, qui généralement est mieux tolérée. Sans doute pour éviter l'injection, il serait préférable de conseiller au malade de conserver son urine jusqu'au moment de l'opération; mais beaucoup de calculeux ont des besoins d'uriner tellement fréquents, qu'il leur est impossible de conserver une certaine quantité de liquide dans leur vessie.

Lorsque la vessie contient une quantité d'eau suffisante, le brise-pierre est introduit par l'urèthre comme une sonde métallique ordinaire, puis on le promène dans la vessie jusqu'à ce que l'on ait

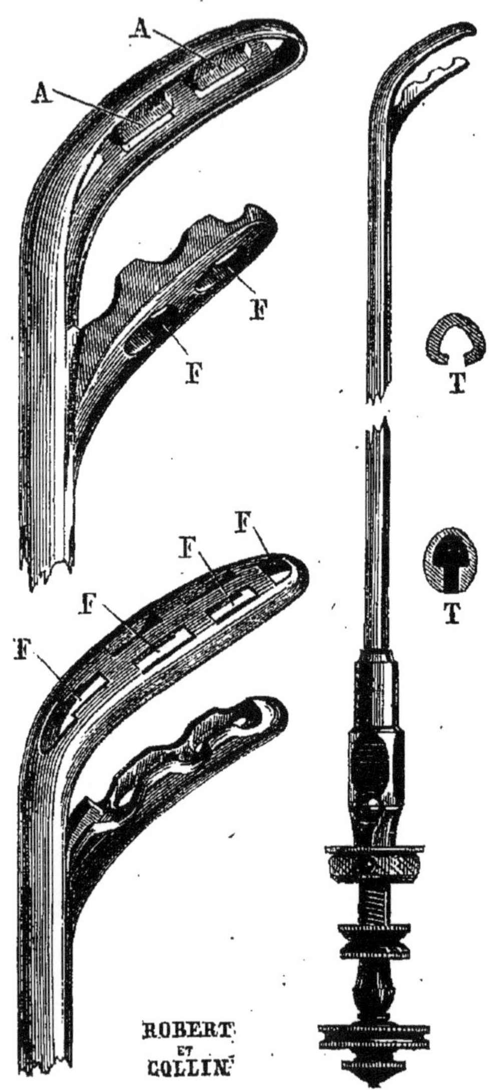

Fig. 22, 23 et 24. — *Brise-pierre avec mors à fenêtres multiples.*

AA. Saillies destinées à morceler la pierre et à s'engager dans les fenêtres correspondantes FF.

TT. Coupe des branches du brise-pierre.

découvert la pierre, et, quand on l'a rencontrée, on écarte les mors de l'instrument, en essayant de la saisir.

La pierre saisie, on fait exécuter quelques mouvements au brise-pierre avant de serrer ses mors, afin de s'assurer que la muqueuse vésicale n'a pas été pincée, puis on rapproche les branches de

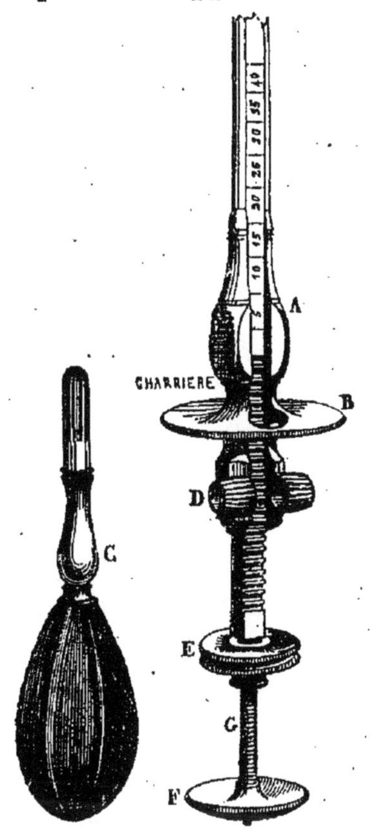

Fig. 25 et 26. — *Manche de brise-pierre à pignon*

A. Point d'appui.
B. E. Rondelles.
C. Clef à pignon.
D. Douille dans laquelle on engage la clef à pignon C.
G. Tige à vis.
F. Rondelle sur laquelle on percute.

l'instrument, en exerçant une pression avec la paume de la main sur le sommet de la branche supérieure, pendant que l'écrou est maintenu immobile entre les doigts. Si la pierre est peu résistante, elle se brise immédiatement; si elle est dure, elle ne cède pas et on est obligé d'imprimer quelques tours à la roue dont est muni l'appareil. Si le calcul résiste encore, on frappe avec un marteau à tête de plomb sur le sommet du lithotriteur.

On ne réussit généralement pas en une seule séance à broyer la pierre en fragments assez petits pour qu'ils puissent passer par l'urèthre. Il vaut mieux, du reste, faire les séances extrêmement courtes, le temps de saisir une ou deux fois les calculs, mais les répéter fréquemment : une séance ne doit jamais dépasser une durée de dix minutes.

Les injections, qu'on pratique souvent après la lithotritie, sont considérées par plusieurs praticiens comme plus nuisibles qu'utiles; elles sont souvent suivies de fièvre et de complications diverses.

Après l'opération, on recommande au malade de ne pas uriner debout, mais bien couché sur le dos, afin d'empêcher les graviers de s'introduire dans l'urèthre.

Les premières séances de lithotritie doivent être séparées par un intervalle de plusieurs jours. Les dernières peuvent être plus rapprochées.

Le nombre des séances sera forcément proportionné à la grosseur ou au nombre des calculs contenus dans la vessie. Il est bon, après chaque séance, de faire prendre un grand bain au malade.

Extraction des fragments. — Plusieurs moyens ont été proposés pour évacuer les fragments de calculs broyés dans la vessie par les instruments lithotriteurs; l'aspiration avec une seringue est un des meilleurs, il est préférable aux injections avec des sondes à double courant. Chez les individus jeunes et dont la vessie n'est pas frappée d'atonie, les débris des calculs sont expulsés facilement avec les urines, à condition, bien entendu, qu'on les ait fait très-petits en n'ouvrant que fort peu les branches du brise-pierre.

Lorsque les calculs n'ont pas été brisés en fragments assez minimes, il arrive souvent que ces fragments s'engagent dans l'urèthre et n'en peuvent plus sortir; une douleur vive survient immédiatement dans la région où le calcul est arrêté et la palpation du canal fait reconnaître en ce point l'existence d'une tumeur résistante. Si le calcul était engagé dans la portion membraneuse ou prostatique de l'urèthre, on ne pourrait le reconnaître qu'en introduisant le doigt dans le rectum ou au moyen d'une empreinte prise avec une bougie en cire.

L'existence du fragment dans l'urèthre étant

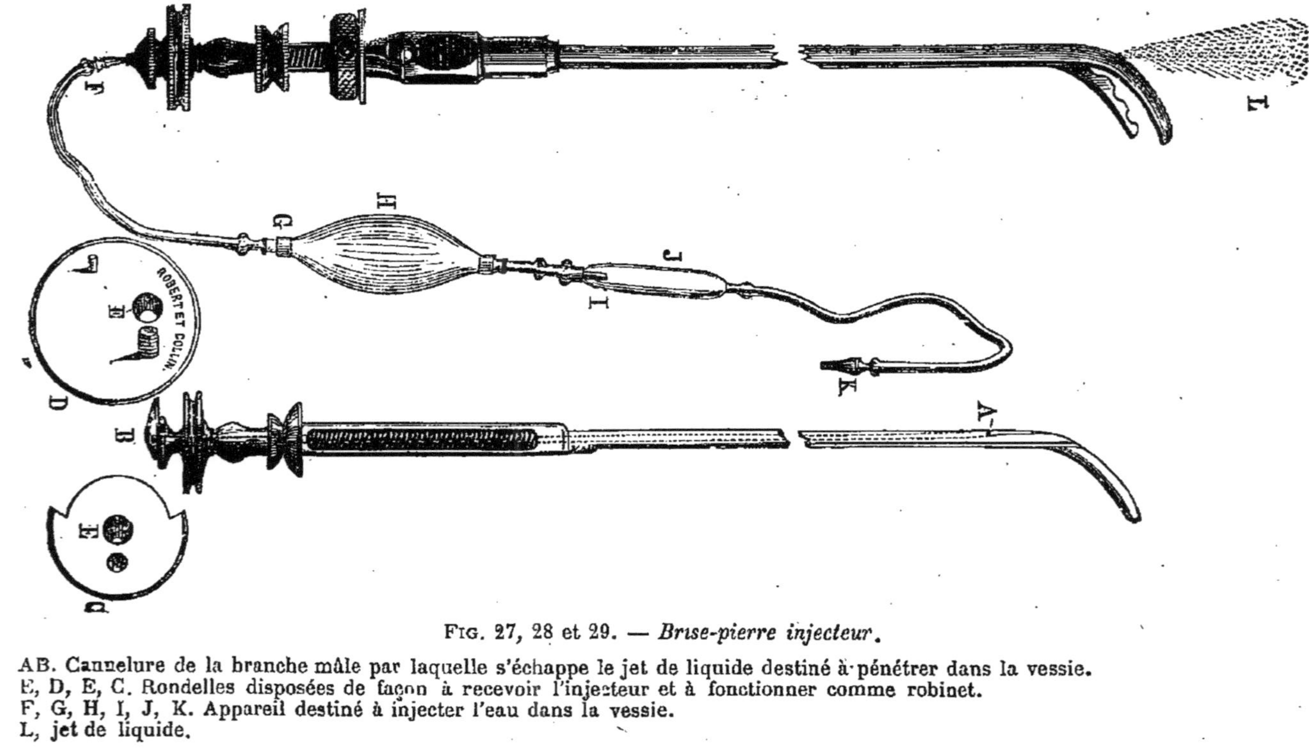

Fig. 27, 28 et 29. — *Brise-pierre injecteur.*

AB. Cannelure de la branche mâle par laquelle s'échappe le jet de liquide destiné à pénétrer dans la vessie.
E, D, E, C. Rondelles disposées de façon à recevoir l'injecteur et à fonctionner comme robinet.
F, G, H, I, J, K. Appareil destiné à injecter l'eau dans la vessie.
L, jet de liquide.

constatée, on essayera d'abord de le repousser dans la vessie avec une sonde assez grosse pour distendre le canal et au moyen de quelques injections. Si l'on n'y parvient pas, on est obligé de le briser dans l'urèthre avec un petit brise-pierre spécial, dit brise-pierre uréthral. Si cette dernière manœuvre restait sans succès, on serait forcé de pratiquer une incision à l'urèthre.

La déchirure de l'urèthre par un calcul anguleux est fréquemment compliquée d'orchite.

La lithotritie se pratique chez la femme comme chez l'homme, mais l'opération est rendue plus facile chez elle par le peu de longueur de l'urèthre.

Complications de la lithotritie. — Il est rare que les manœuvres nécessitées par la lithotritie ne déterminent pas une cystite plus ou moins intense. On lui opposera le traitement que nous avons décrit en parlant de cette affection.

Il arrive quelquefois, surtout chez les individus dont la vessie est très-irritable, que l'opération de la lithotritie soit suivie d'accès fébriles qui peuvent être continus ou revêtir la forme intermittente : c'est là un symptôme très-fâcheux contre lequel le sulfate de quinine reste souvent impuissant.

L'inflammation des reins, ou néphrite, se produit fréquemment à la suite de la lithotritie ; mais,

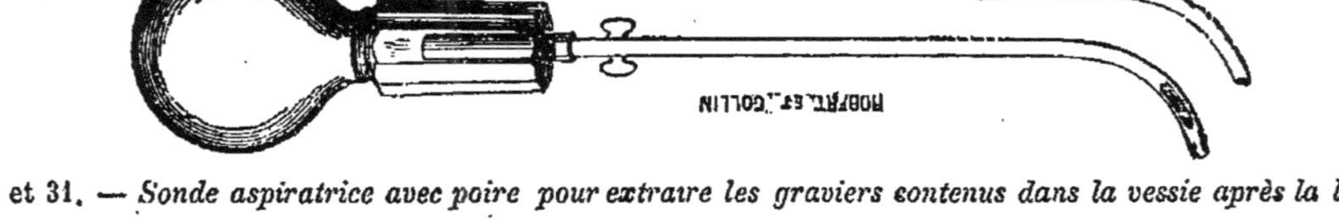

FIG. 30 et 31. — *Sonde aspiratrice avec poire pour extraire les graviers contenus dans la vessie après la lithotritie.*

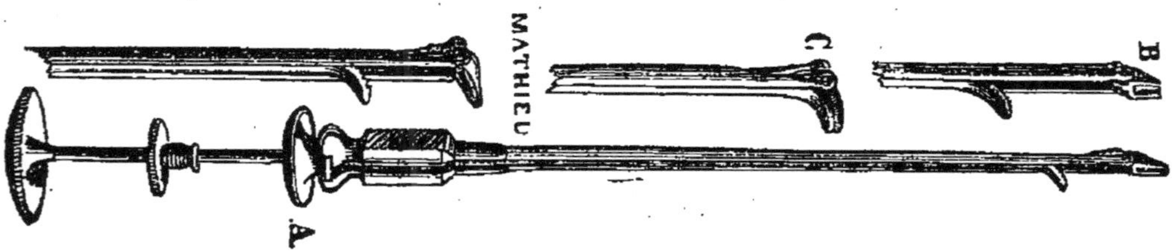

MATHIEU

A

B

C

FIG. 32, 33, 34 et 35. — *Brise-pierre uréthral de Nélaton.*

AB. Brise-pierre ouvert.
C. Brise-pierre fermé.

dans ce cas, l'affection existait probablement déjà à l'état latent. Cette complication est très-redoutable. Avant de pratiquer la lithotritie, il faut toujours s'assurer par un examen attentif des malades qu'ils ne présentent aucune lésion du côté des reins. Des ventouses scarifiées sur la région rénale, les alcalins, les boissons opiacées constituent les moyens à opposer à la néphrite lorsqu'elle est déclarée.

Il n'est pas rare d'observer après la lithotritie, ainsi, du reste, qu'après toutes les opérations pratiquées sur l'urèthre, des douleurs et quelquefois la formation de pus dans les articulations ; cet accident est généralement fort grave, on ne peut guère lui opposer que le repos et le badigeonnage à la teinture d'iode des articulations douloureuses.

Comme complication de la lithotritie, on peut encore citer, accident fort rare du reste, la rupture des instruments lithotriteurs. Si la branche brisée était trop volumineuse pour que l'on pût la retirer par les moyens que nous indiquerons en parlant des corps étrangers dans la vessie, on l'extrairait par l'opération de la taille. On pratiquerait également cette opération, si l'instrument, déformé dans la vessie, ne pouvait plus être retiré par l'urèthre. La vessie ouverte, on chercherait à redresser la portion déviée de l'instrument, ou bien on le scierait au niveau du méat, afin de pouvoir le retirer par la vessie.

Récidive des calculs après la lithotritie.— L'opération de la lithotritie n'agit évidemment que sur le calcul, et non sur la cause qui a déterminé leur formation : dès lors, on ne peut nullement s'en prendre à elle des récidives qu'on observe fréquemment. Ces récidives ont lieu surtout lorsqu'un fragment a été oublié dans la vessie, parce qu'il devient le noyau d'un nouveau calcul.

Les calculs qui se reproduisent le plus souvent sont ceux d'acide urique et de phosphate de chaux; ceux qui récidivent le plus rarement sont ceux d'oxalate de chaux.

Pour prévenir le retour de l'affection calculeuse, il est nécessaire que le malade se soumette au régime indiqué au chapitre traitant de la gravelle.

CHAPITRE X

EXTRACTION DES CALCULS PAR L'OPÉRATION DE LA TAILLE.

Définition et division de la taille. — Taille hypogastrique ou suspubienne. — Manuel opératoire. — Dangers de cette opération. — Taille périnéale. — Division en taille médiane, taille latéralisée et taille bilatéralisée. — Taille recto-vésicale. — Taille chez la femme. — Taille vésico-vaginale. — Combinaison de la taille et de la lithotritie. — Soins à donner aux malades après l'opération de la taille. Accidents et complications de la taille. — Circonstances dans lesquelles il faut pratiquer cette opération. — Statistique de l'opération de la taille.

On désigne sous le nom de *taille, cystotomie* ou *lithotomie*, une opération qui consiste à inciser les tissus pour pénétrer dans la vessie afin d'en extraire les corps qu'elle contient.

La description complète des diverses méthodes de tailles se trouvant dans tous les traités de médecine opératoire, nous croyons inutile de la reproduire. Nous pensons qu'il suffira de résumer brièvement les procédés en usage pour pratiquer cette opération et les circonstances dans lesquelles on doit la pratiquer.

Suivant qu'on pénètre dans la vessie par l'hypogastre, le périnée, le rectum ou le vagin, l'opération a reçu les noms de *taille hypogastrique* ou *sus-pubienne*, taille *périnéale* ou *sous-pubienne*, taille *recto-vésicale* et taille *vésico-vaginale*.

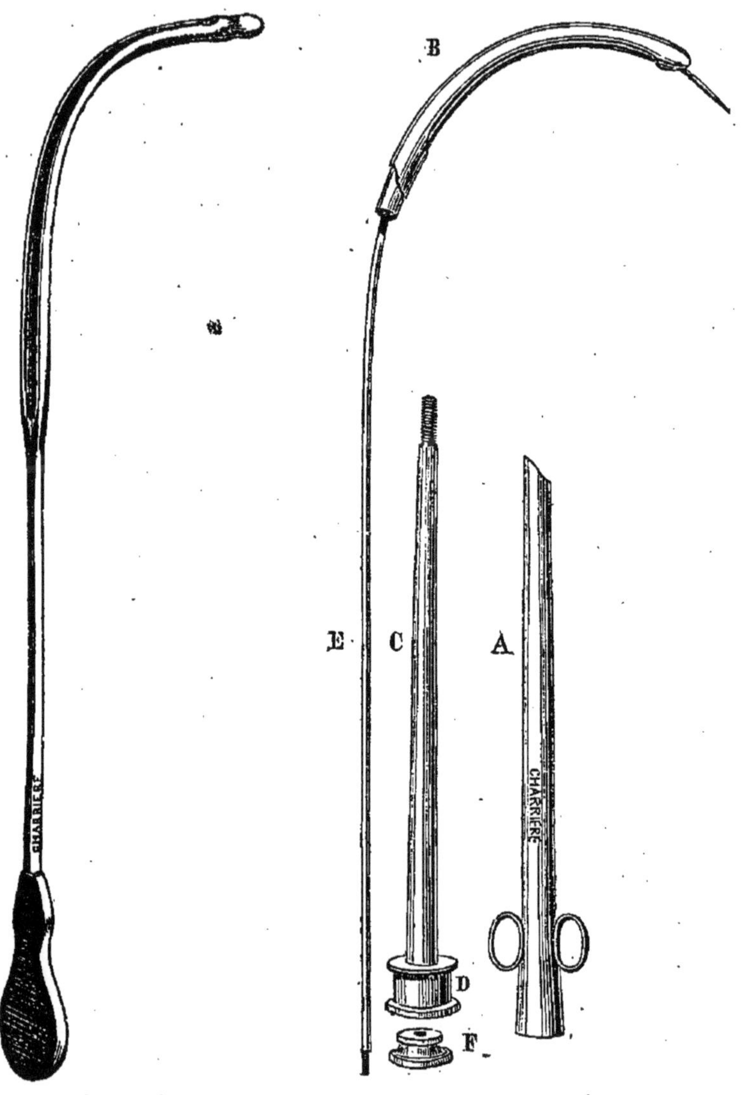

FIG. 36. — *Cathéter cannelé.*

FIG. 37, 38 et 39. — *Sonde à dard pour la taille sus-pubienne.*

A, B, C. Parties de la sonde destinées à être réunies.
E. Stylet à dard.
F. Bouton du stylet.

Taille hypogastrique. — Cette opération paraît avoir été imaginée, en France, vers le milieu du seizième siècle. La possibilité de la pratiquer repose sur ce fait, que la vessie, cachée derrière la symphyse du pubis, lorsqu'elle est vide, s'élève au-dessus dans l'état de distention et n'est pas recouverte par le péritoine. Elle peut dès lors être facilement atteinte sans léser cette membrane.

Pour pratiquer la taille hypogastrique, le pubis étant rasé et de l'eau tiède ayant été injectée dans la vessie, on introduit par l'urèthre dans ce réservoir une sonde à dard qu'on dirige de façon que son extrémité vésicale corresponde à la partie de la vessie qui se trouve au-dessus du pubis. On pousse alors le dard de l'instrument, qui vient faire saillie hors de l'abdomen; puis, en se guidant sur sa tige, on incise les tissus jusqu'à la vessie. Un instrument nommé *gorgeret suspenseur* est ensuite introduit dans ce réservoir, afin de maintenir le parallélisme entre la plaie vésicale et la plaie abdominale; et, au moyen de tenettes glissées dans la plaie, on extrait le calcul. On place ensuite une sonde à demeure dans l'urèthre pour faciliter l'écoulement de l'urine et empêcher sa sortie par la plaie.

La taille hypogastrique est une opération dangereuse à laquelle on n'a recours qu'à la dernière extrémité, alors que tous les autres procédés d'extraction des calculs sont impraticables. Elle

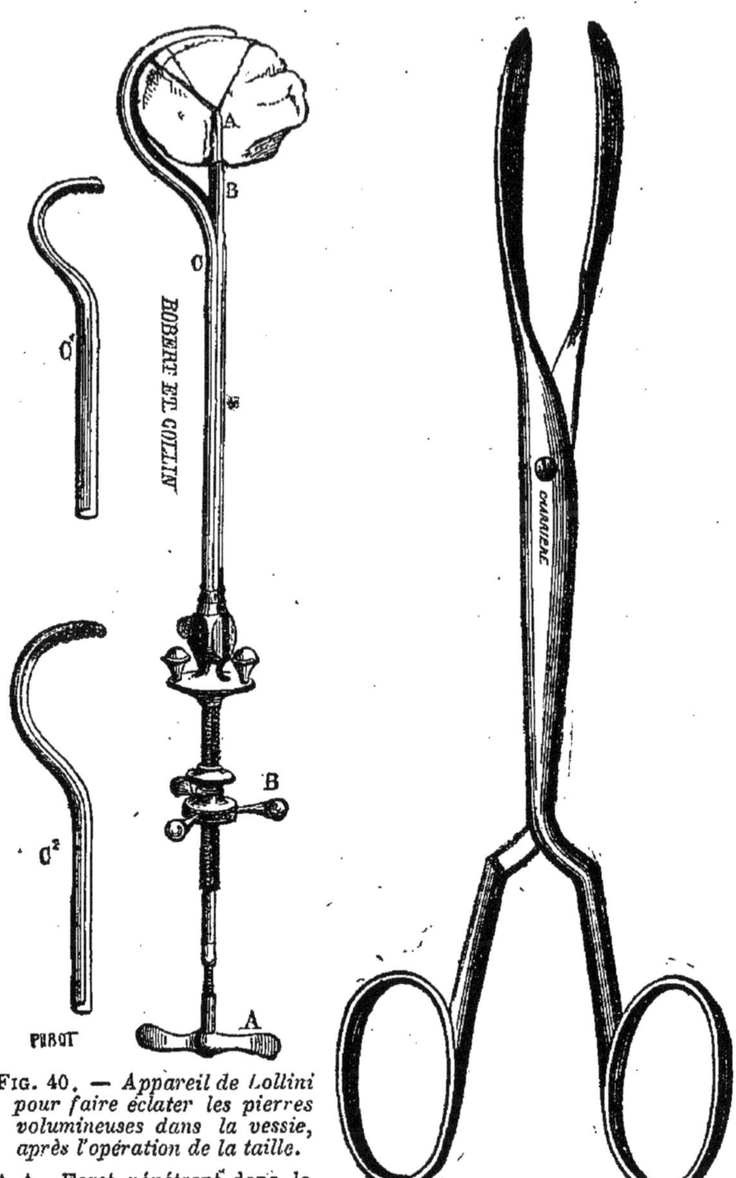

Fig. 40. — *Appareil de Lollini pour faire éclater les pierres volumineuses dans la vessie, après l'opération de la taille.*

A, A. Foret pénétrant dans la pierre par rotation.
B, B. Canule conductrice du foret.
C, C', C². Branches recourbées pour recevoir le calcul.

Fig. 41. — *Tenettes pour extraire les calculs de la vessie, après l'opération de la taille.*

est généralement suivie d'infiltration urineuse, de phlegmons du bassin et d'accidents qui, dans la majorité des cas, entraînent la mort.

Taille périnéale. — Elle consiste à pénétrer dans la vessie par le périnée. On la divise en *taille médiane, taille latéralisée* et *taille bilatéralisée*, suivant qu'on la pratique sur la ligne médiane ou sur les côtés de cette ligne.

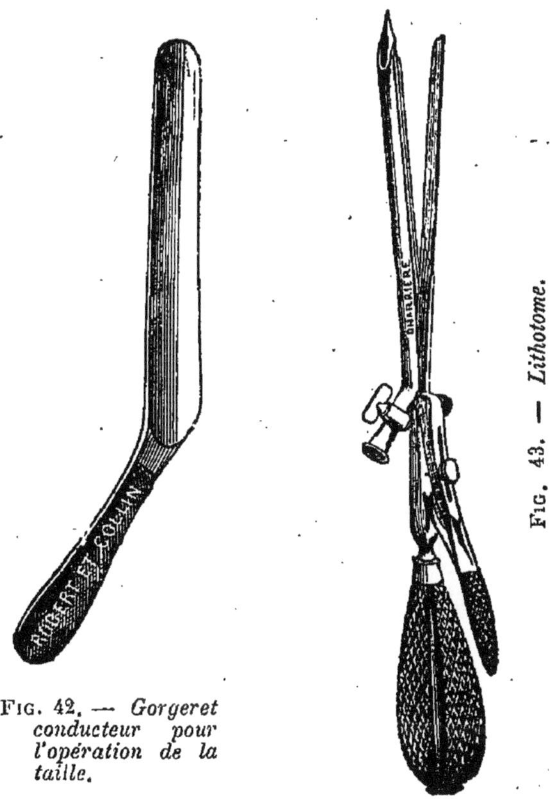

Fig. 42. — *Gorgeret conducteur pour l'opération de la taille.*

Fig. 43. — *Lithotome.*

Pour pratiquer la taille médiane, le malade est couché sur un lit peu élevé ou sur une commode, les cuisses maintenues fléchies sur le bassin et fortement écartées. Une sonde courbe cannelée, nommée cathéter, est introduite dans la vessie et maintenue en position invariable par un aide, qui relève en même temps les bourses. L'opérateur pratique alors sur le raphé périnéal, à quelques centimètres de l'anus, une incision perpendiculaire et dissèque les tissus jusqu'à ce qu'il soit arrivé dans l'urèthre. Il fait ensuite glisser jusqu'à la vessie, en se guidant sur la cannelure du cathéter, un *lithotome*, instrument formé de deux lames parallèles, comme celles d'une paire de ciseaux, qu'un mécanisme écarte au gré de l'opérateur. Le lithotome introduit dans la vessie, on écarte ses lames qui divisent les tissus, puis on extrait la pierre au moyen de tenettes glissées sur le doigt introduit dans la plaie.

La taille médiane est peu pratiquée aujourd'hui, à cause de l'inconvénient qu'elle présente de diviser le bulbe de l'urèthre; on lui préfère la taille latéralisée, au moyen de laquelle on arrive sur la partie membraneuse de ce canal en avant du bulbe.

Pour pratiquer la taille latéralisée, le malade, étant placé comme précédemment et un cathéter ayant été introduit dans la vessie, une incision est faite sur le raphé à deux centimètres en avant de l'anus et s'étend jusqu'au milieu d'une ligne fictive allant de cet orifice à la tubérosité de l'ischion. Le bistouri, suivi par le doigt, qui, au besoin, repousse le bulbe vers la région médiane, incise les tissus jusqu'à l'urèthre et le divise dans une étendue de un à deux centimètres en se guidant sur la rainure du cathéter. Le lithotome est ensuite introduit dans la vessie, comme nous l'avons vu précédemment ; on écarte ses branches et, en le retirant horizontalement, on divise le col de la vessie et la prostate ; puis on extrait le calcul en procédant comme nous l'avons dit plus haut.

Lorsque les calculs sont trop gros pour pouvoir être extraits par la taille latéralisée, on les extrait par la *taille bilatéralisée*, qui ne diffère de la précédente que parce que l'incision, au lieu d'être faite sur un des côtés de la ligne médiane, est faite de chaque côté de cette ligne, c'est-à-dire transversalement, de façon à figurer un arc de cercle, dont la concavité, placée à deux centimètres de l'anus, regarderait cette ouverture.

Taille recto-vésicale. — Cette opération, à peu près complétement abandonnée aujourd'hui, et que nous ne mentionnons que pour mémoire, consiste à pénétrer dans la vessie par le rectum.

Taille vésico-vaginale. — La taille se pratique rarement chez la femme, la brièveté de son urèthre rendant facile chez elle l'extraction des calculs par la lithotritie. Cependant, lorsque l'extraction est impossible par cette méthode, on pratique la taille *vésico-vaginale*. La femme étant placée comme pour l'introduction du spéculum, un cathéter est introduit dans sa vessie; avec cet instrument on exerce une pression sur le bas-fond vésical, puis avec le bistouri on incise sur la saillie faite par le cathéter, et on extrait ensuite le calcul avec des tenettes.

Combinaison de la taille et de la lithotritie. — Depuis les perfectionnements apportés à la lithotritie, on a combiné cette opération avec celle de la taille. On fait aux tissus une incision aussi petite que possible et, par la plaie, on introduit un brise-pierre avec lequel on broie le calcul, qu'on retire ensuite par fragments. Beaucoup de chirurgiens condamnent cette pratique.

Soins à donner aux malades après l'opération de la taille. — Lorsque l'opération de la taille est terminée, l'opéré doit être couché sur le dos, les jambes à demi fléchies au moyen d'un coussin. Des compresses d'eau froide, renouvelées le plus fréquemment possible, sont placées sur la plaie, qu'on peut panser également avec de l'acool. Si l'on a pratiqué la taille hypogastrique, une sonde doit être maintenue à demeure dans l'urèthre pendant quelques jours.

Accidents et complications de la taille. — La division du bulbe de l'urèthre, celle de l'artère transverse du périnée, l'infiltration urineuse, les phlegmons du périnée et du bassin, la phlébite, les fistules de la vessie et de l'urèthre, la stérilité sont les accidents qui peuvent compliquer ou suivre l'opération de la taille. Nous aurons occasion, dans le cours de cet ouvrage, d'indiquer les moyens de combattre chacun d'eux.

Circonstances dans lesquelles il faut pratiquer la taille. — En thèse générale, il ne faut pratiquer l'opération de la taille que lorsque les calculs sont trop volumineux ou trop durs pour pouvoir être broyés par la lithotritie, ou encore lorsque les circonstances exigent que l'extraction des corps étrangers de la vessie soit immédiatement pratiquée. Parmi les diverses espèces de tailles, on choisira, pour l'homme, la taille périnéale latéralisée ou bilatéralisée, suivant la grosseur du calcul a extraire, mesuré comme nous l'avons vu au chapitre précédent. La limite du volume du calcul que l'on peut faire passer par une taille périnéale nous semble avoir été atteinte par M. Mallez, qui a extrait par cette voie, et avec un succès complet, un calcul pesant 280 grammes et mesurant 9 centimètres de longueur sur 6 de largeur. Pour la femme, on donnera la préférence à la taille vésico-vaginale. On n'aura recours à la taille hypogastrique que dans le cas de calculs excessivement durs et volumineux.

Avec la taille périnéale, on ne perd pas plus d'un malade sur vingt opérés, quand les sujets n'ont pas atteint cinquante ans. Lorsqu'ils ont dépassé cet âge, les chances de mort sont beaucoup plus élevées; chez les vieillards, il ne faut avoir recours à cette opération qu'à la dernière extrémité. Quant à la taille hypogastrique, elle est le plus souvent mortelle. Les chances de guérison dans l'opération de la taille sont, du reste, d'autant plus nombreuses, que l'état général de la santé est plus satisfaisant. Chez les individus atteints de néphrite, cette opération ne doit jamais être pratiquée.

CHAPITRE XI

INFLAMMATION DE LA VESSIE. — CYSTITE AIGUE ET CATARRHE CHRONIQUE.

Cystite aiguë ou inflammation aiguë de la vessie. — Symptômes. — Causes. — Traitement. — Cystite produite par l'abus des cantharides ou cystite cantharidienne. — Cystite chronique ou catarrhe de la vessie. — Fréquence de cette affection chez les vieillards.—Causes, symptômes.— Aspect caractéristique de l'urine chez les catarrheux. — Catarrhe chronique de la vessie chez la femme. — Difficulté du traitement du catarrhe chronique de la vessie. — Diverses méthodes employées. — Injections, caustiques, émollients, etc. — Température que doit posséder l'injection. — Traitement intérieur. — Cubèbe, térébenthine, eau de goudron, eaux minérales. — Hygiène des catarrheux.

CYSTITE AIGUE, OU INFLAMMATION AIGUE DE LA VESSIE.

La cystite aiguë est une inflammation de la muqueuse de la vessie caractérisée par une douleur vive dans la région hypogastrique, augmentant sous l'influence de la pression, par des envies fréquentes et une difficulté extrême d'uriner et par l'émission d'urines rouges remplies de mucosités claires et filantes. A ces symptômes locaux, il faut ajouter des symptômes généraux dont les principaux sont : de la prostration, une fièvre plus ou moins intense, une soif très-vive et une odeur d'urine caractéristique exhalée par le malade.

La cystite aiguë peut être produite par des causes fort diverses. Des coups sur le bas-ventre, un cathétérisme maladroitement pratiqué, l'irritation provoquée par le séjour d'une sonde, la présence d'un liquide injecté ou d'un corps étranger, tels qu'un calcul, la suppression brusque de la goutte, des hémorrhoïdes, etc., peuvent la déterminer.

La gravité de la cystite aiguë varie avec l'intensité des symptômes que nous venons d'énumérer. Lorsque l'inflammation détermine la suppuration et l'ulcération des parois de la vessie, ce qui se reconnaît à la présence du pus dans l'urine, le pronostic est très-fâcheux.

La cystite aiguë peut se terminer par résolution ou par suppuration de la vessie, avec ulcération et perforation. Fréquemment, elle passe à l'état chronique.

Le traitement de la cystite aiguë doit être énergique : sangsues à l'anus et au périnée, cataplasmes sur le bas-ventre, bains de siége répétés, boissons émollientes (infusions de mauve, de graine de lin) en quantité modérée pour ne pas provoquer de trop fréquents besoins d'uriner, cathétérisme pratiqué avec une sonde enduite d'une pommade belladonée (axonge : 30 gr., extrait de belladone : 10 à 30 centig.) pour éviter la stagnation de l'urine dans la vessie. On prescrira en même temps l'eau de goudron à l'intérieur comme boisson. Si un abcès se forme à la région pubienne ou périnéale, on l'ouvrira aussitôt que la fluctuation sera manifeste.

Il existe une forme de cystite aiguë, à laquelle on a donné le nom de *cystite cantharidienne*, provoquée par l'absorption d'une certaine quantité de cantharides. L'application d'un simple vésicatoire contenant quelques atomes de cette substance peut la déterminer.

Les symptômes de cette forme de cystite se rapprochent beaucoup de ceux de la cystite aiguë; mais la douleur, au lieu de se faire sentir seulement à la région hypogastrique, s'étend jusqu'à la verge, et l'urine, au lieu de contenir des mucosités, contient des fausses membranes.

La durée de la cystite cantharidienne dépasse rarement 24 à 36 heures

Son traitement est celui de la cystite aiguë. Si l'inflammation a été produite par la présence d'un vésicatoire, on le supprimera immédiatement. Les alcalins, notamment le bicarbonate de soude, rendent souvent des services contre cette forme de cystite.

CATARRHE CHRONIQUE DE LA VESSIE.

Le *catarrhe chronique* de la vessie, ou *cystite chronique*, est une inflammation de la muqueuse vésicale caractérisée par des envies fréquentes d'uriner, une douleur cuisante pendant et après la miction, et l'émission d'une urine contenant des proportions variables de matières glaireuses ou de pus qui troublent sa limpidité.

Le catarrhe de la vessie est une affection qui atteint le plus souvent les vieillards. Elle peut cependant se produire à tout âge et sous l'influence de causes très-variées. Les contusions de l'abdomen, la présence d'un corps étranger dans la vessie, notamment la pierre, les rétrécissements de l'urèthre, une tumeur de la prostate, l'atonie de la vessie; en un mot, toutes les causes qui s'opposent à l'écoulement régulier de l'urine et la forcent à séjourner dans son réservoir, peuvent déterminer le catarrhe chronique de la vessie. C'est pour cette dernière raison que les hommes de bureau et les joueurs, qui restent longtemps assis sans satisfaire le besoin d'uriner, en sont fréquemment atteints.

On a également invoqué comme cause de cette affection l'état humide et froid de l'atmosphère, l'abus de certaines substances, l'alcool notamment: mais ces causes, dont l'influence n'est pas douteuse, n'agissent guère que sur des individus déjà atteints d'un commencement d'irritation de la vessie.

Le catarrhe vésical chronique ne débute pas brusquement, l'urine ne présente d'abord que quelques dépôts muqueux légers. Le malade éprouve un peu de pesanteur dans le bassin; bientôt, ses urines se troublent, la miction est lente, pénible et très-douloureuse. En même temps, les digestions sont difficiles ; le malade est triste, enclin aux idées noires, et il s'affaiblit rapidement.

Le catarrhe vésical chronique présente un ensemble de symptômes qui permettent de le reconnaître facilement. Ils peuvent se résumer de la façon suivante :

Le malade urine souvent. — Il ressent une douleur cuisante en urinant. — Il met longtemps à uriner, et éprouve pendant qu'il urine une douleur qui devient plus vive à la fin de la miction et persiste quelque temps après qu'elle est terminée. — Le jet de l'urine est faible et plusieurs fois interrompu par l'expulsion de matières glaireuses éliminées après un temps plus ou moins long et des efforts généralement assez violents.

Recueillie dans un vase, l'urine des individus atteints de catarrhe chronique de la vessie se sépare bientôt en deux couches : une épaisse, qui gagne le fond du vase, où elle adhère; une liquide et trouble, qui surnage. La réaction de l'urine est alcaline ; sa couleur est ordinairement blanchâtre, mais quelquefois rougeâtre et même brunâtre. Elle contient — signe caractéristique — de fortes proportions de matières glaireuses adhérentes, qui pourraient faire croire que le malade s'est mouché dans son vase. A un certain degré de la maladie, l'urine renferme une assez forte proportion de globules de pus faciles à reconnaître au microscope.

Le catarrhe vésical peut être confondu avec diverses maladies dont il importe de le distinguer. Celles qui pourraient présenter quelque analogie avec lui sont : les inflammations de la prostate, la spermatorrhée, la blennorrhagie et l'inflammation des reins ou néphrite.

Les inflammations de la prostate sont accompagnées de douleurs dans la région périnéale; mais elles se distinguent facilement du catarrhe par l'aspect de l'urine et, au besoin, par le toucher rectal qui révèle le gonflement de la prostate.

Dans la spermatorrhée, les urines ont, dans quelques cas fort rares, l'aspect laiteux des urines catarrhales; mais l'existence des spermatozoaires, facile à reconnaître au microscope, révèle la nature de l'affection.

Dans la blennorrhagie, il y a douleur vive pendant la miction et souvent sécrétion d'un liquide contenant une forte proportion de pus; mais ce pus vient de l'urèthre et sort de ce canal quand on le presse entre les doigts, tandis que, dans le catarrhe, le pus vient de la vessie et ne fait pas issue au dehors quand on comprime la verge.

Enfin, dans l'inflammation des reins, l'urine, purulente ou chargée de graviers, n'est jamais glaireuse, et les matières qu'elle tient en suspension se déposent très-rapidement au fond du vase qui les contient, au lieu de se déposer lentement, ainsi que cela a lieu dans le catarrhe.

Ce que nous avons dit du catarrhe vésical s'applique à la femme aussi bien qu'à l'homme, mais, chez cette dernière, le catarrhe chronique est plus rare que chez le premier. Il apparaît souvent à l'époque des règles, et disparaît avec elles. Il vient fréquemment compliquer certaines affections de l'utérus, telles que l'antéversion ou la rétroversion de cet organe. Parfois, il accompagne l'état de grossesse ; d'autres fois, il est produit par l'usage prolongé des pessaires.

Le catarrhe chronique de la vessie, chez la femme ou chez l'homme, est une affection à marche lente et d'autant plus difficile à guérir, que les individus qui en sont atteints sont arrivés à un âge plus avancé. Chez les vieillards, c'est une affection rarement curable, mais qui cependant exige beaucoup de soins, car ses complications sont redoutables. Elle est suivie fréquemment, en effet, d'ulcérations et de perforations de la vessie, accidents généralement mortels.

Le traitement du catarrhe vésical exige toutes les ressources de la thérapeutique, car il doit remplir des indications nombreuses : modifier l'état de la muqueuse, réveiller les contractions de la vessie, calmer les douleurs de la miction.

Les injections constituent un des moyens les plus utiles qu'on puisse employer pour modifier l'état de la muqueuse vésicale et calmer les douleurs, mais il importe de choisir avec soin les substances employées pour les pratiquer, sous peine de s'exposer à aggraver l'état du patient au lieu de le soulager. C'est ainsi que les injections d'eau de Baréges coupée avec plus ou moins d'eau, les injections d'un liquide contenant une forte proportion de nitrate d'argent, autrefois préconisées contre le catarrhe vésical, ne produisent pas toujours des effets heureux.

Voici les formules les plus employées contre cette affection à la clinique du docteur Mallez :

1° Eau. . . . . 300 gr.
Teinture d'iode . . . . 3 —
Iodure de potassium . . . . 1 —

Pour faire avec le tiers une injection tous les deux jours, surtout dans les catarrhes muqueux légers.

2° Eau. . . . . 300 gr.
Teinture d'iode. . . . . 1 —
Iodure de potassium . . . . 1 —
Extrait de belladone . . . . 1 —

Même usage que précédemment, dans les cystites douloureuses.

3° Eau. . . . . 500 gr.
Hyposulfite de soude. . . . . . . 5 —

Pour cinq injections, une quotidiennement.

4° Eau. . . . . 300 gr.
Acide phénique . . . . 3 —

Pour trois injections.

5° Eau . . . . 300 gr.
Permanganate de potasse. . . . . 3 —

Pour deux ou trois injections. Les injections d'hyposulfite, d'acide phénique, de permanganate de potasse combattent bien la purulence et la décomposition ammoniacale chez les vieux catarrheux.

6° Eau distillée. . . . . 200 gr.
Azotate d'argent. . . . 50 cent. à 1 —

Pour deux injections à 4 ou 5 jours d'intervalle. L'azotate d'argent en solution *très-étendue* modifie avantageusement la sécrétion de la muqueuse vésicale.

Avant de pratiquer l'injection d'un des liquides dont nous venons de donner la formule, il faut faire une injection d'eau tiède pour nettoyer la vessie ; on pratique ensuite immédiatement l'injection du liquide médicamenteux, qu'on laisse séjourner 30 à 40 secondes, et enfin on fait une nouvelle injection d'eau tiède, ou mieux d'eau de guimauve. Si, après ces opérations, le malade se plaignait de douleurs, il faudrait lui prescrire un bain de siége tiède ou un grand bain général.

La température à laquelle se fait l'injection a une importance considérable, et c'est à tort que la plupart des auteurs négligent de l'indiquer.

Pour que les injections soient bien tolérées, surtout en commençant, il faut qu'elles aient une température d'au moins 20 degrés centigrades. On peut dire, en thèse générale, que l'injection doit être d'autant plus chaude que le malade éprouve plus fréquemment des besoins d'uriner.

En même temps qu'on a recours aux injections, il faut administrer quelques remèdes à l'intérieur. Le cubèbe, à la dose de 5 à 10 grammes par jour en 5 ou 10 paquets, donne de bons résultats contre les fréquentes envies d'uriner ; l'eau de goudron, comme boisson, est également fort utile.

La térébenthine de Venise seule (3 à 4 pilules de 20 cent. par jour), pure ou associée à l'opium (térébenthine, 30 cent., opium, 8 cent., pour 3 pilules à prendre dans la journée) a été très-employée par Jobert, Laugier et Velpeau. On peut également employer la térébenthine ordinaire en capsules. L'acide benzoïque à la dose de 1 gr. par litre d'eau, le benzoate de chaux à la dose de 2 à 3 grammes par jour, sont également fort utiles.

Lorsque le malade se plaint de douleurs très-vives, on réussit à les calmer par des injections avec une infusion de pavots tiède, des suppositoires belladonés, et, dans les cas où l'irritation est très-vive, par des sangsues au périnée et des cataplasmes laudanisés bien chauds sur le bas-ventre.

Les moyens précédents ont pour but de modifier l'état de la muqueuse vésicale et de calmer les douleurs de la miction. Il faut ensuite chercher à réveiller les contractions de la vessie, toujours très-faibles chez les catarrheux.

Parmi les moyens préconisés pour réveiller les contractions de la vessie, l'hydrothérapie doit être placée au premier rang. Il faut la conseiller sous forme de bains de siége ou de douches sur le périnée. A ces moyens, il faut joindre l'usage des toniques (fer, quinquina, etc.), seuls ou mélangés à quelques laxatifs, tels que la rhubarbe, quand ils produisent de la constipation.

Si le malade peut voyager, on lui conseille une saison aux stations thermales de Vals, Vittel ou Contrexeville.

Les personnes atteintes de catarrhe chronique de la vessie doivent suivre une hygiène spéciale : habiter un lieu sec, fuir l'humidité, porter de la flanelle, éviter les aliments épicés, le vin pur, les liqueurs, et faire usage comme boisson d'eau de goudron. Elles ne devront uriner qu'après avoir fait de l'exercice, afin de favoriser le mélange de l'urine avec les mucosités que la vessie contient; si, pendant la miction, le jet s'arrête brusquement, elles ne se livreront pas à des efforts pour uriner, mais attendront quelques instants en changeant de position.

Quand les individus atteints de catarrhe chronique ne parviennent pas à vider complétement leur vessie, ils doivent avoir fréquemment recours à la sonde ; car le séjour prolongé de l'urine dans son réservoir augmenterait l'inflammation de cet organe. Cette indication est de la plus haute importance, et, quelque douloureux que puisse être le cathétérisme, il ne faut pas hésiter à le pratiquer.

Il est inutile d'ajouter que si le catarrhe de la vessie était entretenu par la présence d'une pierre, il faudrait se hâter de l'extraire.

CHAPITRE XII

ATONIE ET PARALYSIE DE LA VESSIE. — NÉVRALGIE VÉSICALE.

Paralysie de la vessie. — Atonie ou inertie de la vessie. — Sa fréquence chez les vieillards. — Caractères qui la distinguent des autres affections de la vessie. — Conséquences de l'atonie vésicale. — Causes de la paralysie et de l'atonie de la vessie. — Traitement de ces affections : strychnine, seigle ergoté, hydrothérapie, injections froides, etc. — Névralgie de la vessie. — Symptômes. — Son influence sur le moral des malades. — Complications de cette affection. — Causes et traitement de la névralgie de la vessie. — Bains, narcotiques, régime, etc.

PARALYSIE DE LA VESSIE.

La paralysie de la vessie est une affection caractérisée par la suppression ou la diminution de la contractilité de cet organe, d'où résulte une rétention d'urine plus ou moins complète.

La rétention d'urine, qui est le résultat de la paralysie de la vessie, est généralement suivie d'incontinence. La vessie devenant trop distendue par l'accumulation du liquide qu'elle contient, l'urine finit par s'écouler goutte à goutte, involontairement, sous l'influence du trop-plein. C'est là ce qu'on a nommé *urination par regorgement.*

La paralysie complète de la vessie, dite *paralysie essentielle*, est une affection peu commune. La paralysie incomplète, nommée aussi *inertie* ou *atonie*, est, au contraire, assez fréquente ; un grand nombre de vieillards en sont atteints.

Chez l'individu frappé d'atonie de la vessie, le jet est faible, souvent déformé, le liquide sort en bavant ; les besoins d'uriner sont fréquents, surtout la nuit, et ne peuvent être satisfaits qu'après un léger effort ; chaque émission d'urine est suivie d'un écoulement involontaire de quelques gouttes de ce liquide. On voit que plusieurs de ces symptômes se rapprochent de ceux des rétrécissements de l'urèthre. L'exploration de ce canal et de la vessie, dans le cas d'incertitude, lèverait immédiatement tous les doutes.

L'atonie de la vessie est généralement accompagnée d'une constipation opiniâtre, due à l atonie du rectum.

L'inertie de la vessie dure souvent plusieurs années, sans trop incommoder le malade ; mais l'urine, qui n'est jamais complétement expulsée de son réservoir, finit par irriter les parois de la ves sie et déterminer la formation d'un catarrhe, et quelquefois même la production de calculs. En même temps, la force contractile de la vessie diminue graduellement, et l'organe, de plus en plus distendu par l'accumulation répétée du liquide, finit par ne plus pouvoir se contracter. La paralysie est alors complète, et le malade, ainsi que nous le disions plus haut, n'urine plus que par regorgement, c'est-à-dire quand la vessie déborde.

Le meilleur moyen de reconnaître l'existence de l'atonie de la vessie consiste à introduire une sonde dans ce réservoir, aussitôt après que le malade a uriné. S'il s'écoule par la sonde une certaine quantité d'urine, il est évident que la vessie est incapable d'expulser la totalité du liquide qu'elle contient, et par conséquent qu'elle a perdu de sa contractilité.

L'atonie et la paralysie de la vessie sont fréquemment symptomatiques d'une affection des centres nerveux. Cependant, la simple atonie résulte souvent, chez le vieillard, d'une diminution de la force contractile de la vessie. Une hypertrophie de la prostate la produit fréquemment. Dans ce cas, la vessie ne possédant plus la force contractile suffisante pour vaincre l'obstacle opposé à la miction par le gonflement de la prostate, les phénomènes de la paralysie se produisent.

Toutes les causes qui font obstacle à la libre sortie de l'urine, telles qu'un rétrécissement de l'urèthre, par exemple, finissent par amener l'atonie et la paralysie de la vessie, par suite des efforts répétés que l'organe est obligé de faire pour vider le liquide qu'il contient.

L'inertie et la paralysie de la vessie sont des affections fort graves, surtout quand elles sont sous la dépendance d'une lésion du système nerveux. Leur guérison est liée à celle de la maladie dont elles ne sont qu'un symptôme. En même temps qu'on traitera l'état général du malade, on remédiera à la stagnation de l'urine dans son réservoir par le cathétérisme, fréquemment répété. On aura soin, avant de retirer la sonde, de presser sur le bas-ventre afin de vider complétement la vessie.

Pour remédier à l'atonie de la vessie, on administrera à l'intérieur la strychnine, le seigle ergoté, les ferrugineux et quelques laxatifs légers. L'électricité (un pôle dans le rectum et l'autre sur le bas-ventre ou dans la vessie), l'hydrothérapie (bains de siége froids, douches sur le périnée) rendent de grands services. On pratiquera également avec avantage des irrigations d'eau froide pure ou goudronnée dans la vessie, avec une sonde à double courant. Il est fort important d'administrer ces injections tièdes en commençant, et de n'abaisser leur température que graduellement. Les premières irrigations doivent être faites avec beaucoup de précaution ; aussitôt que le malade accuse un peu de douleur, on les suspend. Lorsque, au bout de quelques jours, la vessie supporte bien le contact du liquide, on peut prolonger les injections et faire passer dans la vessie 30 ou 40 litres d'eau chaque fois. Le vase qui la contient doit être placé à une hauteur de 2 mètres environ au-dessus du sol. Il faut, en général, au moins un mois de traitement pour produire quelques résultats.

NÉVRALGIE DE LA VESSIE.

La névralgie de la vessie est une affection caractérisée par des envies fréquentes d'uriner, et des douleurs dans la région vésicale se produisant au commencement et à la fin de la miction, après la défécation et après les rapports sexuels.

La névralgie de la vessie est une affection intermittente : la douleur, au lieu d'être continue, revient à intervalles variés. Ce signe permet de la distinguer du catarrhe vésical ou des rétrécissements de l'urèthre, qui présentent aussi quelques-uns des symptômes indiqués plus haut. D'ailleurs, s'il restait quelques doutes dans l'esprit du praticien, ils seraient dissipés par l'examen de l'urine et par l'exploration de l'urèthre, qui ne fourniraient aucun des signes propres à ces deux dernières affections.

La névralgie de la vessie exagère souvent la sensibilité de cet organe, au point qu'il ne peut conserver quelques gouttes d'urine.

Elle accompagne fréquemment la contraction spasmodique du col de la vessie. Il y a tout à la fois, dans ce cas, douleur et rétention d'urine intermittente. Cette rétention se manifeste souvent brusquement pendant que le malade urine.

Il peut arriver que la douleur produite par une névralgie n'ait pas exactement son siége à la vessie, mais dans un point plus éloigné de cet organe. Un examen superficiel du malade pourrait laisser croire qu'il est atteint d'une maladie tout à fait différente de celle qu'il a réellement.

Les névralgies de la vessie réagissent sur l'organisation entière des sujets qui en sont atteints. Le malade souffre, digère mal, dort mal et s'affaiblit rapidement; son irritabilité nerveuse finit par devenir excessive. Les névralgies de la vessie sont, avec les rétrécissements de l'urèthre, une des affections qui réagissent le plus profondément sur le moral des malades.

Les troubles généraux de la santé ne sont pas les seuls qui frappent les sujets atteints de névralgie de la vessie : il est rare qu'un catarrhe ne vienne pas, tôt ou tard, compliquer cette affection.

Les causes qui peuvent produire les névralgies de la vessie sont nombreuses. Parmi celles qu'on a invoquées, nous citerons les suivantes :

L'action du froid et le changement de temps, chez les personnes nerveuses; les chutes sur le périnée, les abus du coït, l'usage immodéré des boissons spiritueuses, la gravelle, l'existence d'un calcul, une constipation opiniâtre, une maladie du rectum, des hémorrhoïdes, la syphilis, etc.

Pour combattre avec succès la névralgie de la vessie, il faut attaquer l'affection dont elle est le symptôme. On tâchera, en même temps, de cal-

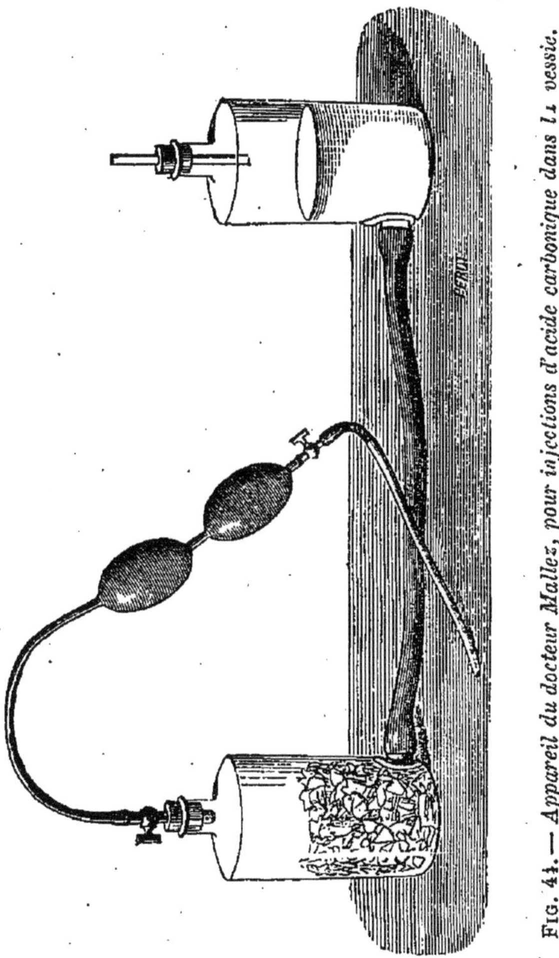

Fig. 41. — *Appareil du docteur Mallez, pour injections d'acide carbonique dans la vessie.*

mer les douleurs par des bains de siége émollients, des grands bains simples, des lavements narcotiques, des suppositoires belladonés et des frictions sur le périnée avec une pommade opiacée. Des vésicatoires volants sur le bas-ventre, des frictions avec la pommade d'Antenrieth peuvent être utiles comme dérivatifs. Les courants continus de la pile réussissent souvent à calmer les douleurs. Il en est de même des injections d'acide carbonique avec l'appareil du docteur Mallez. On fera suivre au malade un régime dans lequel le lait et les végétaux prédomineront, et d'où les aliments épicés et les boissons alcooliques seront exclus, et on lui conseillera de porter de la flanelle sur le bas-ventre et d'éviter les refroidissements.

On réussit souvent à calmer la sensibilité exagérée de la vessie en introduisant avec douceur une bougie filiforme jusqu'au contact du col de cet organe. Avant et après le passage de l'instrument, on administre un grand bain au malade. On peut aussi se servir de bougies cannelées enduites de pommade belladonée ou opiacée.

Si l'on supposait que la névralgie de la vessie eût une origine syphilitique, on joindrait aux moyens précédemment indiqués l'administration quotidienne de 1 à 3 grammes d'iodure de potassium.

CHAPITRE XIII

AFFECTIONS DIVERSES DE LA VESSIE : POLYPES, CANCERS, RUPTURES ET PLAIES, HERNIES, VALVULES, CORPS ÉTRANGERS DANS LA VESSIE, HYPERTROPHIE DE LA VESSIE.

Polypes de la vessie. — Influence des calculs de la vessie sur leur production. — Moyens de constater leur existence. — Diagnostic par l'endoscope. — Traitement palliatif et traitement curatif. — Cancer de la vessie. — Traitement. — Rupture de la vessie. — Diagnostic et traitement. — Plaies de la vessie. — Comment elles se produisent. — Nécessité de placer immédiatement une sonde à demeure. — Gravité des plaies de la vessie. — Hernie de la vessie. — Valvules de la vessie. — Corps étrangers dans la vessie. Procédés usités pour leur extraction.

POLYPES DE LA VESSIE.

Sous le nom de polypes de la vessie, on a confondu des tumeurs fort diverses : végétations de la surface de la vessie, cancers, etc.

Aujourd'hui, on ne donne plus le nom de polypes de la vessie qu'à de petites tumeurs molles, pulpeuses, recouvertes de vaisseaux. Elles sont étalées sur la vessie ou munies d'un pédicule.

La présence de calculs dans la vessie, ceux d'oxalate de chaux en particulier, est une cause fréquente des petits polypes qui peuvent tapisser cet organe ; généralement, quand on a enlevé les calculs, la muqueuse cesse de se recouvrir de végétations.

Le diagnostic des polypes de la vessie est extrêmement difficile, et ne peut guère être fait, d'une façon certaine, qu'au moyen d'instruments, tels que l'endoscope, qui permettent de voir l'intérieur de la vessie. Les pissements de sang et la gêne de la miction, qui accompagnent souvent ces tumeurs, accompagnent aussi des affections de nature fort différente.

Le seul moyen de guérir radicalement les polypes de la vessie consiste à en faire l'ablation par ligature, excision ou cautérisation. Mais ces moyens divers exigeant une main fort habile et exposant le malade à des dangers sérieux, on se borne généralement à combattre les symptômes occasionnés par leur présence (pissement de sang, douleurs, etc.), sans s'attaquer directement à leur cause elle-même.

CANCER DE LA VESSIE.

Le cancer de la vessie est primitif ou secondaire, suivant qu'il se développe dans cet organe ou résulte de l'extension à la vessie du cancer d'un organe voisin. Le cancer primitif de la vessie ne se révèle, au début, que par quelques douleurs vaginales ou hypogastriques. Lorsqu'il est ulcéré, la vessie devient le siége d'hémorrhagies fréquentes et l'urine prend une odeur infecte tout à fait caractéristique. Souvent, il y a de la rétention d'urine causée par des caillots sanguins bouchant accidentellement l'orifice de l'urèthre.

On ne peut opposer au cancer de la vessie qu'un traitement palliatif : injections de liquides astringents et antiseptiques, cathétérisme répété, injections d'eau glacée pour arrêter les hémorrhagies, etc.

RUPTURES DE LA VESSIE.

La rupture de la vessie peut être spontanée ou produite par une blessure. Les causes qui s'opposent à la libre émission de l'urine : rétrécissements de l'urèthre, hypertrophie de la prostate, défaut de contractilité de l'organe, peuvent, en permettant l'accumulation exagérée de l'urine dans son réservoir, déterminer sa rupture. Les coups sur le bas-ventre, les chutes d'un endroit élevé, les efforts plus ou moins intenses pendant l'accouchement peuvent également produire le même accident.

Les symptômes de la déchirure de la vessie sont caractéristiques : douleur très-vive à la région hypogastrique au moment de l'accident, envie d'uriner qui ne peut être satisfaite, ventre ballonné, physionomie altérée. A ces accidents succèdent bientôt des hoquets, des vomissements, une odeur urineuse caractéristique, le refroidissement des extrémités et la mort.

Le lieu de la rupture de la vessie est facile à constater. Si elle s'est produite dans le bas-fond vésical, on obtient, par le toucher rectal, la sensation d'une tumeur fluctuante vers la région prostatique, et le bec d'une sonde introduit dans la vessie est facilement senti. Si elle s'est manifestée en avant, sans que le péritoine soit rompu, on peut constater, par la percussion et le palper, la présence de l'urine en arrière des muscles droits de l'abdomen.

La rupture de la vessie est rapidement et presque fatalement mortelle. Quelquefois, cependant, il se forme des abcès et des fistules qui peuvent livrer passage à l'urine, mais ce cas n'est pas le plus fréquent.

La première indication du traitement des ruptures de la vessie consiste à livrer rapidement un passage à l'urine épanchée dans le bassin. Si une sonde peut être introduite dans l'urèthre, on l'y laissera à demeure, en ayant soin de passer de temps à autre un mandrin dans son intérieur pour obvier à son obstruction. Si ce procédé est impraticable, on fera une incision sur le point où siége l'épanchement, et on y introduira une sonde. Des applications de sangsues aux régions périnéales et hypogastriques seront prescrites, et un régime sévère : diète, boissons peu abondantes, sera imposé au malade.

PLAIES DE LA VESSIE.

Les plaies de la vessie peuvent n'intéresser qu'une des tuniques de cet organe, ou bien être complètes, c'est-à-dire perforer toute l'épaisseur des parois vesicales.

Les sondes, les instruments lithotriteurs déterminent des plaies de la vessie de dedans en dehors ; les coups, les blessures d'armes blanches ou d'armes à feu, des plaies de dehors en dedans. Ces dernières sont généralement moins dangereuses que les premières, parce que l'urine peut s'écouler au dehors au lieu de s'infiltrer dans les tissus.

Les plaies de la vessie produisent une hémorrhagie et un écoulement d'urine par la plaie, si elles communiquent avec le dehors. Quelquefois, il se forme des caillots qui font obstacle à la sortie du liquide, et une rétention d'urine en est la conséquence.

Lorsqu'une plaie de la vessie ne guérit pas, ce qui arrive le plus souvent, elle détermine la mort par péritonite ou par infection urineuse.

L'indication la plus importante du traitement des plaies de la vessie est d'évacuer, le plus tôt possible après l'accident, l'urine que contient ce réservoir, au moyen d'une sonde introduite dans l'urèthre. L'instrument doit être placé à demeure jusqu'à cicatrisation de la plaie. S'il se produit des accidents inflammatoires, locaux ou généraux, on les combattra par des compresses d'eau glacée sur la région blessée, le repos absolu, la diète et l'abstention de boissons, surtout de liquides alcooliques. Si la vessie contenait des esquilles ou des balles, on les extrairait par la taille ou la lithotritie. Si elle contenait des caillots de sang, on leur appliquerait le traitement que nous avons indiqué au chapitre concernant l'hématurie.

HERNIES DE LA VESSIE.

Les vessies d'un volume considérable, ainsi que les vessies lâches et paralysées, peuvent faire hernie aux régions inguinales, crurales et vaginales.

Les hernies de la vessie forment une tumeur molle, fluctuante, nommée *cystocèle*, se vidant facilement par la pression. Cette pression détermine des envies d'uriner, et la tumeur se reproduit quelque temps après avoir été réduite. Lorsque la hernie est ancienne, la vessie adhère aux tissus voisins et, naturellement, ne peut plus être réduite. Les hernies de la vessie peuvent s'étrangler, exactement comme les hernies de l'intestin; une hernie intestinale complique fréquemment une hernie de la vessie.

Le diagnostic des hernies vésicales est souvent difficile, et parfois il a donné lieu à des erreurs de la part des médecins les plus instruits.

Le traitement des hernies de la vessie est uniquement palliatif; il faut se borner à maintenir en place la vessie avec des pelotes de formes appropriées.

VALVULES DE LA VESSIE.

Les valvules du col de la vessie sont constituées par une hypertrophie de la muqueuse vésicale, qui forme une espèce de soupape fermant l'orifice de l'urèthre et s'opposant au passage de l'urine. C'est une affection dont on a beaucoup trop exagéré la fréquence. Son diagnostic est difficile. Le cathétérisme, pratiqué par une main très-exercée, peut seul révéler l'existence des valvules. L'unique traitement efficace de cette affection consiste dans l'excision de la valvule.

Cette opération est loin d'être sans danger. Si le malade ne veut pas s'y soumettre, on se bornera à le sonder fréquemment pour faciliter la sortie de l'urine.

CORPS ÉTRANGERS DE LA VESSIE.

Il n'est pas rare de rencontrer des corps étrangers dans la vessie ; le plus souvent, ces corps y ont été introduits volontairement. Le fait s'observe fréquemment chez la femme.

Quelquefois, ils proviennent d'instruments accidentellement brisés dans la vessie pendant le

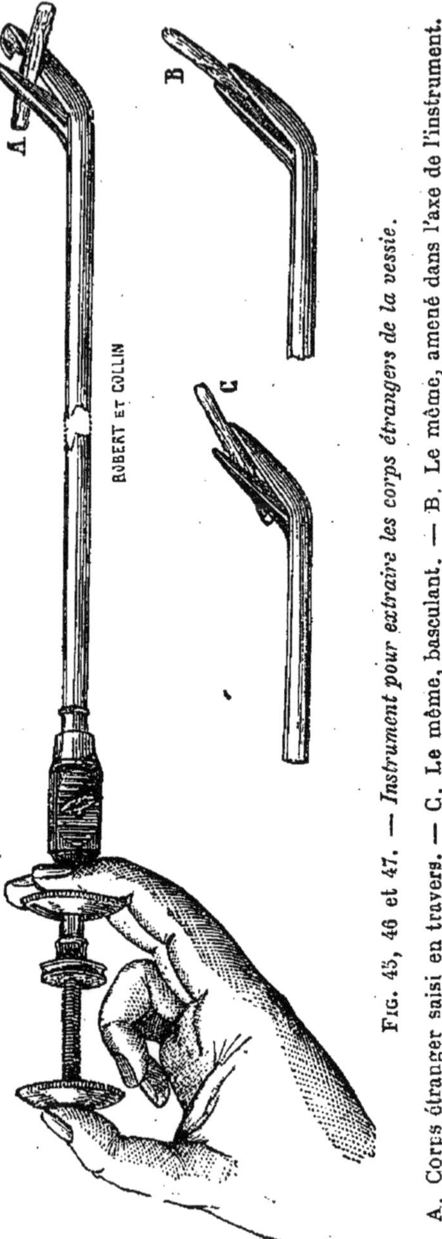

Fig. 45, 46 et 47. — *Instrument pour extraire les corps étrangers de la vessie.*

A. Corps étranger saisi en travers. — C. Le même, basculant. — B. Le même, amené dans l'axe de l'instrument.

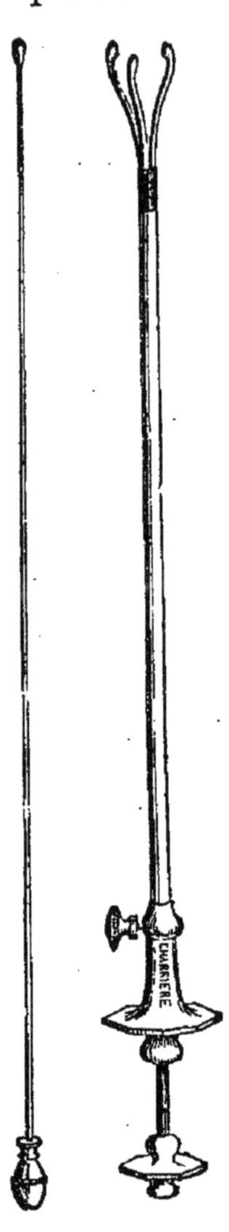

Fig. 48 et 49. — *Pince de Hunter pour extraire les corps étrangers de l'urèthre et de la vessie.*

cathétérisme, ou de projectiles lancés par une arme à feu.

La présence d'un corps étranger dans la vessie détermine des besoins fréquents d'uriner, et un commencement de cystite; quelquefois, des perforations de la vessie en sont la conséquence. Le corps étranger se recouvre de matières salines, notamment de phosphates ammoniaco-magnésiens, et devient ainsi le noyau d'un calcul.

L'existence de corps étrangers dans la vessie est facilement reconnue par l'exploration de cet organe avec une sonde métallique.

Les corps étrangers ne pouvant séjourner longtemps dans la vessie sans inconvénient, il est indispensable de les extraire.

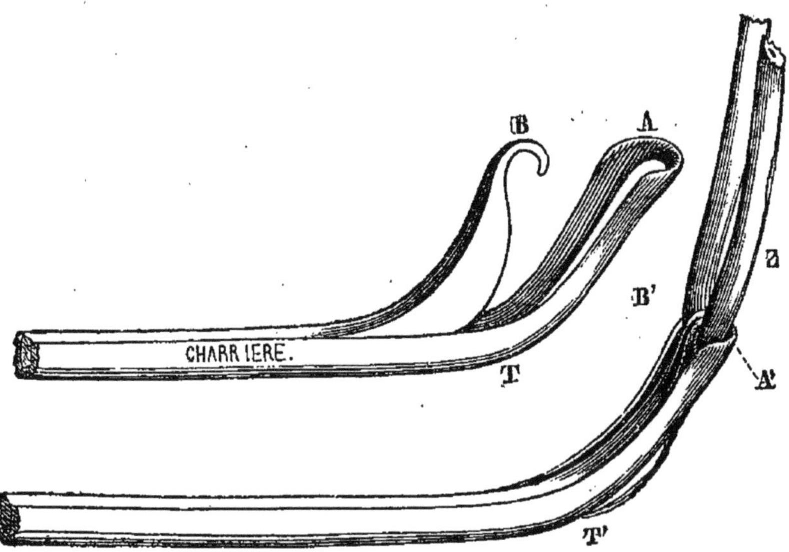

Fig. 50 et 51. — *Pince pour extraire les sondes perdues dans la vessie.*

A, A'. Bec-fenêtré.
B. Crochet.
A', B', S. Sonde saisie.

Si le corps est dur et volumineux, tel que le serait, par exemple, un fragment de biscaïen, on ne peut le retirer que par l'opération de la taille.

Si le corps, quoique volumineux, est peu résis-

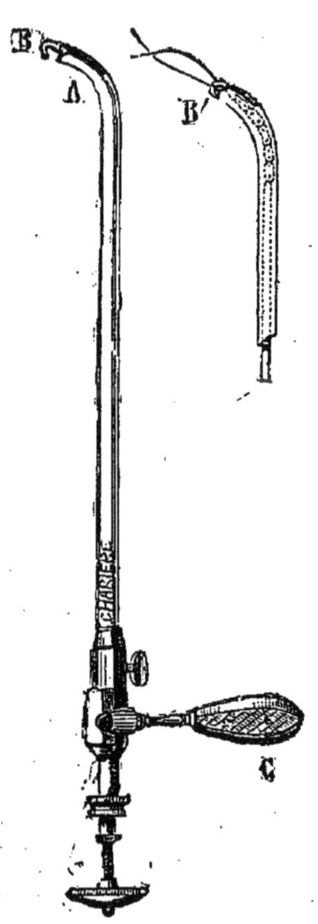

FIG. 52 et 53. — *Instrument à crochet pour extraire les épingles de la vessie.*

A. Sonde ouverte à son extrémité vésicale.
B. Crochet pour saisir et attirer l'épingle.
C. Clef à pignon.
B'. Epingle engagée dans la sonde.

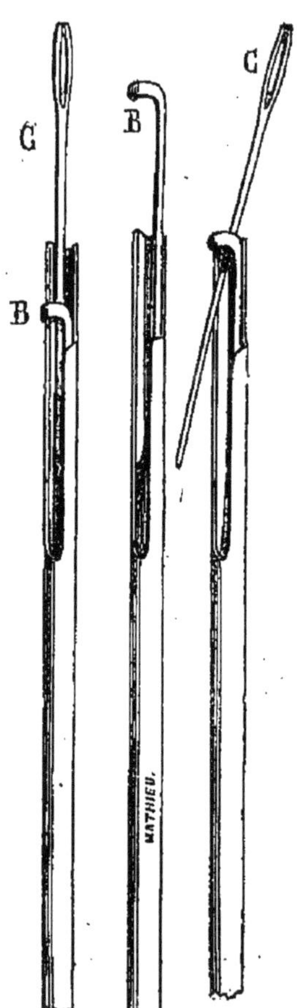

FIG. 54, 55 et 56. — *Instrument pour l'extraction des aiguilles introduites dans la vessie.*

C. C. Aiguilles.
BB. Crochet destiné à ramener l'aiguille dans l'axe de l'instrument.

tant, comme un fragment de cire à cacheter, par exemple, on le broie avec un appareil lithotriteur.

Si le corps est rigide et allongé, tel que la tige d'une sonde, on emploie pour le retirer des instruments qui le redressent et le dirigent dans l'axe de l'urèthre. Quelquefois, le corps étranger, quoique rigide, peut être recourbé : on a alors recours pour son extraction à une sonde métallique dans l'intérieur de laquelle le corps étranger, saisi et replié au moyen d'un crochet, est obligé de passer. C'est par ce procédé que s'enlèvent généralement les épingles à cheveux, que les femmes s'amusent souvent à s'introduire dans l'urèthre, dans le but de se procurer des sensations voluptueuses. « Plût à Dieu, dit Morgagni, que les femmes de notre pays sussent combien d'entre elles ont été enlevées prématurément de cette manière, au milieu des tourments les plus affreux. »

HYPERTROPHIE DE LA VESSIE.

Cette affection est caractérisée par l'épaississement des parois vésicales. Elle est généralement le résultat d'une inflammation chronique de la vessie, ou d'obstacles apportés à l'émission de l'urine (rétrécissement de l'urèthre, atonie vésicale, etc.).

L'hypertrophie de la vessie peut être générale ou siéger seulement en un point de cet organe.

Les fibres musculaires hypertrophiées de la vessie forment des sortes de colonnes (vessie à colonnes) entre lesquelles s'emprisonnent souvent des calculs. L'épaississement des parois peut être très-considérable et il en résulte quelquefois une diminution telle du volume de la vessie, que ce réservoir ne peut contenir que quelques cuillerées

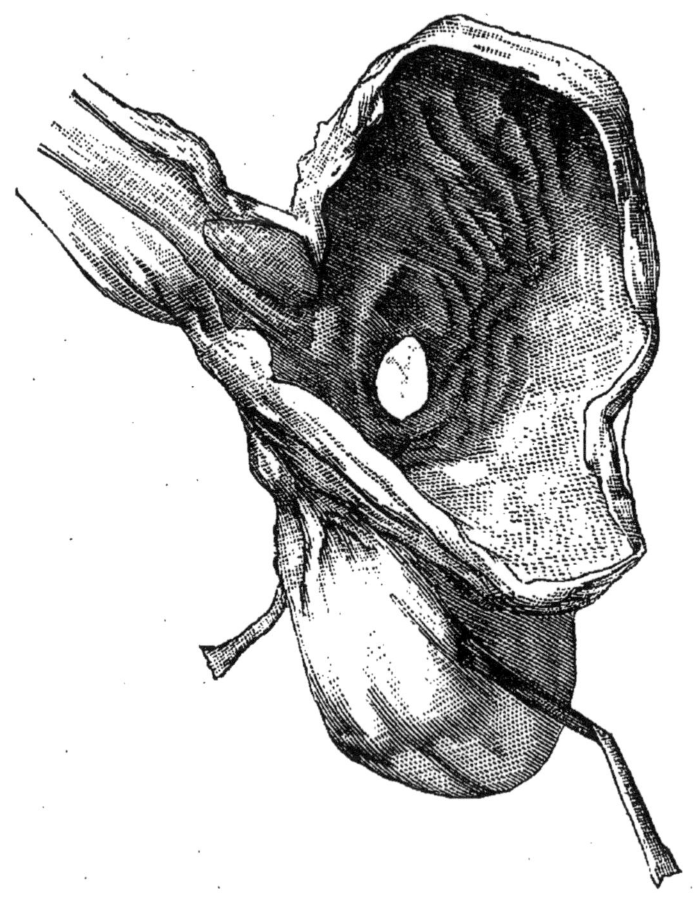

Fig. 57. — *Hypertrophie partielle de la vessie formant une poche dans laquelle s'accumule l'urine.*

Les deux uretères s'ouvrent dans la poche même. On voit l'orifice de la poche au milieu de la vessie. (Mallez.)

d'urine. Le malade éprouve alors des besoins d'uriner extrêmement fréquents.

Il arrive souvent qu'entre les faisceaux charnus épaissis de la vessie se forment des poches, sortes de vessies supplémentaires dont les parois sont constituées par la muqueuse vésicale. Elles abritent fréquemment des calculs volumineux et laissent difficilement échapper l'urine qu'elles contiennent. Il en résulte alors une inflammation plus ou moins vive de leurs parois.

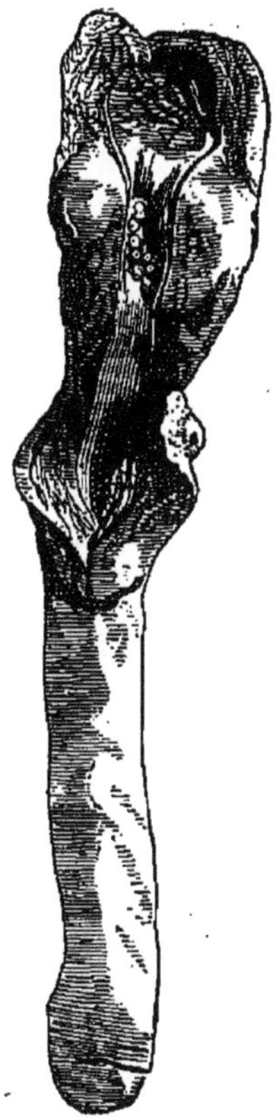

FIG. 58. — *Hypertrophie considérable des parois de la vessie.* La capacité de ce réservoir est diminuée au point de ne pouvoir contenir qu'une cuillerée d'urine. On voit des granulations très-apparentes dans la portion prostatique de l'urèthre.

Le cathéterisme, pratiqué par une main très-exercée, peut seul faire reconnaître l'existence de colonnes charnues dans la vessie. Quant aux poches, on peut soupçonner leur présence lorsque, après la miction, le malade éprouve de nouveau le besoin d'uriner, et urine quand on vient à comprimer la région hypogastrique.

Il n'existe aucun traitement spécial contre l'hypertrophie vésicale. Le malade devra uriner fréquemment, éviter les excès et, s'il est atteint de catarrhe ou d'atonie, combattre ces deux affections par les moyens que nous avons indiqués.

CHAPITRE XIV

DE LA RÉTENTION D'URINE.

Causes de la rétention d'urine. — Maladies dont elle est le symptôme. — Moyens de remédier à cet accident. — Cathétérisme avec des bougies filiformes. — Boutonnière périnéale. — Dangers et difficultés de cette opération. — Ponction hypogastrique. — Soins à donner aux malades après l'opération. — Ponction rectale. — Ponctions périnéales. — Appréciation de ces diverses méthodes.

La rétention d'urine est constituée par l'impossibilité d'évacuer ce liquide hors de la vessie. Cet accident, d'une gravité extrême, est un symptôme commun à plusieurs maladies de l'appareil urinaire. On le rencontre aussi dans certaines affections du cerveau et de la moelle épinière.

La rétention d'urine peut être complète ou incomplète. La rétention complète, caractérisée par l'impossibilité absolue de rendre une seule goutte d'urine, est quelquefois désignée sous le nom d'*ischurie*. La rétention incomplète, l'urine ne coulant que goutte à goutte, est nommée *strangurie*. La simple difficulté d'uriner est dite *dysurie*. Cette division est peu usitée aujourd'hui; on n'envisage plus que la rétention complète et la rétention incomplète.

Les causes qui déterminent le plus souvent la rétention de l'urine dans son réservoir sont la paralysie de la vessie, la contraction du col vésical, une hypertrophie de la prostate, la compression de l'urèthre par une tumeur ou un corps volumineux séjournant dans le rectum, un obstacle quelconque : fragment de sonde, calculs, graviers, caillots sanguins, mucosités, engagé dans le col de la vessie, et enfin les rétrécissements de l'urèthre. C'est à cette dernière cause qu'est due la majorité des cas de rétention d'urine observés.

Les symptômes de la rétention d'urine sont faciles à reconnaître. Envie fréquente d'uriner que le malade ne peut satisfaire, sentiment de pesanteur au périnée, tumeur dure au-dessus du pubis donnant un son mat à la percussion, tumeur fluctuante dans le rectum.

Si l'art n'intervient pas, les douleurs augmentent, le malade est extrêmement agité, la fièvre survient, accompagnée de sueurs exhalant une odeur urineuse, des vomissements se produisent et la mort arrive.

Quelle que soit la cause qui empêche la libre émission de l'urine, la première indication à remplir consiste à vider la vessie; on s'attaquera ensuite à la cause qui déterminait la rétention, afin de l'empêcher de se reproduire.

Il faut le moins possible essayer de pénétrer de force dans la vessie. Le cathétérisme forcé est une manœuvre dangereuse et qui n'aboutit pas souvent à un résultat utile. Au lieu d'arriver dans la vessie, on pénètre généralement dans les organes voisins.

Les dangers de cette opération sont connus depuis longtemps. Turquet, l'ayant pratiquée sur Henri IV, fut déclaré, malgré le succès obtenu, indigne d'exercer la médecine : *propter temeritatem, imprudentiam et ignorantiam.*

Il faut toujours mieux procéder avec lenteur, surtout si l'on a affaire à une rétention produite par un rétrécissement. Dans ce dernier cas, après avoir donné un grand bain au malade, on introduit dans l'urèthre une bougie filiforme de baleine, tortillée en spirale à son extrémité, et on la pousse contre l'obstacle en la tournant entre les doigts. Après avoir séjourné plusieurs minutes contre le rétrécissement, elle finit souvent par le franchir et arrive dans la vessie; elle sert alors de conducteur à l'urine, qui sort goutte à goutte. En retirant et en introduisant plusieurs fois l'instrument, on parvient généralement à vider la vessie.

Lorsque l'introduction d'une sonde ou d'une bougie est complétement impossible, ce qui constitue la minorité des cas, il faut se décider, comme dernière ressource, et quelle que soit la cause de la rétention, à pratiquer une boutonnière périnéale ou à faire la ponction vésicale.

BOUTONNIÈRE PÉRINÉALE.

La boutonnière périnéale est une opération qui a pour but d'ouvrir une issue à l'urine par le périnée. On la pratique en faisant une incision sur le raphé périnéal, de façon à tomber sur la région membraneuse de l'urèthre, et par la plaie on introduit une sonde dans la vessie. La ponction ainsi pratiquée ne peut évidemment être utile que dans le cas où l'obstacle siégerait dans la portion spongieuse du canal. Elle constitue une opération très-difficile, à cause de l'impossibilité qu'il y a souvent à retrouver le bout supérieur de l'urèthre dans la plaie et à y introduire une sonde. En outre, pour peu que le bistouri dévie, on est exposé à léser des organes importants. Il vaut mieux, par conséquent, à moins d'une habileté et d'une habitude extrêmes, préférer à la boutonnière la ponction vésicale.

PONCTION VÉSICALE.

La ponction vésicale est une opération qui consiste à ouvrir une voie artificielle à l'urine, en pénétrant dans les tissus qui avoisinent la vessie.

Ainsi que nous l'avons vu, en traitant de la

taille, on peut arriver à la vessie par trois voies différentes : le périnée, le rectum et le bas-ventre. Suivant que la ponction est faite dans une de ces trois régions, on la nomme : *ponction périnéale*, *ponction rectale* et *ponction hypogastrique*.

Ponction hypogastrique. — Pour pratiquer la ponction hypogastrique, le malade étant placé comme pour l'opération de la taille, on enfonce un trocart dans le bas-ventre, sur la ligne médiane, à 2 centimètres au-dessus de la symphyse pubienne.

On est averti qu'on est dans la vessie par le défaut de résistance et par la sortie d'une petite quantité d'urine qui coule entre la canule et le poinçon. On retire alors ce dernier et on fixe la canule par un ruban passé autour du corps, et lié aux anneaux de la plaque. En se couchant sur le côté, le malade urine facilement. Pour empêcher le liquide de sortir constamment, on adapte un petit bouchon à l'extrémité du tube. Lorsque les voies naturelles de l'urine sont rétablies, on retire la canule et on panse la plaie avec de l'eau froide.

La ponction hypogastrique est facile, en raison du peu d'épaisseur des tissus à traverser pour arriver à la vessie. Elle ne présente de difficulté que quand le sujet est très-gras, ou lorsque la vessie, très-contractée, ne s'élève pas au-dessus du pubis.

Ponction rectale. — Pour pratiquer la ponction rectale, le malade est placé comme pour l'opération de la taille. Le chirurgien introduit dans le rectum, jusqu'à la tumeur fluctuante formée par la vessie, le doigt indicateur de la main gauche et glisse le long de ce doigt un trocart dont il a fait rentrer la pointe. Lorsqu'il se trouve au sommet de la prostate, entre les vésicules séminales, il fait saillir le dard qui pénètre dans la vessie, et l'urine s'écoule par la canule de l'instrument.

La ponction rectale est une opération facile à exécuter et peu douloureuse. Elle n'est pas suivie d'infiltration urineuse, comme la ponction hypogastrique l'est quelquefois. Mais le séjour d'une sonde dans le rectum est excessivement incommode, et la plaie est souvent suivie de fistule.

Ponction périnéale. — La ponction périnéale est une opération abandonnée à cause des dangers auxquels elle expose, par suite de l'importance des organes à traverser pour arriver à la vessie. Elle se pratiquait en enfonçant un trocart à 2 centimètres de l'anus, sur une ligne fictive allant du raphé à la tubérosité de l'ischion.

CHAPITRE XV

DU CATHÉTÉRISME OU INTRODUCTION DES SONDES ET BOUGIES DANS LA VESSIE ET L'URÈTHRE.

Cas dans lesquels on pratique le cathétérisme. — Instruments usités pour cette opération : cathéter, bougies, sondes molles et sondes métalliques. — Cathétérisme chez l'homme. — Difficultés de l'opération. — Cathétérisme avec des sondes molles. — Moyen de fixer les sondes destinées à séjourner longtemps dans l'urèthre. — Cathétérisme chez la femme. — Moyen de fixer les sondes. — Accidents du cathétérisme. — Hématurie. — Absorption de l'urine. Fausses routes, etc.

L'opération par laquelle on fait pénétrer dans la vessie et dans l'urèthre une sonde, une bougie, un cathéter ou un instrument lithotriteur, a reçu le nom de *cathétérisme*. Elle se pratique dans des cas fort nombreux : pour vider la vessie, guérir un rétrécissement, servir de guide au bistouri, dilater l'urèthre, etc.

Lorsque l'introduction des instruments se fait facilement, l'opération est nommée *cathétérisme simple*; on la désigne sous le nom de *cathétérisme forcé*, si l'on ne peut franchir l'urèthre qu'au moyen d'efforts plus ou moins violents.

Instruments employés pour pratiquer le cathétérisme. — Les instruments avec lesquels on pratique le cathétérisme sont : le cathéter, les sondes ou algalies, et les bougies. Nous ne nous occuperons actuellement que des sondes et des bougies, les autres instruments ayant été décrits dans les chapitres précédents.

Les sondes destinées à pénétrer dans la vessie sont des tubes creux, rigides ou flexibles, arrondis à une de leur extrémité, ouverts à l'autre, et percés dans la partie destinée à être introduite dans la vessie d'un ou deux trous qui livrent passage à l'urine.

Les sondes flexibles sont faites en diverses substances, telles que la gutta-percha, le caoutchouc vulcanisé et des tissus recouverts de vernis. On les transforme facilement en sondes rigides en introduisant dans leur intérieur une petite tige de fer, nommée mandrin, recourbée à l'une de ses extrémités.

Les sondes métalliques se fabriquent en argent, en étain ou en maillechort ; ce sont des tubes cylindriques, de diamètre variable, légèrement recourbés à leur partie inférieure ; une de leur

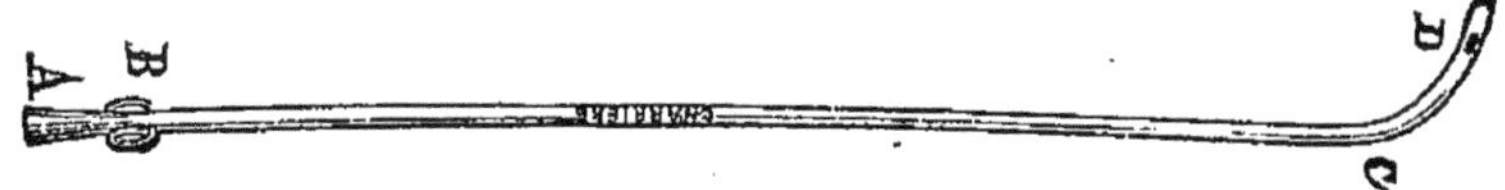

Fig. 59. — *Sonde métallique.*

A, Pavillon de la sonde.
B, Anneaux servant de point d'appui.
C, Courbure de la sonde.
D, OEil de la sonde.

extrémité, nommée *pavillon*, est ouverte; l'autre extrémité, désignée sous le nom de *bec de la sonde*, est arrondie et percée latéralement de deux trous nommés *yeux*, qui laissent pénétrer l'urine dans la cavité de l'instrument.

Le diamètre des sondes varie entre deux et dix millimètres, leur longueur entre vingt et trente centimètres.

La courbure des sondes dépend de l'usage auquel on les destine. Elle a varié suivant les temps et l'idée qu'on se faisait de la courbure de l'urèthre. La courbure moyenne de ce canal répond à un arc de cercle de neuf à dix centimètres de diamètre. On se sert, pour pratiquer le cathétérisme évacuatif, chez les vieillards, de sondes à très-grande courbure. Pour pratiquer l'exploration du col de la vessie, ou aller à la recherche des corps étrangers de la vessie, on emploie des sondes à courbure brusque, dites sondes coudées ou à béquille. Pour sonder la femme, on fait usage de sondes à faible courbure.

Cathétérisme chez l'homme. — Le malade étant couché sur un lit, la tête soutenue par un oreiller et les cuisses légèrement fléchies, le chirurgien, placé à son côté, saisit la verge à la base du gland, entre l'index et le pouce de la main gauche, la tire vers le pli de l'aine, et prenant de la main droite, par son pavillon, la sonde chauffée entre ses mains et enduite d'un corps gras, il l'introduit dans le canal, en la tenant comme une plume à écrire et la fait glisser dans l'urèthre parallèlement au ventre du malade. Lorsque l'instrument est arrivé à la symphyse pubienne, on le relève, puis on abaisse son pavillon entre les cuisses du sujet. Si la manœuvre a été bien exécutée, la sonde se trouve alors dans la vessie, On voit que dans cette série de mouvements, souvent divisés par les auteurs en trois temps, le pavillon de la sonde, d'abord parallèle au ventre, lui est ensuite perpendiculaire, puis décrit un arc de cercle en s'abaissant entre les cuisses. On reconnaît que la sonde est dans la vessie par la facilité qu'on éprouve à communiquer à son extrémité des mouvements latéraux et surtout par la sortie de l'urine.

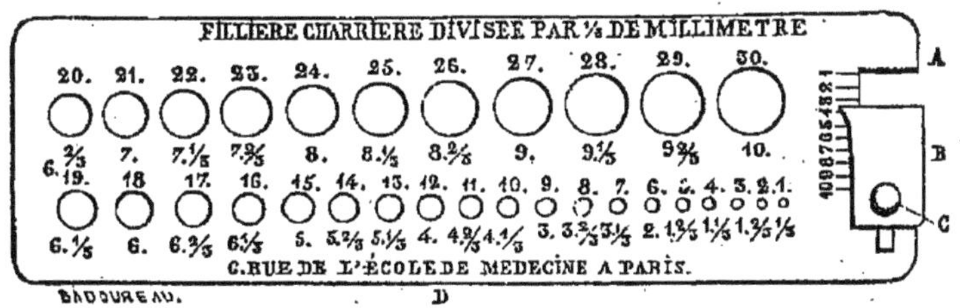

FIG. 60. — *Instrument pour mesurer le diamètre des bougies.*
AD. Plaque percée de trous.
AC. Plaque mobile.

La grande difficulté du cathétérisme consiste à abaisser la sonde au moment précis; si on l'abaisse trop tôt, son bec bute contre la symphyse pubienne, qui lui oppose une résistance insurmontable. Si on l'abaisse trop tard, on bute contre le fond du cul-de-sac du bulbe, et on s'expose à faire fausse route vers le rectum. Il faut dans ces deux cas retirer un peu l'instrument et tenter de l'introduire de nouveau. Il est absolument nécessaire, dans tous les cas, de procéder avec lenteur et ne jamais essayer de pénétrer de force dans la vessie sous peine d'occasionner de graves désordres.

La prostate forme quelquefois, chez les vieillards, en avant de la vessie, une saillie qui peut encore arrêter la sonde; il faut, dans ce cas, se servir d'instruments à brusque courbure et abaisser fort lentement le pavillon jusque entre les cuisses du malade.

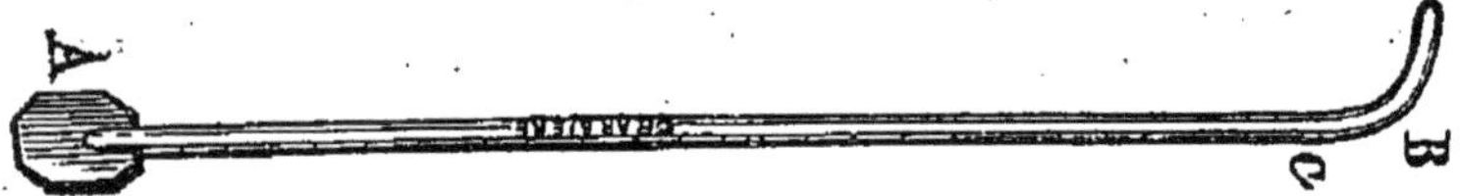

Fig. 61. — *Sonde prostatique.*

A. Point d'appui.
B, C. Bec et talon de la sonde.

La manière de pratiquer le cathétérisme que nous venons de décrire est la seule usitée de nos jours. Les anciens procédés, notamment celui dit le *tour de maître*, qui consistait à introduire la sonde sa courbure en bas et à lui faire décrire un demi-cercle quand elle était arrivée à la symphyse pubienne, sont complétement abandonnés. Il en est de même du cathétérisme avec des sondes droites, très-pratiqué à l'époque où l'on ne connaissait pas les instruments lithotriteurs courbes.

Le cathétérisme avec les sondes flexibles munies d'un mandrin s'exécute exactement comme le cathétérisme avec les sondes métalliques.

Le cathétérisme avec les sondes molles sans mandrin est généralement très-facile. Il suffit de tirer un peu la verge et de pousser doucement l'instrument dans le canal. C'est au moyen des sondes molles que les malades peuvent se sonder eux-mêmes.

Pour se sonder soi-même, on se place sur le dos ou assis, les talons près du siége, et, après avoir graissé la sonde flexible, on l'introduit dans la verge, préalablement relevée, et on pousse lentement l'instrument en le retirant au moindre obstacle.

Lorsqu'on a pénétré dans la vessie avec une sonde rigide ou flexible, il faut mettre le doigt sur l'extrémité de l'instrument pour empêcher l'urine de salir le linge du malade ; puis, en maintenant le pavillon plus bas que le col de la vessie, on fait écouler le liquide dans un vase quelconque ; un bassin plat est ce qu'il y a de préférable. On facilite la sortie de l'urine par quelques pressions sur la région hypogastrique. Si des mucosités ou des graviers venaient à obturer les yeux de la sonde, on les détournerait avec une tige de fer ou en poussant une injection dans l'instrument. Lorsque la vessie est vidée, on retire la sonde, en lui faisant décrire un arc de cercle.

Quand un obstacle quelconque, notamment un rétrécissement de l'urèthre, empêche l'introduction des sondes, il ne faut pas essayer de pratiquer le cathétérisme forcé. C'est une opération dangereuse qui exige une grande habileté et conduit rarement à de bons résultats. Il vaut mieux, ainsi que nous l'avons dit en traitant de la rétention d'urine, se servir de sondes ou de bougies d'un très-petit diamètre, et les laisser longtemps en contact avec l'obstacle; le plus souvent, on arrive ainsi à le surmonter.

Lorsqu'il est nécessaire de maintenir à demeure une sonde dans la vessie, soit pour faciliter la sortie de l'urine, soit pour empêcher ce liquide de s'échapper par une plaie, il faut se servir de sondes molles au lieu de sondes métalliques. On les introduit jusqu'à ce qu'il ne sorte de la verge que trois ou quatre centimètres de leur extrémité, et on les fixe au moyen d'un cordon de coton à une petite compresse ou à une bandelette de diachylon faisant le tour de la verge. Le bout supérieur de la sonde est fermé avec un bouchon, afin d'empêcher l'urine de sortir constamment; on maintient ensuite l'instrument couché sur le ventre au moyen d'un petit bandage.

Les sondes doivent séjourner dans la vessie le moins longtemps possible; leur présence détermine souvent, au bout de quelques jours, des accidents fort graves, tels qu'une hématurie, la perforation de la vessie, la formation d'abcès dans l'épaisseur de l'urèthre, une cystite, etc.

Cathétérisme chez la femme.— Chez la femme, le cathétérisme est extrêmement facile en raison du peu de longueur de son urèthre. On le pratique avec des sondes d'une très-faible courbure et d'une longueur de quinze centimètres seulement.

La malade étant couchée, les cuisses légèrement écartées et un peu fléchies sur le bassin, le médecin, placé du côté droit, écarte les petites lèvres avec le pouce et le médius de la main gauche, tandis qu'avec l'indicateur de la même main il dirige la sonde, que tient la main droite, dans le méat urinaire. Cette ouverture se trouve sur la colonne antérieure du vagin, au-dessous du clitoris. Lorsque l'instrument a franchi la symphyse du pubis, on abaisse légèrement son pavillon et on entre dans la vessie. On doit s'habituer à pratiquer le cathétérisme chez la femme sans la découvrir, ce qui est facile, du reste, en suivant avec le doigt indicateur les organes génitaux d'arrière en avant jusqu'à la saillie de la colonne antérieure du vagin.

Pour maintenir les sondes à demeure chez la femme, on attache au pavillon de l'instrument un ruban qu'on fixe à un bandage en T double, c'est-à-dire à un bandage faisant le tour du corps et d'où tombe en avant et en arrière une autre bande.

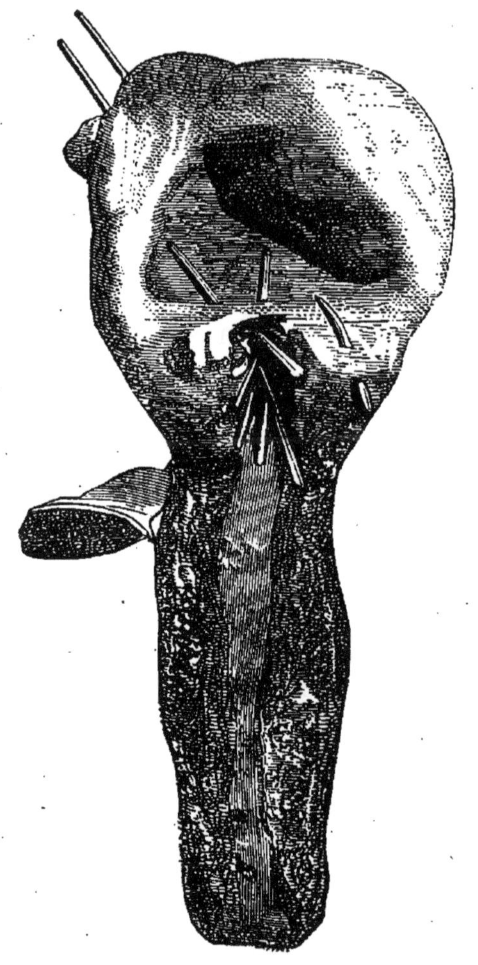

FIG. 62. — *Fausses routes complètes des lobes latéraux et moyens de la prostate faites par un malade sur lui-même en se sondant.*

Accidents du cathétérisme. — Les principaux accidents du cathétérisme sont l'hémorrhagie, surtout chez les sujets sondés pour la première fois; une douleur plus ou moins vive, chez les individus atteints d'affections de l'urèthre et de la vessie; la syncope, chez les personnes très-nerveuses; l'absorption de l'urine à la suite d'un éraillement du canal, d'où peut résulter de la fièvre, des frissons et des douleurs dans les articulations (arthrite uréthrale); et enfin des fausses routes dans les tissus avoisinant l'urèthre et la vessie.

Les fausses routes constituent l'accident le plus commun du cathétérisme; elles siégent principalement dans la portion bulbeuse de l'urèthre, et ensuite dans la portion prostatique; elles sont plus rares dans la portion spongieuse. Leur longueur est très-variable, on les a vues quelquefois dépasser quinze centimètres. Lorsque les fausses routes sont incomplètes, c'est-à-dire quand elles pénètrent dans les tissus sans arriver jusqu'à la vessie ou le rectum, elles guérissent assez facilement. Les fausses routes complètes sont, au contraire, ordinairement suivies d'infiltrations urineuses, de phlegmons du bassin et de fistules.

Les exemples de fausses routes complètes se rencontrent assez fréquemment dans la région prostatique chez les vieillards qui se sondent eux-mêmes et qui ont une hypertrophie de la prostate. La figure qui accompagne la page précédente, dessinée d'après une pièce de la collection de M. Mallez, en est un exemple. La portion transversale de la prostate est traversée par cinq ou six bouts de sonde, qui marquent autant de fausses routes faites par le malade.

On reconnaît quelquefois qu'on s'engage dans une fausse route aux mouvements saccadés et irréguliers de la sonde, au changement de sa direction normale, constaté par l'introduction du doigt dans le rectum, et à l'hémorrhagie qui se manifeste après le cathétérisme. Ces signes sont loin, malheureusement, d'être certains. Ce dont le chirurgien peut seulement être sûr, c'est qu'il n'a pas pénétré dans la vessie, lorsqu'il ne voit pas l'urine sortir par l'extrémité de la sonde.

On peut reconnaître la direction des fausses routes au moyen de bougies en cire ou en gutta-percha, ramollies par la chaleur, qui en rapportent des empreintes assez exactes.

Quand on sonde un malade dont l'urèthre présente des fausses routes, il faut employer des sondes de gomme élastique, et, autant que possible, faire suivre à la sonde la paroi supérieure du canal.

Les fausses routes ne réclament aucun traitement, lorsque l'instrument n'a pas pénétré dans le rectum ou la vessie; s'il y avait pénétré, il faudrait maintenir une sonde à demeure dans la vessie, ou sonder le malade fréquemment pour empêcher le passage de l'urine par la plaie.

CHAPITRE XVI

DE L'INCONTINENCE D'URINE.

Causes de l'incontinence d'urine. — Degrés divers de l'incontinence. — Incontinence nocturne. — Sa coïncidence avec des accès d'épilepsie. — Influence des lésions des centres nerveux sur la production de l'incontinence d'urine. — Elle se termine ordinairement par la paralysie ou la folie. — Causes de l'incontinence nocturne chez les enfants. — Erreurs professées à ce sujet. — Absurdité des moyens proposés pour remédier à l'incontinence d'urine chez les enfants. — Traitement de l'incontinence. — Électricité. — Hydrothérapie. — Régime. — Moyens thérapeutiques. — Cantharides. — Seigle ergoté. — Strychnine. — Belladone, etc. — Moyens palliatifs.

L'incontinence d'urine est caractérisée par l'émission involontaire de ce liquide.

Une blessure faisant communiquer la vessie avec le dehors produira une incontinence d'urine, mais ce symptôme disparaîtra avec la lésion qui l'avait provoqué. L'incontinence que nous voulons étudier dans ce chapitre est celle qui est indépendante de toute lésion apparente de la vessie.

L'incontinence d'urine est le symptôme d'affections fort diverses. Un calcul engagé dans le col vésical, la déformation du col par une hypertrophie de la prostate, un rétrécissement de l'urèthre, une paralysie de la vessie, une cystite, l'épuisement nerveux consécutif aux abus du coït, une lésion des centres nerveux peuvent la produire. L'incontinence due à cette dernière cause est une des plus fréquentes et en même temps une des plus méconnues.

L'incontinence d'urine est souvent le symptôme de la rétention de ce liquide dans son réservoir. Lorsque, en effet, les parois de la vessie sont paralysées, le liquide qui s'accumule constamment dans cet organe s'écoule goutte à goutte au dehors, lorsque sa capacité n'est plus suffisante pour le contenir. L'existence d'une tumeur à la région hypogastrique et la matité donnée à la percussion font facilement reconnaître la plénitude de la vessie, et, par suite, la cause de l'incontinence apparente.

L'incontinence d'urine se présente avec des degrés fort divers, depuis celui de l'individu qui perd involontairement quelques gouttes d'urine après avoir uriné, jusqu'à celui du paralytique qui laisse échapper toute l'urine contenue dans sa vessie au fur et à mesure qu'elle y arrive.

L'incontinence tenant à une lésion des centres nerveux peut se pressentir de longues années d'avance. Le sujet perd d'abord quelques gouttes d'urine après avoir uriné, ou lorsqu'il se lève après être longtemps resté assis. Plus tard, l'urine s'écoule la nuit, pendant des rêves où le malade s'imagine uriner volontairement. Généralement, l'incontinence progresse lentement, ainsi que la lésion nerveuse dont elle est le symptôme, et le malade ne s'aperçoit de la première, ainsi que de la seconde, que longtemps après leur début.

L'incontinence d'urine, symptomatique d'une affection nerveuse, ne se produit fréquemment que la nuit et à des intervalles assez éloignés, tous les quinze à vingt jours, par exemple. Dans ce cas, elle est le plus souvent le résultat d'un accès nocturne d'épilepsie. Les attaques d'épilepsie, ne se manifestant que la nuit, ne sont pas rares, en effet, bien que généralement elles passent inaperçues, jusqu'au jour où les accès, se répétant de plus en plus, finissent par attirer l'attention du malade et du médecin.

J'ai observé, il y a quelques années, deux cas curieux d'épilepsie qui ne m'ont été révélés que par l'existence d'une incontinence nocturne d'urine à des intervalles assez éloignés, et quelques troubles nerveux légers dont l'ensemble m'a permis cependant de prédire longtemps d'avance la dépression future de l'intelligence chez les sujets qui en étaient atteints. Prédiction que l'événement n'a que trop justifiée.

L'épilepsie est une névrose qui passe souvent ignorée, parce que le public et parfois aussi les médecins, ne désignent habituellement sous ce nom que les attaques accompagnées de convulsions violentes, projection à terre, perte de connaissance, etc.

L'épilepsie sans manifestations apparentes, ne se révélant que par quelques accès nocturnes, et par la perte très-momentanée de l'intelligence, ou par quelques tics nerveux pendant le jour, est infiniment plus redoutable, au point de vue des désordres intellectuels futurs, que l'épilepsie qui se manifeste par des attaques violentes. Un savant confrère, le docteur Legrand du Saulle, médecin de Bicêtre, si compétent en cette matière, me le répétait encore tout récemment. Ce sont ces épileptiques méconnus qui commettent des crimes sans motif, dont le premier individu qu'ils rencontrent en certains moments peut devenir victime.

En résumé, l'incontinence d'urine, qu'elle existe chez l'enfant ou chez l'adulte, est le plus souvent un symptôme fâcheux d'une affection des centres nerveux, et les incontinents finissent, dans la majorité des cas, par la paralysie générale ou par la folie. Chez le vieillard, le pronostic de l'incontinence est moins sérieux, parce que chez eux elle peut résulter d'une simple atonie de la vessie, affection souvent purement locale.

Au point de vue du traitement et du pronostic, il est extrêmement important de déterminer la cause de l'incontinence d'urine. La vessie, ainsi que les organes voisins, doit être examinée avec le plus grand soin. L'incontinence est-elle le résultat de la dilatation du col de la vessie par un calcul, évidemment elle disparaîtra avec la cause qui l'a produite et présentera peu de gravité. Il en sera de même de celle résultant d'un rétrécissement de l'urèthre ou d'une cystite.

Quant à l'incontinence résultant d'une lésion des centres nerveux, elle ne se reconnaît que par un examen très-minutieux du sujet et de ses antécédents. Sans doute, si la marche du malade est incertaine: si, les yeux ouverts ou fermés, il ne peut se tenir dans la station verticale, la lésion nerveuse est évidente et le diagnostic est facile. Mais il en est tout autrement si les symptômes de l'affection nerveuse sont obscurs, et une étude attentive des moindres habitudes du sujet pourra seule aider un médecin expérimenté à poser un diagnostic.

Lorsque l'incontinence se manifeste la nuit à des intervalles assez éloignés, tous les quinze ou vingt jours, par exemple, l'épilepsie est probable. Si l'incontinence se produit habituellement le jour, une lésion de la moelle ou du cerveau est à craindre, et la paralysie ou la folie sont en germe.

L'incontinence nocturne chez les enfants est quelquefois, mais beaucoup plus rarement que tous les auteurs le prétendent, le résultat de la paresse du petit malade, qui ne veut pas se déranger pour satisfaire son besoin. Plus rarement encore, elle est le résultat d'un très-profond sommeil. Quant à l'incontinence due à l'exagération de la puissance musculaire de la vessie, nous la considérons comme plus que problématique. Nous posons comme règle que l'incontinence d'urine chez l'enfant est presque constamment le symptôme d'une altération des centres nerveux. L'enfant incontinent a presque toujours parmi ses ascendants des paralytiques, des aliénés ou des épileptiques.

On comprend, d'après ce qui précède, à quel point tous les moyens d'intimidation préconisés par quelques médecins pour prévenir l'incontinence nocturne chez les jeunes sujets sont absurdes. Ils ne peuvent avoir et n'ont effectivement d'autres résultats que d'abrutir complétement de malheureux enfants dont le système nerveux est déjà plus ou moins affecté.

Le traitement de l'incontinence d'urine varie avec les causes qui la produisent. Est-elle due à la présence d'un calcul engagé dans le col de la vessie, on enlèvera le calcul. Reconnaît-elle pour cause une cystite, une hypertrophie de la prostate, un rétrécissement de l'urèthre, on traitera ces affections. Si elle résulte d'une lésion des centres nerveux, le traitement sera beaucoup plus difficile. Les toniques (quinquina, ferrugineux, etc.) seront administrés sous toutes leurs formes. On prescrira l'hydrothérapie, qui, dans ces cas, est réellement fort utile. A défaut d'hydrothérapie, les bains de siége froids, d'une durée d'une à deux minutes, suivis de frictions énergiques avec un linge rude, seront administrés tous les matins. L'électricité a aussi donné de bons résultats; M. Mallez l'a plusieurs fois employée avec succès. Le repos moral, l'exercice, une bonne alimentation, des bains aromatiques, les injections fréquentes d'eau très-froide dans la vessie, le séjour à la campagne ou sur les bords de la mer seront des adjuvants précieux du traitement.

Tout en ayant recours aux moyens qui précèdent, on pourra, contre l'incontinence symptomatique d'une lésion nerveuse, prescrire quelques-uns des remèdes suivants :

La teinture de cantharides (15 gouttes par jour), le seigle ergoté (1 à 2 gr. par jour), la poudre de noix vomique (50 centig. par jour), la strychnine (1 centig. par jour), la belladone (1 centig. par jour, en élevant graduellement la dose jusqu'à 10 centig.), la poudre de valériane (1 à 2 gr. par jour).

Nous devons dire que nous professons à l'égard de ces agents thérapeutiques une confiance excessivement modérée. L'hydrothérapie, l'exercice, le séjour à la campagne, le repos moral et les divers moyens hygiéniques que nous avons indiqués plus haut, nous paraissent infiniment préférables à tous les médicaments.

Lorsque l'incontinence d'urine résiste à tous les moyens dirigés contre elle, il n'existe d'autre ressource que de faire porter constamment au malade un vase spécial dit *urinal*, dans lequel l'urine s'écoule. On fixe ce vase à l'extrémité de la verge ou au bas du pantalon. Dans ce dernier cas, on le fait communiquer avec l'urèthre au moyen d'un tube de caoutchouc.

CHAPITRE XVII

DE L'HÉMATURIE OU PISSEMENT DE SANG.

Causes de l'hématurie. — Le sang peut provenir des reins, des uretères, de la vessie ou de l'urèthre. — Symptômes des diverses sortes d'hématuries. — Traitement de l'hématurie. — Injections d'eau froide avec les sondes à double courant. — Perchlorure de fer, tannin, acide gallique, etc.

L'hématurie est caractérisée par un écoulement de sang par l'urèthre.

Le sang qui s'écoule par ce canal peut être pur ou mélangé d'une certaine quantité d'urine. Souvent, ce liquide se trouve mélangé en proportion si considérable au sang, que ce n'est qu'à l'aide de l'examen microscopique qu'on peut constater l'existence des globules sanguins.

L'hématurie est le symptôme de lésions fort diverses. Le sang qui s'écoule par l'extrémité de la verge peut provenir des reins, des uretères, de la vessie ou de l'urèthre. Déterminer d'une façon précise son origine est souvent très-difficile.

L'hémorrhagie provenant des reins ou des uretères reconnaît pour causes les blessures, les contusions dans la région lombaire et la présence de calculs dans les reins. L'urine mélangée de sang venant des reins contient ordinairement des tubes albumineux moulés sur les tubes urinifères, dont on constate assez facilement la présence au microscope. La petite quantité de sang qu'elle contient est ordinairement minime et lui donne une teinte rose peu foncée.

L'hématurie causée par des calculs des reins est généralement accompagnée de douleurs vives, subites et intermittentes.

L'hémorrhagie provenant de la vessie est causée par des contusions ou des blessures dans la région hypogastrique, par la présence d'un calcul, d'un polype, d'un cancer, ou d'un ulcère de la vessie, ou enfin par une cystite aiguë. Le sang ne sort pas pur, il est mélangé avec l'urine, dont la coloration devient roussâtre.

Quand le sang, au lieu de venir des reins ou de la vessie, vient de l'urèthre, ce qui arrive à la suite d'opération sur cet organe, il coule d'une façon permanente sans être mélangé d'urine, sauf pendant la miction. Une blennorrhagie, des fausses routes avec une sonde causent fréquemment cette forme d'hématurie.

Les hémorrhagies du rein sont les plus rares, celles de la vessie et de l'urèthre les plus communes. Quatre-vingt-dix fois sur cent, l'hématurie indique l'existence d'un calcul dans la vessie ou dans les reins. Elle se produit chez les calculeux à la suite d'écarts de régime, d'abus de coït, d'exercices prolongés d'équitation, de l'usage de purgatifs drastiques, etc., causes qui peuvent quelquefois, du reste, provoquer une hématurie chez un individu nullement calculeux.

L'hématurie résulte parfois de certains états généraux tels que le scorbut, les fièvres graves, la suppression d'hémorrhagies périodiques, menstruations ou hémorrhoïdes.

L'hématurie étant, ainsi que nous venons de le voir, le symptôme de maladies très-diverses, sa gravité est liée à la gravité de la maladie qui l'a produite.

Aussitôt que l'existence d'une hématurie a été constatée, on doit appliquer des compresses d'eau froide sur le ventre, administrer des lavements froids, et pratiquer des irrigations d'eau froide dans la vessie avec une sonde à double courant. En même temps, on donne à l'intérieur des astringents : perchlorure de fer, tannin, etc. On emploiera avec avantage une des formules suivantes :

1° Perchlorure de fer. . . . . . 1 gr.
Eau sucrée. . . . . 100 —

2° Tannin. . . . . 1 —
Eau . . . . 100 —

3° Acide gallique. . . . . 1 gr.
Eau . . . . 100 —

A prendre par cuillerées ou demi-verres tou les dix minutes.

Les injections dans la vessie de liquides caustiques, tels que le nitrate d'argent, le perchlorure de fer, etc., sont dangereuses et ne doivent pas être prescrites.

L'hémorrhagie arrêtée, on s'assurera si le malade urine facilement, et dans le cas où des caillots viendraient à obturer l'urèthre, on pratiquerait le cathétérisme.

Il n'est pas rare de voir l'hématurie accompagnée d'une rétention d'urine résultant de l'obturation de l'urèthre par la présence de caillots sanguins. On y remédie en pratiquant le cathétérisme avec une sonde creuse dans laquelle on promène un mandrin. Si l'on ne parvient pas par ce moyen à faire sortir les caillots que contient la vessie, on essaye de les dissoudre en pratiquant des injections d'eau tiède avec une sonde à double courant. Si cette manœuvre n'est pas suivie de succès, on aspire les caillots ramollis par l'injection avec une seringue adaptée au pavillon d'une sonde. Dans certains cas, le sang forme dans la vessie un caillot tellement consistant et volumineux, que son extraction, même avec les appareils lithotriteurs, présente de sérieuses difficultés.

Les individus sujets aux hématuries doivent éviter toutes les causes susceptibles de produire cet accident : excès alcooliques, abus du coït, drastiques, équitation, etc. Ils feront habituellement usage d'eau de goudron, de tisane de chiendent, et remédieront à l'anémie consécutive aux hémorrhagies par le fer, le quinquina et une bonne alimentation.

CHAPITRE XVIII

DES RÉTRÉCISSEMENTS DE L'URÈTHRE.

Causes des rétrécissements de l'urèthre. — Rétrécissements organiques et retrécissements spasmodiques. — Forme, nombre et siége des rétrécissements. — Marche des rétrécissements. — Leur influence sur le moral des malades. — Symptômes des rétrécissements de l'urèthre. — Envies fréquentes d'uriner. — Difficulté d'uriner. — Douleur en urinant. — Déformation du jet. — Ecoulement involontaire de quelques gouttes d'urine après la miction. — Aspect de l'urine. — Lésions fonctionnelles de divers organes. — Symptômes révélés par l'exploration de l'urèthre. — Bougies exploratrices. — Forme, composition et graduation des bougies destinées à explorer les rétrécissements.

Nature et cause des rétrécissements. — Les rétrécissements de l'urèthre sont caractérisés par une diminution du calibre de ce canal, dans une étendue plus ou moins considérable.

La présence d'un calcul dans l'urèthre, l'existence d'une tumeur, le gonflement de la muqueuse uréthrale, la dilatation variqueuse des vaisseaux de l'urèthre, la contraction spasmodique des fibres de ce canal, et enfin la formation d'un tissu cicatriciel, à la suite d'une inflammation ou d'une plaie, sont les causes les plus habituelles des rétrécissements de l'urèthre.

Les rétrécissements produits par un tissu cicatriciel consécutif à une plaie ou à une inflammation, sont de beaucoup les plus communs. C'est cette classe de rétrécissements qu'on désigne habituellement sous le nom de *rétrécissements organiques.*

Les rétrécissements de l'urèthre apparaissent rarement sans cause accidentelle bien déterminée, cependant certains individus paraissent y être héréditairement prédisposés. Une légère inflammation, qui aurait été sans conséquence chez un sujet normalement constitué, provoquera rapidement chez eux un rétrécissement. C'est ainsi qu'on voit quelquefois des enfants de 10 ans présenter tous les symptômes de cette affection.

L'immense majorité des rétrécissements de l'urèthre résulte des inflammations et ulcérations de ce canal, causées par la blennorrhagie et surtout par les injections caustiques qu'emploient contre elle certains spécialistes, qui préparent ainsi aux chirurgiens toute une génération de sujets rétrécis. Sur 100 blennorrhagiques, il y en a certainement 90 qui sont ou seront atteints un jour de rétrécissements de l'urèthre.

On a quelquefois pris la contracture du col de la vessie qui accompagne la névralgie vésicale, ou l'obturation de l'urèthre par la contraction momentanée, sous l'influence de l'irritation, produite par le passage d'une bougie, des muscles enveloppant ce canal; pour un rétrécissement organique de l'urèthre. Il est même arrivé qu'on a soumis des malades atteints de ces rétrécissements supposés, à des traitements tels que les cautérisations, l'incision, etc., qui ont précisément eu pour résultat de produire le rétrécissement qui n'existait pas. Un praticien exercé évitera facilement cette erreur. La contraction spasmodique des muscles de la portion membraneuse du canal et la contracture du sphincter de la vessie ne sont pas accompagnées de tous les symptômes propres aux rétrécissements de l'urèthre. Du reste, lorsque la bougie est restée quelque temps en place, la contraction disparaît et l'instrument passe facilement.

On peut craindre la manifestation d'un rétrécissement spasmodique quand on sonde des sujets dont l'urèthre est très-irritable. L'introduction de bougies laissées en place quelques minutes pendant plusieurs jours, finit toujours par vaincre cet état, et le passage des instruments ne produit bientôt plus de contraction.

Forme, longueur et siége des rétrécissements. — Les rétrécissements de l'urèthre peuvent occuper toute la circonférence de ce canal ou en atteindre seulement une partie. Dans la majorité des cas, le rétrécissement ressemble à l'étranglement que produirait une ligature serrée sur l'urèthre.

La longueur des rétrécissements est généralement peu considérable. Quand ils n'ont pas été produits par une blessure, ils sont linéaires. On

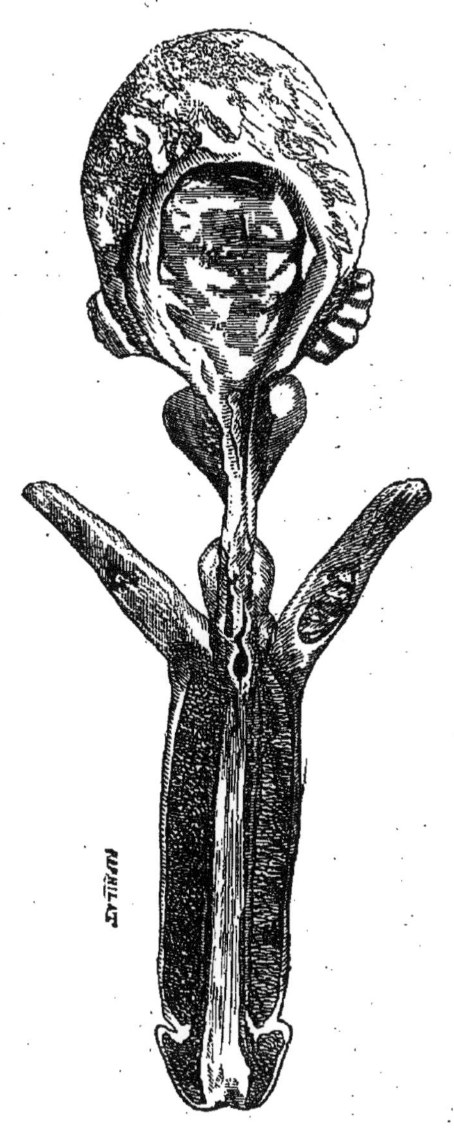

Fig. 63. — *Rétrécissement de l'urèthre au tiers postérieur de la portion spongieuse, un peu en avant du bulbe.*

en a cependant mentionné de 2 à 3 centimètres de longueur, mais ils sont rares.

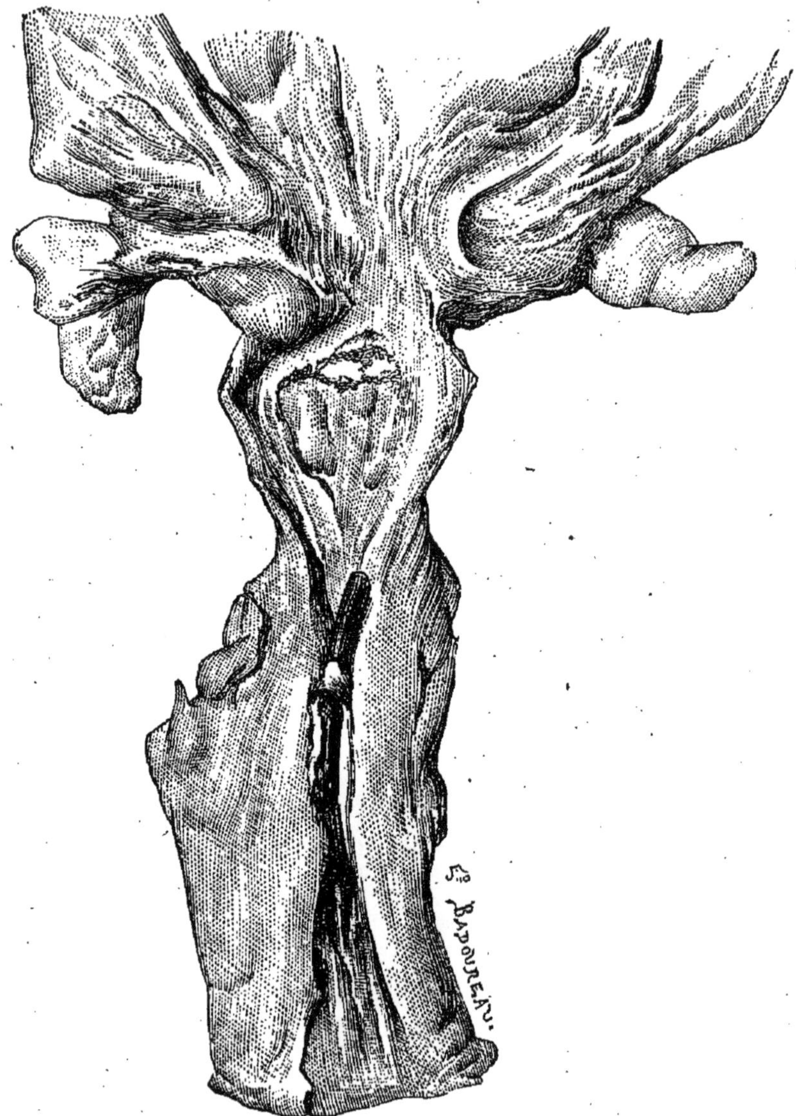

Fig. 64.— *Rétrécissement urinaire, dit* bridiforme, *dans lequel on a introduit un bout de sonde pour mieux le montrer. En arrière du rétrécissement, on remarque une dilatation très-marquée de la portion membraneuse de l'urèthre. La prostate était atrophiee.* (Collection Mallez.)

Ordinairement on ne rencontre qu'un rétrécissement chez le même individu ; quelquefois cependant il en existe plusieurs, séparés par un intervalle plus ou moins long.

Les rétrécissements de l'urèthre peuvent siéger dans tous les points de ce canal, mais le plus souvent on les rencontre à l'union des portions spongieuses et membraneuses, au niveau de la symphyse pubienne, à 12 ou 15 centimètres de distance de l'extrémité du méat urinaire.

Marche des rétrécissements. — Abandonnés à eux-mêmes, les rétrécissements de l'urèthre augmentent rapidement, et le passage de l'urine finit par devenir impossible. Une rétention d'urine, suivie de toutes ses conséquences se manifeste tôt ou tard, si l'art n'intervient pas à temps.

Influence des rétrécissements sur l'état physique et moral des malades. — Un rétrécissement uréthral, même léger, a toujours un retentissement plus ou moins considérable sur l'appareil génito-urinaire. Les catarrhes de la vessie, les néphrites, l'incontinence d'urine, la rétention de ce liquide, les troubles de la digestion, la stérilité, l'hypochondrie, etc., sont ses conséquences.

Il n'est pas d'affection qui exerce sur le moral une influence plus profonde que les rétrécissements de l'urèthre. La difficulté et le besoin fréquent d'uriner obligent les malades à vivre seuls, à fuir les dîners, les soirées et les réunions. Leur sommeil, fréquemment interrompu, n'est nullement réparateur et le régime sévère qu'ils sont obligés de s'imposer, contribue à les affaiblir. L'affaiblissement du corps, les craintes, malheureusement trop légitimes, des suites redoutables de leur affection exaltent outre mesure l'impressionnabilité nerveuse des malades, qui finissent souvent par chercher dans une mort volontaire un remède à une existence devenue trop lourde. Les maladies des voies urinaires en général, et les rétrécissements de l'urèthre en particulier, sont une cause de suicide relativement fréquente.

Symptômes des rétrécissements. — Les symptômes des rétrécissements de l'urèthre sont assez nombreux pour ne laisser aucun doute sur l'existence de la lésion. Parmi eux plusieurs sont communs à diverses affections des voies urinaires et n'acquièrent de valeur que par leur ensemble. Les autres sont caractéristiques, mais pour asseoir avec sûreté son diagnostic, le praticien ne devra en négliger aucun.

Les symptômes les plus fréquents des rétrécissements de l'urèthre sont les suivants :

Envies fréquentes d'uriner. — Par suite de la résistance opposée au passage de l'urine par les rétrécissements, la contractilité de la vessie s'épuise avant qu'elle soit vide, et le malade ne peut expulser en une seule fois le liquide contenu dans ce réservoir. Il en résulte que les besoins d'uriner renaissent rapidement. Ils peuvent se répéter au point de ne laisser aucun repos au malade.

Au début de l'affection, les envies d'uriner ne dépassent que de très-peu les nécessités normales, et ne deviennent fréquentes que sous l'influence d'excès de table, d'abus du coït ou d'excitants quelconques.

Difficulté d'uriner et douleur en urinant. — La plupart des individus atteints de rétrécissements de l'urèthre sont obligés de faire des efforts plus ou moins considérables pour uriner. Quelquefois ils sont forcés de prendre un point d'appui sur les objets environnants. L'émission de l'urine est alors fort lente et accompagnée d'élancements douloureux dans l'urèthre, particulièremont au début de la miction.

Déformation du jet. — Pendant l'émission, le jet de l'urine a perdu de sa force et de son volume, il sort bifurqué ou s'enroule sur lui-même en forme de vrille, et, au lieu d'être lancé à une certaine distance, il tombe aux pieds du malade. Quand le rétrécissement est très-prononcé, le jet n'a que la grosseur d'un fil et l'urine s'écoule goutte à goutte.

Ecoulement involontaire de quelques gouttes d'urine après la miction. — Ce signe est souvent le seul qui se manifeste au début des rétrécissements de l'urèthre. Après la miction, quelques gouttes d'urine échappées à l'action expultrice de la vessie s'accumulent derrière le rétrécissement, et s'écoulent ensuite involontairement goutte à goutte sous la seule influence des lois de la pesanteur.

Le malade, en sentant son linge mouillé, s'aperçoit facilement de la perte involontaire qu'il éprouve.

Suintement uréthral. — L'écoulement d'un liquide séro-purulent, de couleur jaunâtre, connu vulgairement sous le nom de *goutte militaire*, se rencontre habituellement chez les individus atteints de rétrécissements de l'urèthre. Insensible le jour, cet écoulement apparaît le matin à l'entrée du méat urinaire sous forme de gouttelettes semi-liquides, qui collent quelquefois ses bords. Les écarts de régime, la marche, le coït augmentent cet écoulement, qui souvent disparaît spontanément.

Aspect de l'urine. — Par suite de son séjour prolongé dans la vessie, l'urine irrite la muqueuse et finit par produire un catarrhe vésical. Le liquide prend alors l'aspect particulier propre aux urines catarrhales, c'est-à-dire qu'il laisse déposer par le repos une couche d'un blanc grisâtre composée de mucosités.

Lésions fonctionnelles de divers organes. — Aux symptômes des rétrécissements de l'urèthre que nous venons d'énumérer, nous pouvons ajouter quelques troubles généraux d'intensité variable qui se manifestent du côté de plusieurs organes, notamment des reins, de l'estomac et du cœur : — digestions difficiles, palpitations, douleurs rénales, — qui contribuent à augmenter l'état d'inquiétude et de tristesse dans lequel vivent habituellement les individus atteints de rétrécissements uréthraux.

Symptômes révélés par l'exploration de l'urèthre. — Un malade qui présente la réunion des symptômes que nous venons d'énumérer a très-probablement un rétrécissement de l'urèthre ; mais la certitude n'existera que lorsqu'on aura exploré attentivement son urèthre au moyen de bougies.

Pour pratiquer l'exploration de l'urèthre dans les cas supposés de rétrécissement de cet organe, on se sert de bougies à boule ou à olive, c'est-à-dire terminées par un petit renflement sphérique ou olivaire. L'instrument est introduit dans l'urèthre jusqu'à ce que l'opérateur éprouve une résistance. C'est en ce point qu'existe le rétrécissement. Si l'on force le passage rétréci, la bougie continue facilement sa course. Quand on la retire, elle bute de nouveau contre le rétrécissement et nécessite un petit effort pour pouvoir être ramenée. Par ce moyen fort simple, on peut facilement apprécier l'existence et le siége d'un rétrécissement.

Pour connaître sa forme, on introduit dans l'urèthre et on y laisse séjourner quelques instants une bougie en cire graduée. La cire se ramollit et indique par sa déformation, lorsqu'on la retire, la nature de l'obstacle qui l'a arrêtée dans sa marche. Si son extrémité est ployée et tassée sur elle-même, elle a été buter dans le cul-de-sac du bulbe ou elle a été arrêtée par une contraction de la partie membraneuse. Si elle porte une rainure circulaire plus ou moins forte, elle a rencontré un rétrécissement. Si sa surface présente des empreintes anguleuses, elle a rencontré des fragments de calculs ou des graviers obstruant l'urèthre.

Quelquefois, l'urèthre est irritable au point de ne pouvoir supporter le contact d'aucun instrument sans qu'il en résulte une contraction énergique des muscles de la portion membraneuse, qu s'oppose à l'entrée de la bougie. On atténue cette irritabilité en introduisant tous les jours pendant quelques minutes, jusqu'à l'obstacle, des bougies d'un très-petit calibre. Il est rare qu'au bout de quelques jours la tolérance du canal ne devienne pas suffisante pour laisser passer les instruments explorateurs.

Il existe certains rétrécissements qu'on ne peut franchir avec les bougies les plus fines, ce sont ceux qui, placés alternativement sur l' on euu l'autre paroi de l'urèthre, modifient la direction de ce canal au point de lui donner quelquefois la forme d'un Z. Mais ces cas sont fort rares. Avec une bougie tortillée en spirale, un praticien exercé arrive presque toujours à franchir les rétrécissements dont les ouvertures ne sont pas en rapport.

Bougies employées pour l'exploration de l'urèthre. — Les bougies employées pour l'exploration de l'urèthre peuvent être composées de différentes substances : minérales, végétales ou animales. Celles dites en gomme, formées, comme on sait, d'un canevas de soie enduit d'huile

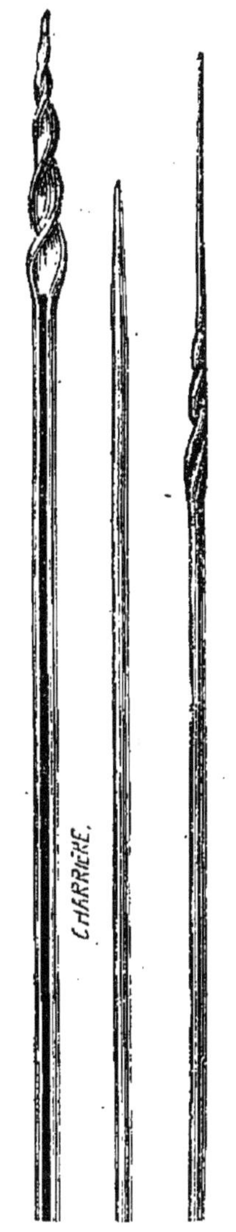

FIG. 65. — *Bougies de diverses formes,*

de lin bouillie avec de la litharge, sont généralement préférées aux bougies métalliques. Elles se plient parfaitement aux sinuosités d'un canal irrégulier. Les bougies en baleine sont fort utiles pour l'exploration des rétrécissemenis filiformes.

La forme des bougies peut être très-variée. On les fait coniques, cylindriques, olivaires, à boule, droites, courbes, tortillées, suivant les exigences. Ces bougies, surtout celles de cire, peuvent être enduites de divers médicaments destinés à agir sur l'urèthre; on leur donne dans ce cas le nom de *bougies médicamenteuses*.

Quelle que soit la forme ou la composition des bougies destinées à être introduites dans l'urèthre, il est nécessaire de connaître avec précision leur diamètre exact, afin de pouvoir passer sans crainte d'erreur d'une dimension déterminée à une dimension insensiblement plus forte. On emploie dans ce but une filière percée de trous, ayant chacun une dimension déterminée; suivant que la bougie passe dans tel ou tel trou, elle a tel ou tel diamètre. La filière la plus usitée est celle de Charrière, dont les trous vont en augmentant d'un tiers de millimètre.

CHAPITRE XIX

TRAITEMENT DES RÉTRÉCISSEMENTS DE L'URÈTHRE.

Méthodes employées pour le traitement des rétrécissements de l'urèthre. — Traitement médical. — Traitement par dilatation. — Dilatation permanente. — Dilatation temporaire. — Dilatation forcée. — Traitement des rétrécissements de l'urèthre par incision. — Uréthrotomie interne. — Accidents de l'opération. — Uréthrotomie externe. — Complications de l'uréthrotomie. — Traitement des rétrécissements par cautérisation. — Galvano-caustique. — Procédé de MM. Mallez et Tripier. — Appréciation des divers traitements proposés contre les rétrécissements de l'urèthre. — Supériorité et simplicité de la dilatation temporaire. — Cas dans lesquels les autres méthodes sont utiles.

Les moyens proposés pour guérir les rétrécissements de l'urèthre sont : le traitement médical ou traitement sans opération, et le traitement chirurgical, comprenant la dilatation du canal rétréci au moyen de bougies, l'incision du rétrécissement avec un instrument tranchant, opération dite *uréthrotomie,* et la cautérisation de la partie rétrécie. Nous allons décrire ces diverses méthodes et nous apprécierons ensuite le degré d'utilité de chacune d'elles.

Traitement médical des rétrécissements de l'urèthre.—Le traitement médical des rétrécissements de l'urèthre est plutôt utile pour préparer le malade au traitement chirurgical que comme moyen de guérison définitive. Il ne pourrait guère réussir à lui seul que dans les cas de rétrécissements dus à la tuméfaction passagère de la muqueuse uréthrale, ou contre les rétrécissements spasmodiques.

Cette méthode consiste dans l'ensemble des moyens suivants : régime sévère, repas peu abondants, suppression du vin et des liqueurs, entretenir la liberté du ventre, éviter les courses trop longues à pied ou à cheval, prendre une grande quantité de boissons aqueuses pour rendre l'urine moins concentrée, faire habituellement usage d'eau de goudron, et user fréquemment de bains tièdes. Si pendant la miction le malade éprouve de vives douleurs, on lui fait tremper la verge dans de l'eau tiède et la frictionner ensuite avec une des pommades suivantes :

	gr. cent.
Axonge	30
Extrait de belladone. . . .	0 5

Ou :

	gr. cent.
Axonge	30
Iodure de plomb	0 50

Contre les besoins d'uriner fréquents que ressent le malade pendant la nuit, on conseillera le suppositoire suivant :

	gr. cent.
Beurre de cacao	10
Camphre.	0 10
Extrait de belladone. . . .	0 02

Ce suppositoire, préalablement enduit de beurre frais ou de cérat, sera introduit le soir dans le rectum.

Dans la grande majorité des cas, ces moyens, ainsi que nous le disions plus haut, auront peu d'influence sur la marche d'un rétrécissement; mais ils auront l'avantage de calmer les douleurs, de rendre l'évacuation de l'urine plus facile et de permettre au malade de subir avec avantage un traitement chirurgical. Quelle que soit donc la nature d'un rétrécissement, avant, pendant et quelque temps après le traitement, il faut soumettre le malade au régime que nous venons d'indiquer.

Le traitement qui précède, utile dans tous les cas et que beaucoup de chirurgiens dédaignent bien à tort, est indispensable lorsque la susceptibilité de l'urèthre est considérable, ou que le rétrécissement a déjà produit divers accidents inflammatoires. Si l'on ne réussissait pas par ce moyen à calmer la sensibilité de l'urèthre, il faudrait faire prendre au malade trois à quatre cuillerées par jour d'une solution de bromure de potassium, contenant 15 grammes de bromure pour 100 grammes d'eau, et injecter à plusieurs reprises le même liquide dans l'urèthre.

Traitement des rétrécissements de l'urèthre par dilatation. — Cette méthode consiste à écarter mécaniquement les parois de l'urèthre avec une sonde.

La dilatation est dite temporaire, quand l'instrument dilatateur ne séjourne qu'un intervalle de temps assez court dans l'urèthre et permanente, si on l'y maintient à demeure jusqu'à guérison entière du rétrécissement.

La *dilatation permanente* se pratique au moyen de sondes dont on augmente chaque jour le diamètre. Une sonde assez petite pour franchir le rétrécissement est introduite dans l'urèthre. On la laisse en place pendant 24 heures, puis on lui substitue une nouvelle sonde d'un diamètre plus considérable. Une sonde plus grosse est ainsi introduite chaque jour dans l'urèthre jusqu'à guérison complète du rétrécissement.

Ce procédé, employé par Desault, Dupuytren et leurs élèves, présente de sérieux inconvénients. D'abord, il oblige le malade à garder constamment la chambre; et ensuite, l'irritation causée par la présence d'un corps étranger dans l'urèthre détermine souvent une inflammation fort vive de ce canal et de la vessie, d'où résultent un écoulement purulent et parfois la production de nouveaux rétrécissements. La dilatation permanente est donc une mauvaise méthode, et la dilatation temporaire doit toujours lui être préférée.

La *dilatation temporaire* se pratique en introduisant dans l'urèthre une petite bougie en rapport avec l'orifice du rétrécissement, et ne la laissant séjourner qu'un temps assez court, une minute pour commencer, et même moins la première fois si la sensibilité de l'urèthre est trop vive. Chaque jour, on augmente le diamètre de la bougie et le temps pendant lequel on la laisse séjourner; il faut éviter cependant de la laisser en place plus d'une heure. Beaucoup de spécialistes considèrent même l'espace d'une heure comme trop considérable et ne laissent jamais une bougie dans l'urèthre plus de 2 ou 3 minutes.

Pour introduire les bougies dans l'urèthre, le chirurgien saisit la verge avec le pouce et l'indicateur de la main gauche, et, de la main droite, fait pénétrer lentement l'instrument en lui faisant décrire un mouvement de vrille. Quand il sent de la résistance, il ralentit la pression afin de ne pas provoquer de spasme de l'urèthre.

Au début du traitement, on ne doit passer la bougie qu'une fois tous les deux ou trois jours. Plus tard, on la passe tous les jours, puis deux ou trois fois par jour, en n'oubliant jamais d'introduire le numéro de la bougie employée la veille avant de passer au numéro suivant.

La durée du traitement des rétrécissements de l'urèthre par la dilatation temporaire est de deux à trois semaines. Il est terminé quand l'urèthre reçoit sans souffrance des bougies de 8 à 9 millimètres. Pour éviter les récidives, le malade doit se passer une bougie dans le canal chaque semaine, puis chaque quinzaine, et enfin chaque mois.

Les bougies de gomme sont généralement celles dont on se sert pour pratiquer la dilatation temporaire. Les bougies de cire, se ramollissant trop facilement, sont abandonnées. Les bougies de métal sont préférées par quelques chirurgiens, parce qu'elles opèrent plus vite que les bougies flexibles.

Dans le traitement des rétrécissements de l'urèthre par dilatation, il est bon d'employer des bougies terminées par un petit renflement sphérique ou olivaire.

On peut rattacher aux deux procédés que nous venons de décrire la méthode dite *dilatation forcée,* qui se pratique : soit avec une grosse bougie métallique qu'on force à franchir le rétrécissement, soit avec une petite sonde en métal, formée de deux lames qui peuvent être réunies ou écartées à la volonté de l'opérateur. L'instrument étant introduit dans l'urèthre, on fait subir à ses branches un écartement qui dilate brusquement les parois du canal. Ce procédé expose l'urèthre à des déchirures et à tous les accidents qui peuvent en être la suite : abcès urineux, infiltrations urineuses, etc. ; il est aujourd'hui à peu près abandonné.

Traitement des rétrécissements de l'urèthre par incision ou uréthrotomie. — L'uréthrotomie ou incision de l'urèthre, peut se diviser en uréthrotomie interne et uréthrotomie externe. L'uréthrotomie interne est une incision pratiquée dans le canal de l'urèthre. L'uréthrotomie externe est une incision faite aux téguments extérieurs pour arriver à l'urèthre. La première méthode procède de dedans en dehors ; la seconde, de dehors en dedans. Nous allons les étudier successivement.

Uréthrotomie interne. — L'uréthrotomie interne est une opération pratiquée depuis une époque fort reculée ; mais ce n'est que de nos jours qu'elle est devenue un procédé opératoire usuel.

La forme des instruments employés pour pratiquer l'uréthrotomie est très-variable. Ils se composent généralement d'une sonde terminée par un renflement olivaire, contenant une ou deux lamelles qui font saillie lorsqu'on pousse l'extrémité de la tige à laquelle elles sont fixées.

L'instrument est introduit fermé dans l'urèthre où il est guidé au moyen d'une très-mince bougie vissée à son extrémité. Lorsque le renflement olivaire vient buter contre le rétrécissement, on pousse la tige qui fait saillir les lames et le rétrécissement se trouve incisé. On fait alors rentrer les lames dans l'olive et on retire l'instrument.

L'incision par ce procédé a lieu d'avant en ar-

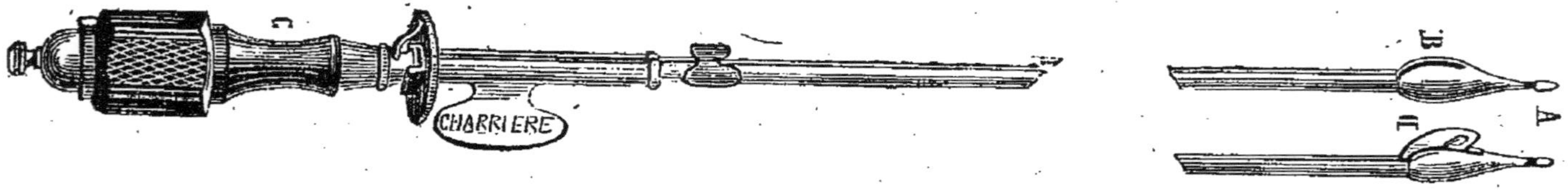

Fig. 66, 67 et 68. — *Uréthrotome à olive.*

A, Capuchon protecteur.
B, Olive fendue pour loger la lame de l'uréthrotome.
D, Lame à levier.
C, Manche pour tenir l'instrument.

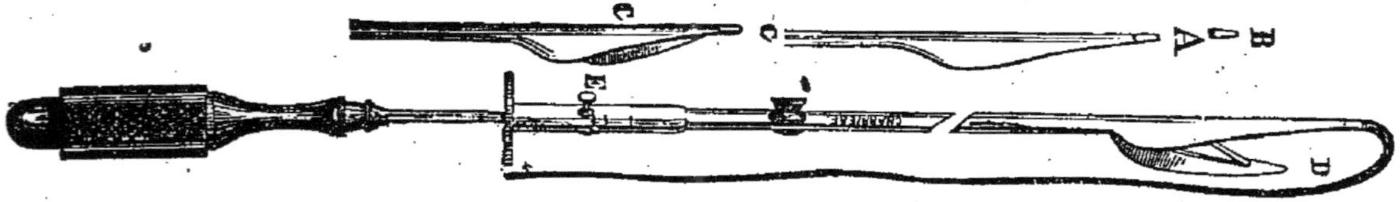

Fig. 69 et 70. — *Uréthrotome Charrière, agissant à volonté d'arrière en avant ou d'avant en arrière.*

A, Extrémité de l'instrument taraudée pour recevoir le capuchon B ou une bougie filiforme conductrice.
C, Lame agissant d'avant en arrière.
D, Lame agissant d'arrière en avant.
E, Bouton à vis pour fixer la lame.

rière. Quand on veut la faire d'arrière en avant, ce qui est toujours préférable, on construit l'instrument de façon à modifier la direction des lamelles. Après avoir fait franchir le rétrécissement par l'olive, on la ramène en avant jusqu'à ce qu'elle vienne buter en arrière de la partie rétrécie; alors on fait mouvoir le mandrin à l'extrémité duquel sont fixées les lames. Le débridement opéré, on ferme l'instrument et on le retire.

La dimension du débridement varie au gré de l'opérateur. Autrefois on faisait les incisions très-petites, aujourd'hui on les fait très-longues.

Avant de pratiquer l'uréthrotomie, il est bon d'émousser la sensibilité de l'urèthre en y plaçant quotidiennement une bougie pendant quelques minutes plusieurs jours avant l'opération.

Il existe à peu près autant d'uréthrotomes que de praticiens spéciaux; aucun de ces instruments n'étant absolument parfait, chacun veut avoir le sien; mais la plupart sont construits sur le principe des précédents : toujours une lame cachée dans une olive, qu'un mécanisme quelconque fait saillir à la volonté de l'opérateur. L'uréthrotome de Maisonneuve diffère cependant des précédents. Il se compose d'une sonde fendue sur toute sa longueur, dans laquelle peut glisser une lame triangulaire, mousse à son sommet, tranchante sur ses bords. L'instrument étant intro-

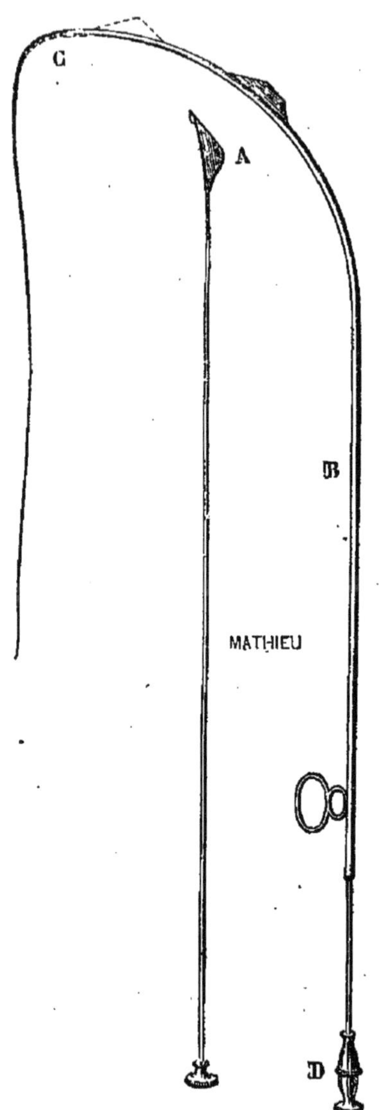

Fig. 71 et 72. — *Uréthrotome à lame courante de Maisonneuve.*

A, Lame triangulaire mousse à son sommet.

B, Gaine dans laquelle s'engage la tige portant la lame A.

C, Bougie destinée à guider la sonde dans l'urèthre.

D, Poignée de la tige portant la lame A.

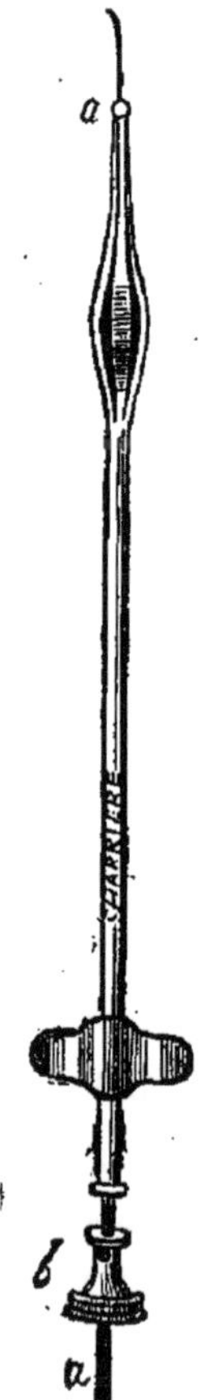

Fig. 73. — *Dilatateur de Vergne,* pour dilater l'urèthre.

aa, Stylet conducteur.

b, Ecrou.

duit dans l'urèthre au moyen d'une bougie très-mince vissée à son extrémité, on place la lame dans la sonde cannelée et on lui fait parcourir rapidement toute sa longueur. D'après l'auteur, l'incision ne porterait que sur la partie rétrécie de l'urèthre et jamais sur la portion ayant conservé son calibre normal. Ce procédé est d'une pratique très-facile et donne des résultats rapides, ainsi que nous avons pu nous en convaincre plusieurs fois ; mais les récidives paraissent à craindre à beaucoup de chirurgiens. Il est vrai qu'il en est de même avec tous les procédés connus d'uréthrotomie.

Après l'opération, il est indispensable de placer une sonde à demeure dans l'urèthre, pendant environ 48 heures. Il faut introduire la sonde avec prudence afin de ne pas aller buter dans les incisions.

Beaucoup d'opérateurs font suivre l'uréthrotomie de la dilatation temporaire de l'urèthre ; c'est un excellent procédé.

L'opération de l'uréthrotomie est parfois suivie de divers accidents dont les principaux sont : l'hémorrhagie, l'infiltration urineuse et la fièvre uréthrale. Des applications locales d'eau froide constituent le meilleur remède à opposer à l'hémorrhagie.

Nous renvoyons aux parties de cet ouvrage concernant l'infiltration urineuse pour le traitement de cette affection. Nous ferons seulement remarquer que l'infiltration urineuse se produit souvent lorsque le malade urine sans sonde, immédiatement ou quelques heures après l'uréthrotomie. L'absorption de l'urine par la plaie paraît être la cause des accidents.

Uréthrotomie externe. — L'uréthrotomie externe consiste à inciser les rétrécissements de l'urèthre de dehors en dedans, c'est-à-dire en allant de la peau vers l'urèthre. Cette opération peut se pratiquer de diverses manières. Généralement, on introduit une sonde cannelée dans l'urèthre et on la pousse jusqu'à l'endroit où le rétrécissement vient l'arrêter. On incise le canal sur ce point, et arrivé au contact de l'instrument, on essaye d'introduire dans l'ouverture du rétrécissement deux stylets fins qu'on écarte afin de guider le bistouri destiné à inciser la partie rétrécie. Si l'on ne peut réussir à introduire les stylets, on incise sur la ligne médiaire et on va en tâtonnant à la recherche du bout postérieur de l'urèthre, puis on introduit une sonde dans la vessie par la plaie. Cette opération a reçu le nom d'*uréthrotomie externe sans conducteur*. Lorsqu'on peut faire franchir le rétrécissement par une fine sonde cannelée, on se guide sur la cannelure de la sonde pour guider le bistouri. C'est l'*uréthrotomie externe avec conducteur*.

Traitement des rétrécissements de l'urèthre par cautérisation. —Le traitement des rétrécissements de l'urèthre par divers caustiques, le nitrate d'argent fondu, notamment, portés sur le rétrécissement au moyen d'une sonde à l'extrémité de laquelle est fixé le caustique, est une opération abandonnée. La mobilité de l'urèthre fait qu'il est fort difficile d'arriver avec précision sur la partie rétrécie, et quand bien même la chose serait facile, on obtiendrait comme résultat final de l'opération une plaie qui en se cicatrisant reproduirait toujours le rétrécissement Cette méthode, fort ancienne, repose sur l'idée que les rétrécissements seraient produits par des végétations ou des carnosités de l'urèthre. Le chirurgien Loyseau traita par la cautérisation un rétrécissement de l'urèthre dont était atteint Henri IV.

Il ne faudrait pas confondre avec la cautérisation par les caustiques, la *galvano-caustique chimique,* méthode imaginée en 1852, par Ciniselli de Cremone, et appliquée dans ces dernières années à la cure des rétrécissements de l'urèthre par MM. Mallez et Tripier. La galvano-caustique consiste dans la décomposition des tissus sous l'influence des courants électriques. Les cicatrices qu'elle donne sont dans certaines circonstances bien déterminées, molles et peu rétractiles. Dans les mains de ces praticiens, cette méthode a rendu de très-réels services pour la cure radicale des rétrécissements. Des malades opérés depuis cinq ans n'ont pas présenté de récidives. Malheureusement, l'application de la galvanocaustique exige une grande habileté manuelle et des appareils coûteux qui ne sont pas à la portée de tous les praticiens. Nous renverrons ceux qui voudraient l'approfondir à la brochure que ses auteurs lui ont consacrée.

Appréciation des diverses méthodes de traitement des rétrécissements de l'urèthre. — Les divers procédés de traitement des rétrécissements de l'urèthre que nous venons de décrire ont, chacun, leur utilité dans des cas bien déterminés. Aucun d'eux n'est absolument parfait et ne saurait avoir la prétention de remplacer tous les autres.

Nous avons dit que le traitement médical était très-utile pour préparer le malade à subir le traitement chirurgical. Le soulagement qu'il procure est souvent même considéré par les malades comme une guérison définitive ; mais c'est là une erreur que le médecin ne doit pas encourager.

Le premier traitement à essayer contre les rétrécissements de l'urèthre, celui qui est le moins dangereux et qui donne les meilleurs résultats, est la dilatation temporaire avec des bougies dont on augmente progressivement le calibre et qu'on ne laisse séjourner dans l'urèthre que pendant un temps très-court.

La dilatation permanente et la dilatation forcée sont des méthodes dangereuses auxquelles il ne faut que bien rarement avoir recours.

Lorsqu'un rétrécissement ne se laisse pas dilater, ce qui se produit pour les rétrécissements fort anciens, ou si, tout en se laissant dilater, il revient sur lui-même, ce qui arrive pour les rétrécissements siégeant dans la portion pénienne de l'urèthre, il faut pratiquer l'uréthrotomie interne en la faisant suivre de la dilatation temporaire. Cette méthode donne encore de bons résultats ; mais malheureusement, tôt ou tard, les rétrécissements finissent presque toujours par se reproduire.

Quant à l'uréthrotomie externe, il ne faut la pratiquer que dans les cas de rétrécissements infranchissables, alors que les autres procédés sont inapplicables. C'est une opération dangereuse, mais nécessaire.

La cautérisation est, ainsi que nous l'avons dit, une opération complétement abandonnée.

La galvano-caustique chimique est une méthode qui donne d'utiles résultats et qui passera certainement dans la pratique lorsqu'on sera parvenu à simplifier son manuel opératoire et à fabriquer des piles donnant, sous un petit volume, une quantité d'électricité suffisante.

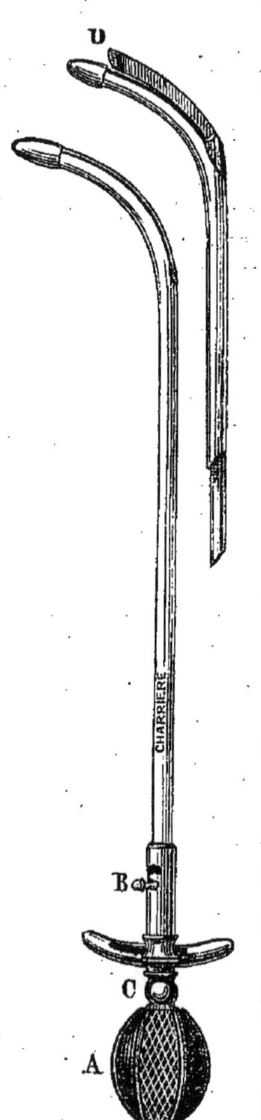

FIG. 74 et 75. — *Scarificateur uréthrotome pour les rétrécissements des parties profondes de l'urèthre.*
AC, Manche de l'instrument.
B, Verrou.
D, Lame coupante.

FIG. 76 et 77. — *Dilatateur pour la dilatation forcée de l'urèthre.*
AB, Vis destinées à maintenir l'instrument ouvert ou fermé.

CHAPITRE XX

PLAIES ET CONTUSIONS DE L'URÈTHRE. — POLYPES DE L'URÈTHRE. DIFFORMITÉS DE L'URÈTHRE.

Plaies de l'urèthre. — Gravité, causes, symptômes, complications. — Traitement. — Utilité des sondes à demeure. — Difficultés et dangers de leur introduction. — Contusions de l'urèthre. — Accidents qu'elles déterminent. — Traitement des contusions de l'urèthre. — Polypes de l'urèthre. — Difficulté de les reconnaître. — Erreurs de diagnostic auxquelles les polypes donnent quelquefois lieu chez la femme. — Traitement des polypes. — Difformités congénitales de l'urèthre. — Imperforation du gland. — Moyens d'y remédier. — Hypospadias et Epispadias. — Inconvénients qui résultent de ces deux infirmités.

PLAIES DE L'URÈTHRE.

Les plaies de l'urèthre peu étendues, les piqûres par exemple, ne sont pas ordinairement accompagnées d'hémorrhagie considérable. Elles guérissent facilement sans infiltration urineuse ni complications.

Les plaies de l'urèthre guérissent encore assez facilement lorsqu'elles sont étendues, mais régulières, telles sont, par exemple, celles résultant de l'incision du canal par le bistouri pendant une opération chirurgicale.

Les plaies de l'urèthre, compliquées de contusions et de déchirures, sont beaucoup plus dangereuses que les plaies simples.

Les coups dans la région périnéale, les chutes faites à califourchon sur un corps résistant, le redressement violent du pénis pendant la blennorrhagie, opération vulgairement connue sous le nom de « rupture de la corde, » les fausses routes, sont les causes les plus fréquentes des plaies de l'urèthre compliquées de contusions et de déchirures.

Une hémorrhagie plus ou moins intense, mais constante, et une ecchymose autour de la partie lésée, accompagnent les plaies contuses de l'urèthre. Le sang, en s'épanchant dans les parties voisines, détermine souvent des tumeurs parfois très-considérables des bourses et de l'urèthre.

La rétention d'urine, l'infiltration urineuse et les abcès urineux sont les complications habituelles de ces sortes de lésions, surtout quand les plaies siégent dans la portion membraneuse de l'urèthre. Un rétrécissement du canal suit généralement la cicatrisation de la plaie.

Quand on est appelé auprès d'un individu dont l'urèthre est blessé, il faut arrêter l'hémorrhagie au moyen de lotions d'eau froide sur la verge, le bas-ventre et le périnée, puis faciliter l'écoulement de l'urine en introduisant une sonde dans le canal et la laissant à demeure pendant 24 heures. L'introduction d'une sonde dans un urèthre blessé n'est pas toujours chose facile, surtout quand la section du canal est complète, parce que les orifices supérieurs et inférieurs de la plaie ne restent pas sur le même plan. La difficulté est considérable lorsque la plaie est compliquée de contusion et de déchirure. Cependant, à moins de désordres excessifs, une main habile arrive toujours à pénétrer dans la vessie en se guidant sur la paroi supérieure du canal. Dans le cas où des caillots sanguins existeraient dans l'urèthre, on chercherait à les évacuer en le comprimant d'arrière en avant ou en les pompant au moyen d'une seringue, après les avoir préalablement ramollis par des injections d'eau tiède. Les phénomènes inflammatoires seront ensuite calmés par des saignées, des boissons émollientes et le repos.

Lorsque, par suite d'une plaie de l'urèthre, il est impossible d'introduire une sonde dans la vessie, il faut faire une incision au périnée, de façon à arriver dans la région membraneuse de ce canal, puis tenter de nouveau le cathétérisme par cette voie. Cette opération est d'une exécution difficile, et, à moins d'une habileté extrême, le chirurgien doit lui préférer la ponction de la vessie.

Quand les lésions de l'urèthre sont accompagnées d'une plaie extérieure, l'introduction de la sonde est considérablement facilitée. On fait uriner le malade et, guidé par la direction du jet, on introduit la sonde par la plaie en la dirigeant vers la vessie. Une autre sonde plus petite est ensuite introduite par le méat urinaire jusqu'à la rencontre de la première, et fixée à son extrémité dans l'orifice de la plaie. Par ce moyen, la vessie se vide facilement.

CONTUSIONS DE L'URÈTHRE.

Les chutes sur le périnée, les déplacements brusques du cavalier pendant l'exercice du cheval, les coups sur la verge, le passage d'un instrument dilatateur peuvent produire des contusions de l'urèthre.

Les contusions de ce canal sont généralement suivies d'un épanchement sanguin, plus ou moins considérable, dans le tissu spongieux et la muqueuse uréthrale. La tumeur sanguine comprime quelquefois l'urèthre assez fortement pour produire une rétention d'urine.

La douleur éprouvée par le malade, la difficulté d'uriner et l'existence d'une tumeur sur le trajet du canal rendent le diagnostic des contusions de l'urèthre facile, lorsque la lésion siége dans la partie pénienne. Il est plus difficile de constater leur existence quand elles siégent dans la région périnéale.

Les contusions légères de l'urèthre se terminent par résolution; les contusions violentes sont généralement suivies de phlegmons auxquels succèdent fréquemment des fistules. Il est rare qu'un rétrécissement de l'urèthre ne soit pas la conséquence d'une contusion de cet organe.

Des compresses d'eau froide et des grands bains sont les meilleurs moyens à opposer aux contusions de l'urèthre. On remédie à la rétention de l'urine au moyen d'une sonde placée à demeure. Le cathétérisme sera pratiqué avec beaucoup de prudence, parce que les fausses routes sont très-faciles dans un urèthre contusionné.

POLYPES DE L'URÈTHRE.

Les polypes de l'urèthre sont de petites excroissances charnues qui se développent sur la muqueuse uréthrale. On les rencontre généralement auprès du méat urinaire. Ils gênent l'émission de l'urine, s'ulcèrent et produisent facilement des hémorrhagies.

Lorsque les polypes de l'urèthre siégent auprès du méat, on les reconnait en écartant les lèvres du canal et en s'aidant au besoin d'un petit spéculum. Lorsqu'ils siégent dans les régions profondes, leur diagnostic est d'une difficulté extrême; les troubles fonctionnels : gêne de la miction, hémorrhagie, douleurs, qu'ils déterminent, étant communs à plusieurs affections de l'urèthre. Ils constituent alors — ainsi que le fait observer Hunter — une affection qu'on sait traiter, mais non reconnaître.

Les polypes de l'urèthre sont plus fréquents et plus faciles à diagnostiquer chez la femme que chez l'homme. Cependant on les confond quelquefois avec des affections de l'utérus. Velpeau en cite plusieurs cas, notamment celui d'une dame, traitée depuis 19 ans pour une maladie de la matrice, et qui avait simplement un polype de l'urèthre. L'erreur dans les cas pareils est d'autant plus fâcheuse qu'il est facile, par une opération fort simple, de débarrasser les malades des douleurs fort vives que leur occasionne la présence d'un polype.

Le seul moyen de guérir les polypes situés dans des régions de l'urèthre facilement accessibles consiste à les enlever par excision, ligature ou cautérisation. On a essayé, lorsqu'on ne pouvait facilement les atteindre, de les détruire au moyen de bougies de cire dans lesquelles on incorporait un mélange à parties égales de sabine et de sulfate d'alumine. Ce moyen paraît avoir été quelquefois couronné de succès. Dans des cas analogues, la galvano-caustique, telle que l'emploie le docteur Mallez, pourrait sans doute rendre des services.

DIFFORMITÉS CONGÉNITALES DE L'URÈTHRE.

Les difformités de naissance de l'urèthre qu'on observe le plus fréquemment sont l'imperforation de l'extrémité de ce canal et son ouverture anormale, c'est-à-dire l'*hypospadias* et l'*épispadias*.

L'imperforation de l'extrémité de l'urèthre se reconnaît facilement à l'absence de méat urinaire. On y remédie en incisant le gland et plaçant à demeure une sonde métallique dans ce canal pendant quelques jours.

L'*hypospadias* est un vice de conformation consistant en ce que l'ouverture de l'urèthre, au lieu d'être placée à l'extrémité de la verge, est placée sur sa face inférieure. L'ouverture est quelquefois placée à la racine de la verge et simule l'entrée de la vulve, ce qui, dans quelques cas, a fait croire à l'existence d'un hermaphrodisme.

L'épispadias est caractérisé par l'ouverture de l'urèthre sur la face dorsale de la verge.

L'épispadias et l'hypospadias constituent un obstacle à la fécondation, lorsque l'ouverture de l'urèthre se trouve trop près de la racine de la verge, parce que le sperme, au lieu d'être lancé dans le vagin pendant le coït, s'écoule au dehors.

On a essayé de guérir ces deux infirmités par diverses opérations chirurgicales, mais elles ont rarement été couronnées de succès. Il vaudrait mieux tenter de remédier à la stérilité qui en est la conséquence par la fécondation artificielle. Hunter rapporte qu'un individu atteint d'hypospadias rendit sa femme enceinte en lui injectant dans le vagin du sperme qu'il venait de recevoir dans une seringue. Nous renvoyons à notre *Physiologie de la génération* pour l'étude détaillée de cette question.

CHAPITRE XXI

DES INFILTRATIONS URINEUSES ET DES ABCÈS URINEUX.

Infiltrations urineuses. — Influence des rétrécissements de l'urèthre sur leur production. — Symptômes, gravité. — Nécessité d'un traitement rapide. — Abcès urineux aigus. — Mode de formation. — Lésions qu'ils entraînent à leur suite. — Symptômes et traitement. — Abcès urineux chroniques. — Symptômes et traitement.

INFILTRATIONS URINEUSES.

L'infiltration urineuse est un accident résultant de la rupture des réservoirs ou des conduits de l'urine (reins, vessie, urétères, urèthre). Elle est caractérisée par l'épanchement de ce liquide dans les tissus avoisinant ces organes.

Les infiltrations urineuses sont le plus souvent le résultat d'une déchirure de l'urèthre produite par une blessure ou par des manœuvres chirurgicales sur ce conduit, de la rupture de la vessie à la suite d'une rétention d'urine, ou d'efforts plus ou moins considérables pendant la miction chez les individus atteints de rétrécissement de l'urèthre. Une éraillure de l'urèthre, quelque minime qu'elle soit, peut être le point de départ d'une infiltration urineuse.

L'infiltration urineuse a une marche très-variable ; elle se fait tantôt brusquement, tantôt fort lentement. Les points atteints par l'infiltration varient suivant le lieu de la lésion. Si la déchirure s'est produite dans la portion antérieure du canal de l'urèthre, par exemple, le tissu cellulaire du pénis et du scrotum est envahi par l'urine. Si la lésion occupe la partie membraneuse ou prostatique, l'urine atteint, outre le tissu cellulaire des bourses, celui des régions inguinales et lombaires.

On peut supposer l'existence d'une infiltration urineuse toutes les fois qu'un obstacle quelconque s'oppose à la sortie de l'urine, et que le malade, après des efforts violents pendant la miction, a éprouvé brusquement une vive douleur et s'est senti tout à coup soulagé. Le gonflement et la rougeur intense des régions envahies par l'urine, une odeur fétide urineuse s'exhalant des malades rendent le diagnostic facile.

Une suppuration abondante, la formation d'eschares, le coma, une fièvre hectique et la mort constituent le mode de terminaison habituel d'une infiltration urineuse, si un traitement énergique ne vient promptement enrayer ce redoutable accident.

Le traitement des infiltrations urineuses comprend deux indications principales : favoriser l'écoulement du liquide infiltré ; rendre aux urines leur cours normal.

Aussitôt que l'existence de l'infiltration urineuse aura été constatée, le chirurgien devra en arrêter immédiatement la marche en pratiquant une ou plusieurs incisions dans les tissus infiltrés. En ouvrant un passage à l'urine, ces incisions empêchent ce liquide de s'accumuler dans les tissus et de les détruire. On fait suivre cette opération d'injections dans la plaie avec de l'eau pure ou des liquides antiseptiques (alcool, eau phéniquée au millième, etc.).

Dans les cas où l'infiltration a été considérable, on promène un fer rouge dans la plaie pour prévenir la gangrène.

Lorsqu'au moyen d'une ou de plusieurs incisions on est parvenu à diminuer l'infiltration urineuse, il faut rétablir le cours de l'urine en introduisant une sonde dans la vessie. Si l'on n'y réussissait pas, il faudrait avoir recours à l'uréthrotomie externe ou à la ponction vésicale.

ABCÈS OU DÉPÔTS URINEUX.

Les abcès urineux sont des infiltrations d'urine localisées dans un espace assez limité. Ils siégent en général au périnée ou sur le pénis auprès du scrotum. On les divise en *abcès aigus* et en *abcès chroniques*.

Les *abcès urineux aigus* se produisent, comme

les infiltrations urineuses, sous l'influence d'une déchirure de l'urèthre. On les observe aussi après l'introduction de bougies dilatatrices dans le canal. Souvent ils succèdent à l'inflammation des tissus environnant l'urèthre. Ils ne diffèrent de l'infiltration qu'en ce que l'urine, au lieu de s'épancher dans tous les tissus voisins, n'envahit qu'un foyer circonscrit. Sa présence détermine de la suppuration, et l'abcès contient bientôt de l'urine et du pus.

Les symptômes des abcès urineux sont ceux des abcès ordinaires du périnée : tuméfaction et douleur dans la région malade, gêne dans la miction, état fébrile général. Il est souvent très-difficile de reconnaître avec certitude si l'on a affaire à un simple phlegmon ou à un abcès urineux.

La figure de la page 259, que nous avons fait dessiner d'après une pièce appartenant au docteur Mallez, représente un exemple remarquable d'abcès urineux. Le volume de la tumeur était considérable ; son point d'origine se trouvait dans la portion membraneuse, en arrière d'un rétrécissement au niveau du bulbe.

Les abcès urineux peuvent s'ouvrir dans l'urèthre, ce qui est la terminaison la plus heureuse, ou à l'extérieur par la peau, d'où résulte une plaie à cicatrisation difficile, et le plus souvent une fistule urinaire.

On doit ouvrir rapidement les abcès urineux pour prévenir la mortification des tissus et les fistules qui en sont la conséquence. Il faut faire des incisions longues et profondes, et panser ensuite la plaie avec des liquides antiseptiques, eau alcoolisée, eau phéniquée, etc.

Les *abcès urineux chroniques* se forment lentement, le plus souvent sous l'influence des rétrécissements de l'urèthre. Ils ne déterminent ni modification de la couleur des téguments, ni sensation bien vive de douleur. Leur diagnostic est plus facile que celui des abcès aigus, car on ne peut guère les confondre qu'avec les abcès par congestion, qui sont plus volumineux et précédés de douleur aux os et aux articulations qui en sont l'origine.

Le repos et la dilatation de l'urèthre avec quelques bougies suffisent généralement pour obtenir la résolution des abcès urineux chroniques. Il ne faudrait avoir recours à l'incision que si l'abcès était considérable, afin de prévenir son ouverture spontanée et les fistules qui pourraient en résulter.

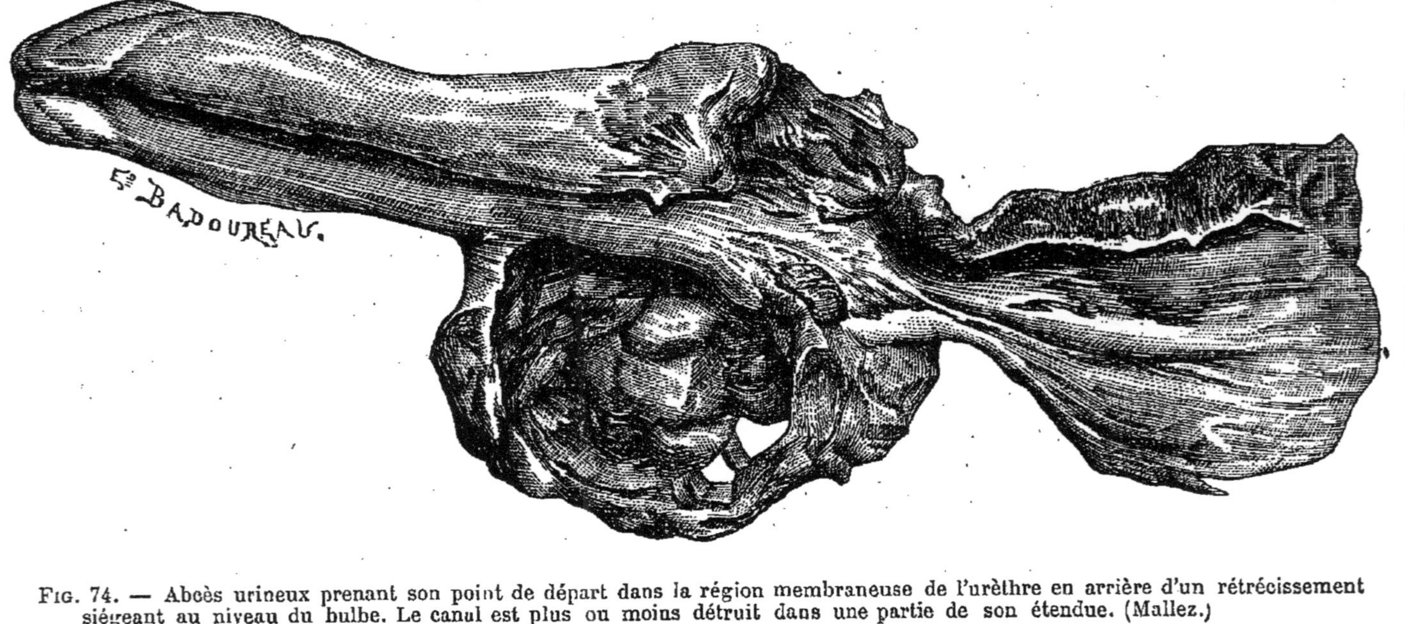

Fig. 74. — Abcès urineux prenant son point de départ dans la région membraneuse de l'urèthre en arrière d'un rétrécissement siégeant au niveau du bulbe. Le canal est plus ou moins détruit dans une partie de son étendue. (Mallez.)

CHAPITRE XXII

DES FISTULES DE L'URÈTHRE ET DE LA VESSIE.

Fistules de l'urèthre. — Division en fistules uréthro-péniennes, uréthro-scrotales, uréthro-périnéennes et uréthro-rectales. — Causes des fistules uréthrales. — Diagnostic. — Gravité. Traitement. — Sondes à demeure. —. Cautérisations. — Incisions. — Suture. — Autoplastie. — Fistules vésicales. — Divisions en fistules vésico-périnéales, vésico-vaginales et vésico-rectales. — Causes des fistules vésicales. — Influence des accouchements laborieux. — Diagnostic des fistules vésicales. — Traitement.

FISTULES DE L'URÈTHRE.

Les fistules de l'urèthre sont des conduits anormaux communiquant avec ce canal et détournant l'urine de son cours.

Leur orifice externe peut être situé sur la face inférieure du pénis (*fistules uréthro-péniennes*), en un point quelconque des bourses (*fistules-uréthro-scrotales*), au périnée (*fistules uréthro-périnéales*), au rectum (*fistules uréthro-rectales*).

Les fistules ayant leur siége au pénis sont produites par le séjour d'un calcul anguleux dans l'urèthre, ou par les moyens chirurgicaux employés pour l'extraire; par l'ouverture d'un abcès uréthral; par les ravages d'un chancre, etc.

Les fistules du périnée et du scrotum sont le

plus souvent la conséquence d'infiltration ou d'abcès urineux.

Les fistules du rectum sont produites par des opérations chirurgicales, telles que la taille, l'ouverture d'abcès prostatiques, le cathétérisme forcé, etc.

Les fistules de l'urèthre, comme du reste toutes les fistules urinaires en général, ont le plus souvent plusieurs orifices à l'extérieur. Lorsqu'un de ces orifices se ferme, il s'en ouvre bientôt un autre dans son voisinage.

Les fistules de l'urèthre sont caractérisées par un écoulement de l'urine, qui n'apparaît qu'au moment de la miction. Ce caractère les distingue immédiatement des fistules de la vessie, dans lesquelles l'écoulement du liquide, au lieu d'être intermittent, est continu.

L'examen des malades pendant la miction permet de reconnaître l'existence et le siége des fistules uréthrales ; il suffit de déterminer exactement, en effet, le point par lequel s'écoule l'urine. Si l'on introduit une sonde dans l'urèthre pendant qu'un stylet explore le trajet fistuleux, les extrémités des deux instruments se rencontreront.

La quantité d'urine qui s'écoule par les fistules de l'urèthre est généralement moins considérable que celle qui s'écoule par l'urèthre lui-même.

Dans les fistules uréthrales communiquant avec

le rectum, les matières fécales s'écoulent en partie par l'urèthre. Par le toucher rectal, on reconnaît l'ouverture de la fistule qui se trouve au sommet d'un point induré.

La gravité des fistules de l'urèthre dépend de leur siége et de leur dimension. Les fistules du pénis sont les plus sérieuses à cause de leur lenteur à se cicatriser, et de la stérilité qu'elles déterminent souvent chez ceux qui en sont atteints, lorsqu'elles siégent à la base de la verge. Dans ce dernier cas, en effet, le sperme, au lieu de s'écouler dans le vagin pendant les rapports sexuels, est expulsé au dehors.

Les fistules du périnée et du scrotum guérissent assez facilement, quand elles sont le résultat d'opérations chirurgicales. Lorsqu'elles sont consécutives à des affections urineuses, elles se cicatrisent au contraire lentement.

Le traitement des fistules de l'urèthre comprend deux indications principales : rétablir le cours normal de l'urine et fermer la fistule.

La sonde à demeure constitue le meilleur moyen de remplir cette double indication en empêchant le contact de l'urine avec la plaie et en facilitant la sortie du liquide. Malheureusement, la présence d'une sonde dans l'urèthre développe souvent une inflammation ulcérative de ce canal, d'où peut résulter la formation de nouvelles fistules. Il faut, dans ce cas, essayer de fermer l'ouverture par cautérisation ou par suture, après avoir élargi l'urèthre par la dilatation temporaire, si cela est nécessaire.

Pour fermer une fistule, il faut cautériser ses bords avec un caustique, tel que le fer rouge, le nitrate d'argent, la teinture d'iode, etc. On peut pratiquer commodément la cautérisation en faisant fondre dans la rainure d'un stylet de l'azotate d'argent en poudre, et promenant l'instrument dans tout le trajet fistuleux, afin d'y déterminer une inflammation à laquelle succédera un travail de cicatrisation.

La cautérisation ne réussit malheureusement pas toujours, et on est parfois obligé de réunir les bords de la plaie par une suture, après les avoir avivés avec un bistouri

Lorsque les bords de la fistule sont trop éloignés pour pouvoir être rapprochés, on a recours à l'autoplastie, c'est-à-dire à l'obturation de la fistule par un lambeau emprunté aux tissus voisins. Cette opération réussit souvent, surtout pour les fistules ayant leur siége au pénis.

FISTULES DE LA VESSIE.

Les fistules vésicales sont des canaux anormaux communiquant avec la vessie et détournant l'urine de son cours.

Leur orifice externe peut s'ouvrir dans le périnée, le rectum ou le vagin, ce qui leur a fait donner les noms de fistules *vésico-périnéales, vésico-rectales, vésico-vaginales.*

Fistules vésico-périnéales et vésico-rectales. — Ces fistules sont produites par des opérations chirurgicales, telles que la taille, par l'ouverture spontanée d'un abcès prostatique dans le périnée ou le rectum, par le séjour de la pierre dans la vessie, par un cancer du rectum, etc.

Les fistules *vésico-périnéales* se reconnaissent à un écoulement continu d'urine par le périnée, à moins que le trajet fistuleux ne soit extrêmement étroit. Dans ce dernier cas, l'urine s'échappe complétement par son orifice normal.

Dans les fistules *vésico-rectales*, l'urine s'écoule constamment par le rectum en y déterminant une inflammation assez vive et finalement de la suppuration. Le doigt introduit profondément dans l'anus finit par rencontrer l'orifice de la fistule.

En même temps que l'urine s'écoule par le rectum, des matières stercorales passent dans la vessie et sont rejetées par l'urèthre.

Quelquefois l'urine, au lieu de s'écouler constamment hors du rectum, séjourne quelque temps dans cette cavité avant de faire issue au dehors.

La gravité des fistules vésico-périnéales et

vésico-rectales varie avec l'étendue du trajet fistuleux, sa forme et son siége. Elle est d'autant plus considérable, que l'orifice de la fistule est plus étendu.

La guérison des fistules légères peut s'obtenir par la cautérisation du trajet fistuleux avec le nitrate d'argent. Pour les fistules étendues, la suture des bords avec avivement doit être essayée; si elle ne réussit pas, les soins de propreté (bains, injections, etc.), constituent le seul traitement auquel on puisse avoir recours.

Fistules vésico-vaginales. — Les fistules *vésico-vaginales* mettent en communication directe le vagin et la vessie. Elles peuvent siéger au col de la vessie ou à l'extrémité supérieure de cet organe et correspondre ainsi à diverses parties du vagin.

Les fistules vésico-vaginales sont le résultat d'un travail ulcératif déterminé par la présence d'un corps étranger dans le vagin ou la vessie, d'une dégénérescence cancéreuse de ces organes ou d'un accouchement difficile. Dans ce dernier cas, la tête de l'enfant, restant longtemps appliquée sur le pubis, comprime les parois de la vessie et du vagin et détermine dans les parties comprimées une gangrène par suppression de la circulation. Il se forme alors dans ces points une eschare qui tombe au bout d'une dizaine de jours, en laissant après elle une fistule.

Les fistules vésico-vaginales se reconnaissent à un écoulement continu d'urine par le vagin, écoulement qui détermine une inflammation très-grande des parois de cet organe, des excoriations et des rougeurs plus ou moins prononcées à la partie supérieure des cuisses et une odeur d'urine caractéristique. L'examen au spéculum révèle le lieu où siége l'orifice du canal. En cas de doute sur l'existence de la fistule, il suffirait de pratiquer une injection dans la vessie. Si le liquide sortait par le vagin, on serait certain de l'existence d'une communication entre les deux organes.

Les fistules vésico-vaginales constituent une des infirmités les plus désagréables qui puissent atteindre la femme. L'odeur urineuse qu'elle exhale continuellement la rend un objet de dégoût pour les autres comme pour elle-même, et la présence continuelle de l'urine dans le vagin peut déterminer à la longue de sérieux accidents.

Les fistules vésico-vaginales de petite dimension peuvent guérir sous l'influence de cautérisations légères pratiquées après qu'on a eu soin de placer dans la vessie une sonde à demeure. Si la fistule est trop grande pour que ce moyen réussisse, il faut tenter d'obtenir son occlusion par l'autoplastie, sans se presser cependant d'y avoir recours, car les grandes fistules diminuent fréquemment avec le temps et rendent les chances de succès de l'opération plus considérables. La suture avec avivement des bords de la circonférence de la fistule ou l'autoplastie sont les opérations auxquelles on a habituellement recours. La suture avec avivement, méthode préconisée par le chirurgien Marion Sims, est celle qui donne les meilleurs résultats.

CHAPITRE XXIII

INFLAMMATION AIGUE DE L'URÈTHRE OU BLENNORRHAGIE AIGUE.

Causes de la blennorrhagie. — Symptômes, marche, durée de cette affection. — Complications de la blennorrhagie. — Hypertrophie de la prostate. — Catarrhe de la vessie. — Orchite blennorrhagique. — Stérilité. — Spermatorrhée. — Bubons. — Érections douloureuses. — Inflammation du gland et du prépuce. — Action du pus blennorrhagique sur l'œil. — Rétrécissements de l'urèthre. — Gravité de la blennorrhagie. — Traitement de cette affection. — Lotions préservatrices. — Influence du traitement hygiénique. — Danger des injections caustiques. — Emploi du copahu, du cubèbe, etc. — Injections diverses. — Moyens de pratiquer les injections. — Blennorrhagie chez la femme. — Symptômes, complications et traitement.

BLENNORRHAGIE CHEZ L'HOMME.

Symptômes de la blennorrhagie. — La blennorrhagie, nommée vulgairement *chaude-pisse*, est une inflammation de l'urèthre caractérisée par l'écoulement d'un liquide muco-purulent et des douleurs vives pendant l'émission de l'urine.

C'est une affection contagieuse qui peut se produire, indépendamment du coït, sous l'influence de l'irritation de l'urèthre par un corps étranger, tel qu'une sonde; d'un rétrécissement, ou à la suite du coït pratiqué après des excès alcooliques, surtout si la femme est atteinte de fleurs blanches ou si ses règles sont sur leur déclin; mais le plus souvent la blennorrhagie est le résultat de rapports sexuels avec un sujet atteint de la même affection.

Lorsqu'elle est due à la contagion, elle débute, deux à huit jours après le coït, par une démangeaison qui se manifeste à l'extrémité de l'urèthre, à la fin de la miction, et par la sortie d'un liquide incolore filant, lorsqu'on presse le canal. Bientôt il survient une cuisson très-vive pendant la sortie de l'urine, et l'urèthre laisse écouler du pus verdâtre. Ces phénomènes s'accompagnent le plus souvent d'un sentiment de pesanteur dans les reins, les aines, le périnée, et d'érections douloureuses.

Après une durée d'une vingtaine de jours, les douleurs diminuent, le pus blanchit et devient moins épais, puis muqueux, et la maladie guérit ou passe à l'état chronique.

Complications de la blennorrhagie. — L'inflammation de l'urèthre se propage souvent aux organes voisins. Lorsqu'elle s'étend à la prostate et à la vessie, le malade ressent au périnée une douleur très-vive, augmentant par la pression, ou lorsqu'il cherche à s'asseoir. L'inflammation de la prostate, un catarrhe de la vessie sont les résultats les plus fréquents de cette complication.

Lorsque l'inflammation est tombée dans les bourses, comme on le dit vulgairement, c'est-à-dire lorsqu'elle a atteint les testicules et déterminé une orchite blennorrhagique, ces organes sont tuméfiés et très-douloureux. Cet accident est commun et grave par ses conséquences. Le sperme des individus qui en ont été atteints ne contient généralement pas de spermatozoïdes et est, par conséquent, impropre à la fécondation.

L'inflammation de l'urèthre peut s'étendre aux canaux éjaculateurs et aux vésicules séminales, et déterminer la dangereuse affection nommée spermatorrhée, dont la conséquence la plus habituelle est l'impuissance.

La blennorrhagie est quelquefois suivie du gonflement des ganglions lymphatiques du pli de l'aine. Ces ganglions peuvent suppurer, mais la résolution est leur terminaison la plus fréquente.

Des abcès siégeant au périnée, ou dans le tissu cellulaire qui entoure l'urèthre, s'observent aussi quelquefois pendant la blennorrhagie. Il n'est pas rare de les voir suivis de fistules urinaires.

Parmi les accidents les plus communs de la blennorrhagie, on peut citer les érections douloureuses. L'urèthre ayant perdu de son élasticité ne peut suivre dans leur développement les corps caverneux, et la verge se recourbe en arc de cercle (*érection cordée*). Si on la redresse alors brusquement, ce qu'on nomme, dans le langage populaire, *rompre la corde*, il se produit une hémorrhagie souvent difficile à arrêter, et la cicatrisation de l'urèthre est ordinairement suivie d'un rétrécissement.

Le pus blennorrhagique est doué de propriétés irritantes et contagieuses. Son contact avec le gland et le prépuce détermine l'inflammation de ces organes (balano-posthite). Lorsque les doigts imprégnés de pus viennent à toucher l'œil, il se forme une ophthalmie blennorrhagique ou *conjonctivite purulente*, dont la guérison est généralement fort lente.

Chez les individus rhumatisants, on voit quelquefois la blennorrhagie s'accompagner d'une inflammation des articulations à laquelle on a donné le nom d'arthrite blennorrhagique.

A ces complications diverses de la blennorrhagie, il faut ajouter les rétrécissements de l'urèthre, qui sont très-fréquents, surtout quand l'écoulement est traité par les injections caustiques. Nous avons vu, dans le chapitre que nous avons consacré à leur étude, qu'ils étaient, dans la majorité des cas, la conséquence d'une blennorrhagie.

On voit, par ce qui précède, que la blennorrhagie est loin d'être une affection sans gravité, comme on le suppose généralement. Il n'est pas permis en effet de considérer comme légère une affection qui entraîne souvent à sa suite : les rétrécissements de l'urèthre, l'hypertrophie de la prostate, le catarrhe de la vessie, la stérilité et la spermatorrhée. Même sous sa forme la plus bénigne, une blennorrhagie est bien souvent le point de départ de rétrécissements de l'urèthre qui empoisonneront la vie entière du malade.

Traitement de la blennorrhagie. — Après un coït suspect, les organes génitaux doivent être immédiatement lavés. Ce lavage, facile chez l'homme, est plus difficile chez la femme. Il ne peut même être complet chez elle qu'à condition d'employer une seringue. On peut, pour cette opération, se servir d'eau pure, mais il est infiniment préférable de faire usage d'eau phéniquée au millième. Nous en avons conseillé l'emploi à diverses personnes, et les faits qui nous ont été rapportés paraissent prouver que cette solution, dont l'usage n'a encore été — croyons-nous — indiqué par aucun auteur, constitue un excellent préservatif. Les personnes qui trouveraient désagréable l'odeur de l'acide phénique peuvent la masquer au moyen de l'essence de citron, suivant la formule que nous avons déjà publiée dans plusieurs journaux. Elles peuvent aussi remplacer l'acide phénique par le permanganate de potasse, dont l'odeur est nulle, mais dont les propriétés antivirulentes sont inférieures à celles de l'acide phénique.

Lorsqu'on a laissé écouler quelques heures après le coït sans avoir eu recours à des lavages, toutes les ablutions deviennent inutiles.

La blennorrhagie est une affection qui, abandonnée à elle-même, guérit facilement sans remèdes, à condition que le malade se repose, ne fasse aucun excès, et remplace le vin, le café, la bière et les liqueurs par des tisanes diurétiques (orge, chiendent) prises en abondance. Les complications qui suivent cette affection apparaissent, non parce que le malade n'a pas pris de remèdes, mais uniquement parce qu'il a fait quelques excès, ou ne s'est pas conformé aux prescriptions hygiéniques bien simples que nous venons de mentionner. Dans quelques cas cependant, un traitement spécial paraît pouvoir hâter la guérison de la blennorrhagie ; on doit alors se conformer aux indications suivantes :

Si l'affection est récente, c'est-à-dire n'a pas plus de deux ou trois jours d'existence, on peut la faire avorter avec des injections caustiques de nitrate d'argent (50 centigrammes à 1 gramme pour 100 d'eau distillée), moyen efficace, mais dangereux, surtout entre des mains peu expérimentées.

Si la blennorrhagie existe depuis plus de deux ou trois jours, les injections sont plus nuisibles qu'utiles. Il faut prescrire le repos sur un canapé avec un suspensoir pour retenir les bourses ; un régime végétal sans vin, café, liqueurs ni épices ; des bains journaliers généraux ; quelques purgatifs salins ; des tisanes de chiendent, d'*uva ursi* (20 grammes par litre) ou de l'eau de goudron, et enfin donner le copahu, qui paraît pouvoir modifier utilement la sécrétion de la muqueuse uréthrale. On administre ce médicament sous forme de capsules, deux le matin et deux le soir. Si les malades ne peuvent supporter le copahu, ce qui arrive souvent, on le donne avec de l'eau de Seltz ou on lui substitue le cubèbe (15 grammes par jour pris en trois fois dans de l'eau sucrée). Les érections seront calmées avec le lupulin, à la dose de 1 à 2 grammes par jour, ou avec le bromure de potassium à la même dose.

Lorsque les accidents inflammatoires de la blennorrhagie ont disparu, mais que l'écoulement persiste, on pratique des injections de vin aromatique, ou d'eau additionnée de sulfate de zinc ou de tannin (1 gramme pour 100 d'eau), ou encore des injections de poudres médicamenteuses, faites comme nous l'indiquerons dans le chapitre suivant.

La façon dont les injections se pratiquent est importante. Pour les empêcher de pénétrer dans la vessie, on a recommandé de comprimer la verge à sa racine, en s'asseyant sur le bras d'un fauteuil; mais quand l'injection est poussée avec lenteur, la contraction du col vésical est suffisante pour empêcher le liquide de franchir l'extrémité de l'urèthre, sans qu'il soit nécessaire d'avoir recours à aucune manœuvre. L'injection se fait avec une seringue de verre dont on introduit avec précaution l'extrémité entre les lèvres du méat. Le liquide doit séjourner dans l'urèthre pendant deux ou trois minutes. Avant l'injection on fait uriner le malade pour nettoyer le canal.

Quant aux complications de la blennorrhagie : rétrécissement, catarrhe de la vessie, orchite, etc., nous avons eu à nous occuper du traitement de la plupart d'entre elles dans différentes parties de cet ouvrage. L'étude de celles dont nous n'avons pas encore parlé, telles que l'ophthalmie blennorrhagique, sortent pour la plupart de notre cadre. Disons seulement que la cautérisation avec le nitrate d'argent constitue le seul remède efficace de l'ophthalmie purulente, et que les sangsues, les cataplasmes, les bains, le repos horizontal sont les meilleurs moyens à opposer à l'orchite.

Lorsque, après un ou deux mois de durée, la blennorrhagie n'est pas guérie, elle passe à l'état chronique et constitue une affection spéciale à l'étude de laquelle nous consacrerons un chapitre.

BLENNORRHAGIE CHEZ LA FEMME.

La blennorrhagie débute rarement chez la femme par l'inflammation de l'urèthre; le vagin se trouve presque toujours atteint le premier, et l'irritation gagne quelquefois, mais non constamment, l'urèthre.

La vaginite blennorrhagique se manifeste deux ou trois jours après le coït impur par une démangeaison à la vulve, accompagnée d'une sécrétion plus ou moins abondante de pus verdâtre, souvent mélangé de sang, ayant une odeur de poisson pourri. A l'examen au spéculum, on trouve le vagin rouge, violacé, et présentant des ulcérations sur quelques points. Si l'inflammation se propage à l'urèthre, ce canal laisse échapper du pus, et l'émission de l'urine est accompagnée, comme chez l'homme, de cuisson très-vive. L'inflammation du vagin s'étend quelquefois à l'utérus et aux ovaires, et détermine des douleurs violentes dans le bas-ventre.

Lorsque l'écoulement existe au moment de l'accouchement, l'enfant peut être atteint d'ophthalmie purulente.

La vaginite blennorrhagique passe très-fréquemment à l'état chronique, et alors possède tout à fait l'aspect de la leucorrhée.

Traitement de la blennorrhagie chez la femme. — On peut faire avorter la blennorrhagie chez la femme en cautérisant le vagin avec une solution peu étendue de nitrate d'argent (eau, 100; nitrate, 5), promenée sur la muqueuse avec un pinceau, au moyen d'un spéculum bivalve que l'on retire lentement.

Si la blennorrhagie n'a pas avorté, on tamponne le vagin avec des bourrelets de ouate imbibés de glycérine ou d'une solution d'alun dans l'eau, à la dose de 1 pour 100. Le tampon est attaché à un fil suffisamment long pour pendre hors de la vulve et pouvoir être retiré facilement. Dans le cas où l'inflammation serait très-vive, il faudrait substituer à ces liquides la pommade suivante :

	gr.	cent.
Cérat.	30	»
Laudanum de Sydenham. . . .	1	»
Extrait de belladone.	0	30

Si l'inflammation s'est étendue au col de l'utérus et que ce dernier soit ulcéré, on le touche avec un pinceau imbibé de teinture d'iode pure. S'il y a métrite, des sangsues sur le bas-ventre, un vésicatoire sur le point douloureux sont indiqués.

Quand l'inflammation s'est étendue à l'urèthre, ce qu'on reconnaît facilement à la douleur qui accompagne l'émission des urines, il faut administrer le cubèbe ou le copahu, comme on le fait chez l'homme.

Quand les accidents inflammatoires ont disparu, mais que l'écoulement persiste, on pratique deux fois par jour des injections de tannin, dissous, à la dose de 1 gramme pour 100, dans de l'eau distillée ou mieux dans de la glycérine, et on maintient ensuite à demeure dans le vagin des tampons de ouate imbibés de cette solution. On peut aussi faire, deux fois par jour, des injections de nitrate d'argent très-étendu (eau 100, nitrate 1). Le tamponnement avec des bourrelets de ouate, imprégnés de sous-nitrate de bismuth en poudre, ou d'un mélange à parties égales de quinquina et de ratanhia pulvérisés, constitue un moyen de remédier aux écoulements persistants que nous avons vu réussir très-fréquemment. Chez la femme, les injections doivent être pratiquées avec une canule terminée en olive. Il faut laisser le liquide à demeure pendant trois ou quatre minutes, pour que l'injection puisse pénétrer jusqu'au fond du vagin. La femme doit, suivant la recommandation de Ricord, se coucher par terre, les pieds appuyés sur une chaise placée devant elle.

CHAPITRE XXIV

BLENNORRHAGIE CHRONIQUE.

Causes de la blennorrhagie chronique ou blennorrhée. — Complications de cette affection. — Nature de l'écoulement. — Écoulement muco-purulent. — Influence exercée par la blennorrhée sur le moral des malades. — Contagiosité de la blennorrhée. — Distinction de la spermatorrhée et de la blennorrhagie chronique. — Traitement de la blennorrhée. — Injections astringentes. — Injections de poudres médicamenteuses. — Blennorrhagie chez la femme. — Causes, symptômes et traitement.

BLENNORRHAGIE CHRONIQUE CHEZ L'HOMME.

La blennorrhagie chronique, nommée aussi *blennorrhée* et *goutte militaire,* est une affection caractérisée par un écoulement intermittent, non douloureux, d'un liquide muqueux ou muco-purulent par l'urèthre.

Elle succède généralement à la blennorrhagie aiguë, mais elle peut se manifester d'emblée. Dans ce dernier cas, on l'observe principalement chez les individus atteints de rétrécissement de l'urèthre et chez les personnes lymphatiques ou de faible constitution, surtout lorsqu'elles font des excès de table, ou pratiquent le coït après des excès alcooliques.

Un rétrécissement de l'urèthre, une orchite, la

prostatorrhée, la spermatorrhée, viennent souvent compliquer la blennorrhagie chronique.

L'écoulement qui caractérise la blennorrhée peut être muqueux ou muco-purulent. Ce dernier est plus grave que le premier.

L'écoulement muqueux est le résultat d'une hypersécrétion des follicules uréthraux. Il peut suinter continuellement ou — ce qui est plus fréquent — ne se montrer que le matin sous forme d'une gouttelette liquide (goutte militaire) d'une viscosité et d'une opalescence variables collant quelquefois les bords du méat. Parfois, l'écoulement n'apparaît qu'à la suite du coït trop fréquemment répété, de marches forcées, de fatigues, d'excès alcooliques et d'érections prolongées.

L'écoulement muco-purulent est constitué par un liquide jaunâtre et épais. Sa présence est généralement symptomatique d'ulcérations ou de granulations de l'urèthre.

L'écoulement de la blennorrhagie chronique a toujours lieu sans douleur; il ne modifie pas la santé générale du sujet qui en est atteint, mais il exerce souvent une influence très-marquée sur son moral. Les blennorrhéiques fournissent un contingent sensible à la grande famille des hypochondriaques.

On n'est pas encore parfaitement fixé sur la question de savoir si l'écoulement de la blennorrhagie chronique est contagieux. Il paraît cependant probable qu'il ne l'est pas toujours. Autrement, en raison de sa fréquence extrême chez l'homme, la plupart des femmes en seraient atteintes. Dans le doute, il est prudent de s'abstenir de tout rapport sexuel avec les sujets atteints de cette affection.

La blennorrhagie chronique est quelquefois confondue avec la spermatorrhée; on l'en distingue facilement par l'examen microscopique des urines et du liquide excrété. Même sans examen microscopique, un œil exercé ne confondra pas le liquide blennorrhagique avec la liqueur spermatique.

Le traitement de la blennorrhagie doit être tout à la fois général et local. On fortifiera le malade par les toniques, les bains froids, l'hydrothérapie, et on appliquera un traitement local dépendant de la cause première du mal.

Si l'écoulement chronique est produit par un rétrécissement, on le fera disparaître en guérissant le rétrécissement; s'il est produit par des granulations de l'urèthre, on le fera cesser en les cautérisant.

On a proposé un grand nombre d'injections contre la blennorrhagie chronique; les meilleures sont les liquides astringents et les poudres médicamenteuses. Parmi les liquides astringents, la solution de sulfate de zinc (1 gramme pour 100 d'eau distillée) est la plus employée. Ricord conseille habituellement une solution de 1 décigr. de protoïodure de fer dans 100 grammes d'eau.

Les insufflations de poudres médicamenteuses dans l'urèthre rendent de grands services dans le traitement de la blennorrhagie chronique. On les pratique au moyen d'un petit appareil, imaginé par le docteur Mallez, constitué par une sonde portant à la place de son pavillon un réservoir destiné à recevoir la poudre à insuffler. On ajuste sur ce réservoir une poire creuse en caoutchouc qui sert à injecter de l'air dans la sonde et par suite à chasser la poudre qu'elle contient. L'intrument étant introduit dans l'urèthre, on le retire lentement en faisant manœuvrer la poire, de façon que tous les points de la muqueuse soient recouverts du médicament.

La poudre qui donne le meilleur résultat est le sous-nitrate de bismuth pulvérisé, pur ou additionné d'un centième d'acide phénique. Le quinquina en poudre mélangé avec partie égale de ratanhia peut également être employé.

Les injections doivent être répétées une ou deux fois par jour jusqu'à guérison complète. Généralement, au bout de huit jours la guérison est obtenue.

Avant les injections de liquide ou de poudre, il faut faire uriner le malade, afin de laver le canal. Après l'injection, le patient devra uriner le plus tard possible.

BLENNORRHAGIE CHRONIQUE CHEZ LA FEMME.

La *blennorrhagie chronique* chez la femme, ou *blennorrhagie vaginale*, est caractérisée par un écoulement muqueux du vagin et quelquefois de l'urèthre. C'est une affection très-persistante et qu'il est facile de confondre avec la leucorrhée quand on n'est pas parfaitement renseigné sur les antécédents de la malade.

Le diagnostic du médecin doit être dans tous les cas extrêmement réservé. En cas de doute, il doit prescrire à la femme d'éviter absolument les rapports sexuels jusqu'à guérison complète; la vaginite blennorrhagique étant aussi contagieuse à l'état chronique qu'à l'état aigu.

Pour combattre cette affection, on a recours à des injections de divers liquides astringents, tels que : le sulfate de zinc ou le tannin dissous dans l'eau à la dose de 1 gramme pour 100, le vin aromatique étendu de son volume d'eau, les infusions de feuilles de noyer, de roses de Provins, d'eau de goudron, etc. Mais tous ces moyens ne valent pas les injections avec une solution étendue de nitrate d'argent (eau, 100 ; nitrate, 1) répétées deux fois par jour. Dans l'intervalle des injections, on introduit dans le vagin un bourrelet de ouate imbibé de nitrate de bismuth en poudre.

CHAPITRE XXV

MALADIES DU PRÉPUCE ET DU GLAND.

Phimosis et paraphimosis. — Symptômes du phimosis. — Causes. — Traitement. — Incision, circoncision, dilatation. — Symptômes, causes et traitement du paraphimosis. — Réduction par le froid. — Incision. — Herpès du prépuce. Symptômes, causes et traitement. — Inflammation du prépuce et du gland, ou balano-posthite. — Symptômes et causes de cette affection. — Moyens de la guérir.

PHIMOSIS.

Le *phimosis* est caractérisé par le resserrement naturel ou accidentel de l'ouverture du prépuce devant l'extrémité de la verge, d'où résulte une difficulté plus ou moins considérable de découvrir le gland.

Le phimosis naturel se produit chez les individus dont le prépuce est trop long, état auquel les juifs remédient depuis une haute antiquité par l'opération désignée sous le nom de circoncision.

Les dimensions de l'orifice du prépuce peuvent présenter des degrés très-variés. L'ouverture est quelquefois tellement étroite, que l'urine sort difficilement, mais le plus souvent elle est assez large pour laisser sortir le gland quand le pénis n'est pas en érection.

Le phimosis accidentel peut être produit par diverses causes. Les chancres du gland ou du prépuce ayant déterminé un engorgement de ces parties, une blennorrhagie intense, l'*herpes preputialis*, etc., peuvent en être le point de départ.

Le phimosis n'est pas une affection grave en elle-même, mais il peut le devenir par ses complications. Le gland toujours recouvert par le prépuce est difficilement débarrassé de la matière sébacée qui le recouvre, et qui finit par se décomposer. L'urine, par son contact répété, irrite cet organe et l'irritation, en se propageant à l'urèthre, peut avoir pour résultat la production de pertes séminales; la vessie elle-même est quelquefois atteinte et présente des symptômes d'inflammation.

Le phimosis rend généralement les rapports sexuels très-douloureux pour ceux qui en sont atteints, et les expose à contracter plus fréquemment la syphilis que les sujets dont le prépuce est normal, par suite du séjour des matières virulentes entre cet organe et le gland.

Lorsque le phimosis est peu marqué et que les phénomènes inflammatoires ne présentent pas une intensité considérable, quelques émollients, des bains locaux ou généraux suffisent généralement pour le faire disparaître.

Afin de prévenir complétement le retour des accidents, il faut avoir recours à l'incision du prépuce ou, mieux, à son ablation.

Pour pratiquer l'incision du prépuce, on garnit de cire la pointe d'un bistouri, on l'introduit sous le prépuce dans la partie correspondante à la face dorsale de la verge, la lame de l'instrument tournée vers la peau, et on incise légèrement les téguments. Pour ne pas blesser les parties voisines, on peut guider le bistouri sur une sonde cannelée. Après l'opération, la muqueuse et la peau sont réunies au moyen de quelques points de suture ou, mieux, de serres fines, qu'on laisse en place pendant 48 heures. On maintient en même temps des compresses d'eau froide sur l'organe pour empêcher les érections.

Lorsque le prépuce a une certaine longueur, l'opération précédente doit être rejetée. Il faut lui préférer la circoncision, c'est-à-dire l'excision du prépuce.

La meilleure manière de pratiquer cette opération consiste à saisir le prépuce avec une pince à mors fendus, et à couper la partie saisie d'un seul coup en passant un bistouri dans la fente de l'instrument. On peut se borner à saisir le prépuce avec une pince ordinaire et le couper avec de forts ciseaux après l'avoir aplati entre les mors de la pince.

L'opération terminée, on coupe avec des ciseaux les parties de la muqueuse qui ne correspondent pas à la peau, et au moyen de quelques points de suture ou de serres fines, on réunit la muqueuse à la peau, comme nous l'avons dit plus haut; on panse ensuite la plaie avec des compresses trempées dans de l'eau froide.

L'opération du phimosis est facile; la seule difficulté qu'elle présente consiste à couper également la peau du prépuce et la muqueuse qui la double. Il faut bien éviter de trop tirer sur la peau, lorsqu'on la sectionne, parce que, pendant les érections, elle ne pourrait s'allonger suffisamment et il en résulterait des déchirures.

Lorsque le malade se refuse à subir l'opération du phimosis, il faut se borner à dilater le prépuce avec un dilatateur à plusieurs branches.

Le phimosis est quelquefois compliqué de brièveté du frein. Cette disposition empêche la complète extension de la verge pendant les érections, qui, par suite, sont très-douloureuses.

Au moyen de la simple section du frein avec des ciseaux, on peut remédier à cette infirmité. Louis XVI en souffrit longtemps sans oser se décider à subir cette petite opération.

PARAPHIMOSIS.

Le paraphimosis est l'étranglement du gland par le prépuce porté en arrière de cet organe.

Sa cause la plus fréquente est l'existence d'un phimosis. Le prépuce, porté violemment en arrière

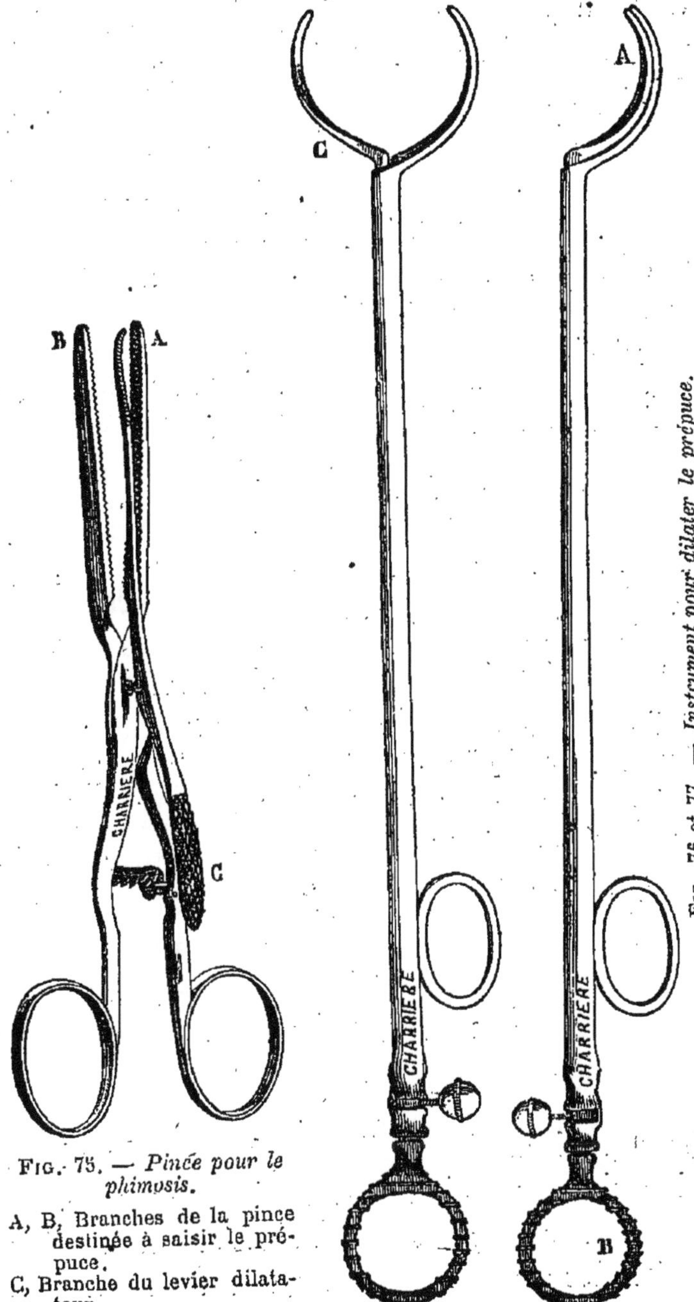

FIG. 75. — *Pince pour le phimosis.*

A, B, Branches de la pince destinée à saisir le prépuce.
C, Branche du levier dilatateur.

FIG. 76 et 77. — *Instrument pour dilater le prépuce.*

A, Branches du dilatateur réunies et fermées. — C, Branches du dilatateur ouvertes.

pendant le coït, ne peut plus ensuite, en raison de son étroitesse, recouvrir le gland.

Le paraphimosis est facile à reconnaître. Le gland est plus ou moins tuméfié, et le prépuce forme derrière lui un bourrelet saillant. Des ecchymoses, des plaques gangréneuses sur le gland et de la rétention d'urine se manifestent bientôt, si l'art ne vient pas remédier à ces accidents.

On obtient la guérison du paraphimosis par la réduction, c'est-à-dire en ramenant le prépuce en avant du gland. Si cette opération est impossible, on est obligé d'avoir recours à l'incision du prépuce.

Pour pratiquer la réduction du paraphimosis, on saisit la verge avec la main gauche au niveau du repli du prépuce, on enduit le gland d'un corps gras, puis, avec le pouce et l'index de la main droite, on le comprime en même temps qu'on le refoule en arrière. Quand, après des tentatives continuées pendant plusieurs minutes, on n'a pu obtenir la réduction, on peut, avant de pratiquer l'incision, avoir recours à l'emploi du froid, soit en entourant le gland de glace pilée, soit en dirigeant sur lui un jet d'éther avec l'appareil de Richardson.

Lorsque la réduction est obtenue, le malade se trouve immédiatement soulagé. Il est facile alors de faire disparaître les phénomènes inflammatoires, au moyen de bains généraux et de bains locaux d'un quart d'heure de durée, répétés cinq ou six fois par jour.

Quand la réduction n'a pu être obtenue, il faut débrider la partie étranglée en incisant le prépuce avec un bistouri dont le dos est tourné vers la verge. Si une incision ne suffisait pas, on en pratiquerait plusieurs.

Après l'opération, on panse la verge avec quelques compresses trempées dans de l'eau froide. Le gonflement disparaît rapidement, et, dès que les tissus sont revenus à l'état normal, l'incision se cicatrise promptement.

HERPÈS DU PRÉPUCE.

L'herpès du prépuce est caractérisé par le développement sur la peau et la muqueuse du prépuce de petites vésicules qui déterminent de la cuisson et s'ouvrent, après un intervalle d'un à six jours, en produisant une petite ulcération rougeâtre, dont la cicatrisation ne se fait généralement pas attendre plus d'une semaine.

C'est une affection sans aucune gravité, mais qui effraye souvent le malade par suite de sa ressemblance avec les chancres mous syphilitiques.

L'herpès du prépuce se manifeste à la suite de rapports avec une femme malpropre, d'excès vénériens, d'abus du coït, du frottement de vêtements rugueux contre les organes sexuels, etc.

Le traitement qu'on doit lui opposer est fort simple : il suffit de laver plusieurs fois par jour l'extrémité de la verge avec de l'eau pure ou mélangée de vin aromatique. Si les ulcérations persistaient, on les toucherait avec du nitrate d'argent.

INFLAMMATION DU PRÉPUCE ET DU GLAND OU BALANO-POSTHITE.

Cette maladie est caractérisée par la rougeur et le gonflement du prépuce et du gland. Elle est accompagnée souvent d'un écoulement muqueux ou purulent.

Ses causes les plus fréquentes sont : la malpropreté, surtout chez les individus dont le prépuce est long, le coït avec les femmes atteintes de leucorrhée ou dont les règles sont sur le point de finir, et le contact du pus blennorrhagique.

C'est une affection légère, mais qui entraîne souvent à sa suite le phimosis et toutes ses conséquences.

Son traitement est facile : il suffit de laver fréquemment l'extrémité de la verge avec de l'eau pure, et, dans le cas de sécrétion purulente, d'injecter entre le gland et le prépuce une solution de nitrate d'argent au centième.

Si la balano-posthite avait déterminé un phimosis, on attendrait, pour l'opérer, que l'inflammation eût disparu.

CHAPITRE XXVI

MALADIES DE LA PROSTATE.

Inflammation de la prostate en prostatite. — Prostatite aiguë et prostatite chronique. — Mode de terminaison de l'inflammation de la prostate. — Abcès, cavernes et fistules de la prostate. — Prostatorrhée, ou écoulement du liquide prostatique. — Calculs de la prostate. — Tubercule de la prostate. — Cancer de la prostate. — Hypertrophie de la prostate. — Accidents qu'elle détermine.

INFLAMMATION DE LA PROSTATE.

L'inflammation de la prostate peut être aiguë ou chronique. L'inflammation aiguë, ou *prostatite*, est caractérisée par un gonflement de la prostate accompagné d'envies fréquentes d'uriner, de douleurs vives pendant la miction et d'un sentiment de pesanteur dans la région périnéale, qui semble au malade être occupée par un corps volumineux. Le toucher rectal révèle le gonflement et la sensibilité anormaux de la prostate.

Lorsque la prostatite aiguë est légère, elle n'a qu'une durée de trois ou quatre jours, et disparaît sans laisser de traces. Lorsqu'elle est intense, elle est accompagnée de fièvre plus ou moins vive, d'un écoulement muco-purulent par l'urèthre et d'un gonflement de la prostate, souvent assez considérable pour oblitérer complétement le canal de l'urèthre et déterminer une rétention d'urine.

Quand une inflammation de la prostate ne s'est pas terminée par résolution au bout de cinq jours, on peut prédire presque à coup sûr qu'elle se terminera par suppuration. La formation de l'abcès s'annonce par des élancements très-pénibles et l'exagération de la douleur. Si l'inflammation est trop intense, la gangrène peut survenir.

L'inflammation aiguë de la prostate peut être produite par des causes très-variées, telles que la blennorrhagie, les manœuvres chirurgicales sur l'urèthre et la vessie, l'abus du coït, les injections irritantes, les purgations violentes, l'équitation, les coups et les chutes sur le périnée, l'irritation produite par un calcul, les obstacles au cours de l'urine placés dans l'urèthre, etc.

Une prostatite légère n'exige pour tout traitement que quelques bains de siége tièdes et des lavements émollients ; mais sous sa forme intense, cette affection réclame un traitement rapide et énergique : sangsues au périnée, cataplasmes émollients, bains de siége, frictions résolutives avec la pommade mercurielle, suppositoires belladonés et cathétérisme répété deux fois par jour s'il y a rétention d'urine. Aussitôt que l'abcès sera formé, on aura recours au traitement que nous indiquerons en parlant des abcès de la prostate.

L'inflammation de la prostate passe souvent à l'état chronique. Sous cette forme, elle est caractérisée par un gonflement persistant de la prostate, des douleurs dans la région périnéale qui augmentent pendant la défécation et la miction, et l'écoulement en quantité variable d'un liquide filant et visqueux qui n'est autre que le fluide prostatique. Sous l'influence d'excès de table ou de coït, d'exercices violents, etc., la prostatite chronique peut repasser à l'état aigu.

L'inflammation chronique de la prostate ne succède pas toujours à l'inflammation aiguë de cet organe. Souvent elle se développe lentement sous l'influence de causes diverses, telles que les progrès de l'âge, la constipation habituelle, l'existence d'hémorrhoïdes, l'atonie de la vessie, l'équitation, etc.

Lorsque la prostatite chronique détermine de la rétention d'urine, il faut pratiquer le cathétérisme fréquemment pour empêcher le séjour prolongé de ce liquide dans la vessie. En même temps on soumettra le malade à un régime sévère. Il devra éviter les abus du coït, l'équitation et les excès de toute sorte. L'eau de goudron, comme boisson, est très-utile pour combattre l'inflammation de la vessie qui accompagne souvent cette affection.

ABCÈS DE LA PROSTATE.

Les abcès de la prostate constituent un des modes de terminaison de la prostatite aiguë. Le malade éprouve une douleur très-vive et des élancements incessants au périnée, augmentant pendant la défécation. La miction est souvent impossible, et ne peut avoir lieu sans l'aide d'une sonde. Le doigt introduit dans le rectum perçoit au niveau de la prostate une sensation de fluctuation caractéristique.

Les abcès de la prostate s'ouvrent en différents points, tels que l'urèthre, le rectum, le tissu cellulaire du périnée ou du bassin, le pli de l'aine, la vessie. L'ouverture par l'urèthre est la plus commune, celle par la vessie la plus rare.

L'ouverture par le périnée est dangereuse à cause de l'infiltration du pus dans le tissu de cette région. Celle par le rectum est, au contraire, avantageuse, parce que l'urine ne gêne pas le travail de cicatrisation de la plaie.

L'abcès prostatique se remplit souvent après s'être vidé, et il en résulte des fistules très-longues à guérir ou une intoxication purulente qui fait rapidement périr le malade.

Chez les vieillards, la formation d'abcès de la prostate est le plus souvent mortelle, et, chose encore inexpliquée, la mort survient ordinairement d'une façon presque foudroyante à la suite d'accidents cérébraux de courte durée.

Lorsqu'on ne veut pas attendre que le pus d'un abcès de la prostate se soit frayé lui-même un chemin au dehors, la meilleure voie à choisir pour lui donner issue est le rectum ou le périnée. On palpe avec le doigt la prostate et, sur le point où l'on sent de la fluctuation, on pratique une incision avec le bistouri ; on applique ensuite quelques cataplasmes chauds laudanisés sur la région périnéale.

CAVERNES ET FISTULES DE LA PROSTATE.

Quand un abcès de la prostate s'est vidé, la poche qui contenait le pus se transforme souvent en caverne, et la voie par laquelle il s'est frayé un passage au dehors devient une fistule. Cette dernière peut communiquer avec le périnée, le rectum et l'urèthre, suivant le point où s'est ouvert l'abcès. Comme il s'ouvre le plus souvent dans l'urèthre, il s'ensuit que les fistules communiquant avec ce canal sont les plus communes.

Les cavernes et les fistules de la prostate communiquant avec l'urèthre donnent lieu à la sécrétion d'une quantité plus ou moins considérable de pus qui se mélange avec l'urine. Si l'on essaye d'introduire une sonde dans la vessie, elle n'arrive que difficilement à cet organe. Par le toucher rectal, on sent le bec de l'instrument s'engager dans la cavité formée par la caverne prostatique. Si, au lieu d'une fistule communiquant avec l'urèthre, il existait une fistule communiquant avec le rectum, le bec de la sonde passerait dans cet organe et on le sentirait facilement avec le doigt.

Les cavernes et fistules de la prostate sont fort graves. L'urine, en séjournant dans cette glande, peut être le point de départ de noyaux calculeux ou d'infiltrations urineuses.

On doit abandonner à la nature le traitement des fistules et des cavernes de la prostate. Il faut seulement combattre la stagnation du pus et de l'urine dans les cavernes par des injections fréquentes d'eau pure dans la vessie ou le rectum, suivant que la fistule s'ouvre dans l'une ou l'autre de ces cavités. Si la fistule communiquait avec l'extérieur, des injections d'eau alcoolisée ou iodée seraient pratiquées fréquemment.

PROSTATORRHÉE.

La prostatorrhée est une inflammation des canaux excréteurs de la prostate, caractérisée par une sécrétion intermittente plus ou moins abondante, d'un liquide visqueux, d'apparence laiteuse, et par un sentiment de pesanteur au périnée.

La prostatorrhée se déclare généralement à la

suite de fatigues, d'excès de table ou de coït, de constipation prolongée, et chez des individus ayant eu une ou plusieurs blennorrhagies. Elle accompagne habituellement la prostatite chronique.

C'est une affection mal connue et généralement mal décrite. Le plus souvent, on l'a confondue avec la spermatorrhée, dont elle diffère cependant complétement, car il n'y a aucune analogie entre le sperme et le liquide sécrété par la prostate; les spermatozoïdes contenus dans le sperme, et qui n'existent pas dans le fluide prostatique, permettent de les distinguer facilement au microscope.

La prostatorrhée est une affection essentiellement chronique. Les injections légèrement astringentes au sulfate de zinc ou au tannin, les bains de siége froids à eau courante, l'exercice et un régime tonique constituent le seul traitement qu'on puisse lui opposer.

CALCULS DE LA PROSTATE.

On donne le nom de calculs de la prostate à des corps solides qui se forment dans cette glande. Leur nature est très-variable; tantôt ils sont composés de phosphate d'ammoniaque et de magnésie, tantôt ils ne contiennent que des matières organiques, semblables à des grains de tabac par leur aspect, leur couleur et leur nombre. Souvent ils proviennent de la vessie et ont alors la composition des concrétions de cet organe.

Le nombre et la dimension des calculs de la prostate est très-variable. Leur grosseur peut être comprise entre quelques centièmes de millimètre et le volume d'une amande et même d'un œuf.

Les malades affectés de calculs prostatiques éprouvent de la pesanteur au périnée et de la gêne en urinant ; leur pénis est constamment dans un état de demi-érection et leur sperme sort difficilement pendant le coït. Mais ces signes sont communs à diverses maladies des voies urinaires, et on ne peut être certain de l'existence d'un calcul prostatique que lorsqu'il fait saillie dans le rectum et qu'on peut constater sa présence par le toucher rectal.

Lorsqu'un calcul prostatique fait saillie du côté des voies urinaires, on perçoit la sensation d'un corps dur en introduisant une sonde dans l'urèthre.

En thèse générale, on peut dire que le diagnostic des calculs de la prostate est souvent difficile. Un praticien qui ne serait pas suffisamment exercé pourrait les confondre avec l'hypertrophie prostatique ou les calculs vésicaux. M. Mallez a plusieurs fois constaté de semblables e
de diagnostic.

Les calculs de la prostate constituent u

fection grave, à cause des désordres que leur présence détermine.

Lorsque l'existence d'un calcul a été reconnue, il faut procéder à son extraction. Elle se fera par l'urèthre, le rectum ou le périnée, suivant le point où le calcul fait saillie. On pratiquera donc, suivant les cas, la lithotritie uréthrale, la taille rectale ou la taille périnéale.

TUBERCULES DE LA PROSTATE.

Les tubercules de la prostate constituent une affection assez rare. Ils coïncident le plus souvent avec les tubercules pulmonaires, bien qu'ils puissent exister indépendamment de cette affection.

Le diagnostic des tubercules de la prostate est très-difficile, car ils présentent à leur début la plupart des symptômes de la prostatite chronique. Lorsqu'ils ont acquis un certain degré de développement, ils laissent suinter un liquide qui s'échappe par l'urèthre, et qu'un observateur exercé peut reconnaître à son aspect ou par des recherches microscopiques.

Les tubercules de la prostate sont généralement incurables; il faut se borner à combattre les abcès et fistules qu'ils déterminent par les moyens que nous avons déjà indiqués. Les toniques, les amers et les ferrugineux seront en même temps administrés à l'intérieur pour soutenir le malade.

CANCER DE LA PROSTATE.

Le cancer de la prostate est une affection excessivement rare, qui ne survient guère que comme complication de la dégénérescence cancéreuse du rectum et de la vessie. Il se reconnaît à une tuméfaction de la prostate accompagnée de douleurs cuisantes continuelles et d'un écoulement par le rectum ou la vessie d'un liquide extrêmement fétide. Cette affection est la plus grave de toutes celles qui puissent atteindre la prostate, et on ne peut espérer de la guérir. Tout ce que le praticien peut faire, c'est de diminuer les douleurs du malade en facilitant l'émission des urines par des sondages, et tenter la cicatrisation des cavernes et des fistules qui se forment par injection de liquides iodés et alcooliques.

PLAIES DE LA PROSTATE.

Les plaies de la prostate peuvent être produites par des projectiles lancés de bas en haut, ou par divers instruments de chirurgie, les sondes notamment. Elles sont accompagnées d'une hémorrhagie légère et de l'écoulement d'un liquide filant constitué par le liquide prostatique. Mais ces signes sont insuffisants, et on ne peut guère être certain de la blessure de la glande que lorsqu'il est possible de sentir les bords blessés avec le doigt introduit dans la plaie.

Une prostatite et une rétention d'urine compliquent quelquefois les plaies de la prostate.

Les plaies prostatiques guérissent facilement sans aucun traitement. Il faut se borner, quand l'émission de l'urine est difficile, à placer une sonde dans la vessie jusqu'à cicatrisation de la blessure, afin d'empêcher le contact de l'urine. Le repos et quelques bains tièdes suffiront pour compléter le traitement.

HYPERTROPHIE DE LA PROSTATE.

L'hypertrophie de la prostate est caractérisée par l'augmentation d'une partie ou de la totalité du volume de cette glande sans inflammation.

C'est une affection commune chez les vieillards et qu'il est difficile de reconnaître à ses débuts. Ce n'est que lorsque le gonflement de la prostate est assez considérable qu'on peut le reconnaître par le cathétérisme et le toucher rectal. Le toucher rectal révèle l'existence d'une tumeur plus ou moins considérable au niveau de la prostate, et le cathétérisme pratiqué avec une sonde à petite courbure indique un obstacle en arrière du pubis. Quand il n'y a qu'un lobe latéral de la prostate d'hypertrophié, la sonde est obligée, pour franchir l'urèthre, de subir une déviation plus ou moins considérable.

L'hypertrophie de la prostate détermine généralement un sentiment de pesanteur au périnée, accompagné d'envies fréquentes d'uriner et d'aller à la garde-robe. A un degré avancé de la maladie, il y a rétention d'urine plus ou moins complète, alternant souvent avec de l'incontinence. On constate en même temps l'existence d'une constipation opiniâtre et d'un catarrhe de la vessie.

Il n'est pas rare de voir l'hypertrophie de la prostate se compliquer d'hypertrophie des parois de la vessie. Cet organe perd alors de son volume et ne peut contenir qu'une petite quantité d'urine. Il en résulte des besoins d'uriner tellement fréquents, que le malade ne peut prendre aucun repos. En même temps il se forme entre les fibres hypertrophiées de la vessie de petites dilatations nommées *cellules*, dans lesquelles l'urine séjourne et devient le point de départ de calculs emprisonnés dans leur cavité.

On a quelquefois confondu les calculs de la prostatite avec l'hypertrophie de cet organe. La sensation pierreuse qu'ils donnent au toucher rectal permet de les distinguer de la tuméfaction prostatique.

Les causes de l'hypertrophie de la prostate sont

encore mal déterminées. Les calculs urinaires, la constipation habituelle, l'équitation, la blennorrhagie, paraissent pouvoir la produire. On l'observe surtout chez les vieillards menant une vie très-sédentaire. D'après Mercier, les cordonniers, les portiers et les tailleurs en sont très-fréquemment atteints.

L'hypertrophie de la prostate est au-dessus des ressources de l'art. Le traitement qu'elle réclame est plutôt palliatif que curatif. Il consiste à prescrire des frictions journalières sur le périnée avec une des pommades suivantes :

1° Axonge, 30 gr.; iodure de potassium, 5 gr.

2° Axonge, 30 gr.; iodure de plomb, 5 gr.

et l'usage journalier de la sonde, pour peu que l'émission de l'urine se fasse difficilement. Le malade peut se sonder lui-même en faisant usage de sondes molles. L'intervention du chirurgien n'est nécessaire que lorsqu'il y a rétention. On conseille en même temps au patient de combattre la constipation par des purgatifs et d'éviter les fatigues et les excitants de toute sorte. Si on supposait que l'affection eût une origine syphilitique, un traitement spécial serait indiqué.

On a proposé pour remède aux hypertrophies prostatiques diverses opérations chirurgicales, telles que la dépression de la tumeur, l'excision de la partie formant valvule devant la vessie, la cautérisation, etc.; mais elles sont dangereuses et à peu près abandonnées.

CHAPITRE XXVII

MALADIES DES TESTICULES.

Anatomie des testicules. — Structure de ces organes. — Membrane qui les enveloppe. — Vices de conformation des testicules. — Absence des testicules. — Inflammation des testicules ou orchite. — Orchite aiguë et orchite chronique. — Complications de l'orchite. — Traitement. — Tumeurs des testicules ou sarcocèles. — Cancer et tubercules. — Hématocèle. — Hydrocèle. — Varicocèle. — Causes, symptômes et traitement de ces affections.

Avant d'aborder l'étude des maladies des testicules, nous rappellerons en quelques lignes l'anatomie de ces organes.

La sécrétion du sperme se fait dans deux glandes ovoïdes nommées *testicules*, entourées de plusieurs enveloppes vulgairement désignées sous le nom de *bourses*,

Les testicules sont constitués par une masse molle recouverte d'une tunique fibreuse, *tunique albuginée*. Les prolongements de cette tunique divisent la masse des testicules en 2 ou 300 petites loges triangulaires nommées *lobules*. Le contenu de ces lobules se compose de tubes cylindriques enroulés, désigné sous le nom de *canaux séminifères*. Ils se réunissent en un seul canal d'une dizaine de mètres de longueur nommé *épi-*

didyme, replié sur lui-même et placé sur le dos des testicules dont il occupe la longueur. L'épididyme se continue avec le *canal déférent*, qui monte du testicule vers l'abdomen en formant avec les nerfs

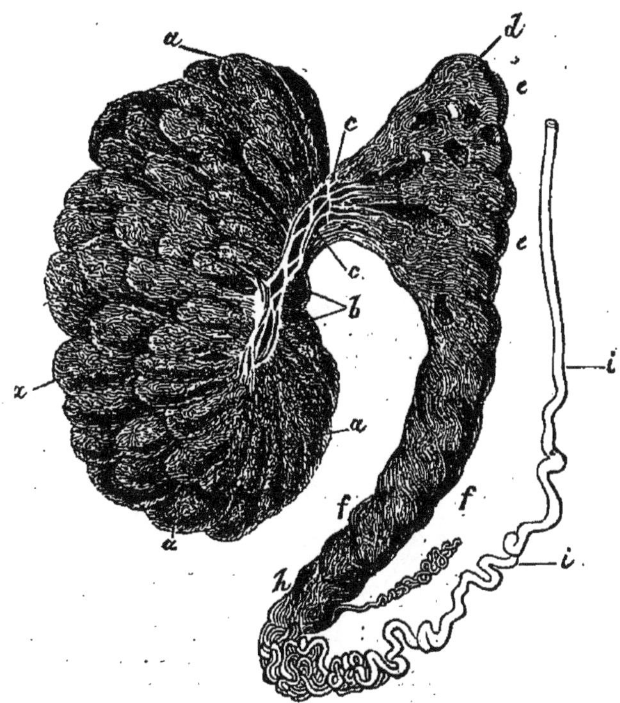

FIG. 78. — *Testicule de l'homme, dépouillé de ses enveloppes.*

a a a a, Lobules formés par les circonvolutions des canaux séminifères.
b, *ccc*, Canaux résultant de la réunion de canaux séminifères.
ee, *ff*, Epididyme.
d, Tète de l'épididyme.
h, Queue de l'épididyme.
ii, Canal déférent.

et vaisseaux de cette région le cordon *spermatique*, et conduit le sperme dans les *vésicules séminales*, réservoirs placés de chaque côté de la vessie entre cet organe et le rectum, derrière la prostate.

Les testicules sont entourés de plusieurs enve-

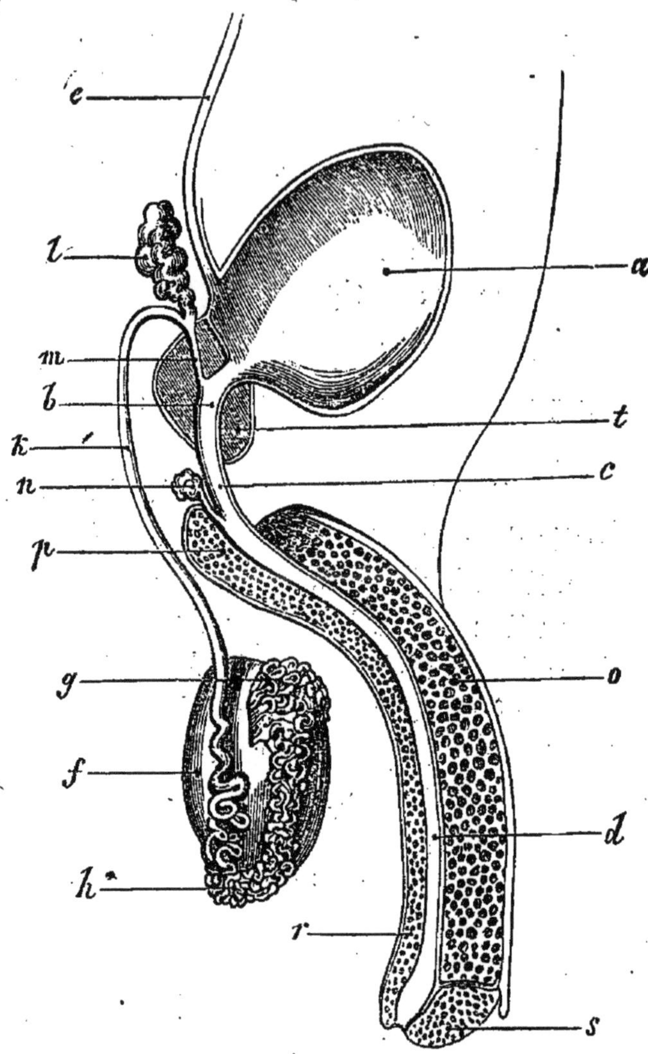

Fig. 79. — *Testicule, vésicule séminale et urèthre.*

a, Vessie.
b, Portion prostatique de l'urèthre.
c, Portion membraneuse de l'urèthre.
d, Portion spongieuse de l'urèthre.
e, Urétère ou canal excréteur du rein.
f, Testicule.
g, Tête de l'épididyme.
h, Queue de l'épididyme.
k, Canal déférent.
l, Vésicule séminale.
m, Canal éjaculateur.
n, Glande de Cooper.
o, Corps caverneux.
p, Bulbe de l'urèthre.
r, Corps caverneux de l'urèthre.
s, Gland.
t, Prostate.

loppes nommées bourses, comprenant le *scrotum* correspondant à la peau, le *dartos* qui représente le tissu cellulaire sous-cutané, la *tunique fibreuse* formée de deux lames entre lesquelles existe un muscle, le *crémaster;* et une séreuse, la *tunique vaginale,* dépendance du péritoine, qui tapisse toute la surface des testicules.

VICES DE CONFORMATION DES TESTICULES.

L'absence d'un testicule, *monorchidie*, ou des deux testicules, *cryptorchidie,* est une infirmité assez rare. Elle résulte généralement de ce que ces organes, au lieu d'être descendus dans le scrotum, sont restés dans l'abdomen où ils étaient avant la naissance. Ils forment alors dans l'aine une tumeur facile à reconnaître au toucher, et il n'est pas rare de les voir descendre dans les bourses à l'époque de la puberté.

Les sujets qui ont un testicule possèdent des spermatozoïdes et par suite ne sont pas stériles. Ceux dont les deux testicules sont absents n'ont pas de spermatozoïdes et ne peuvent par conséquent procréer. Cette infirmité est absolument sans remède.

INFLAMMATION DES TESTICULES OU ORCHITE.

L'inflammation des testicules est caractérisée

par le gonflement de ces organes, accompagné de chaleur, de rougeur, de douleurs extrêmement vives et souvent de fièvre. L'inflammation, bornée à l'épididyme (*epididymite*), ce qui est le cas le plus commun, ou aux testicules, ce qui est le cas le plus rare, s'étend ordinairement au cordon testiculaire et à la tunique vaginale (*vaginalite*).

L'orchite se termine généralement par résolution après un temps souvent assez long, mais elle peut se terminer par suppuration ou passer à l'état chronique.

Les causes les plus fréquentes de l'orchite sont les coups sur les testicules, les chutes, les excès, la fatigue, l'équitation prolongée, les efforts violents, l'irritation de la vessie et de l'urèthre par la présence d'une sonde ou d'un calcul, les injections caustiques et surtout la blennorrhagie.

Les moyens à opposer à l'orchite aiguë à son début sont : les bains tièdes, les cataplasmes laudanisés, les applications d'eau froide ou de boue de rémouleur mouillée sur les testicules, et surtout le repos au lit, les bourses soutenues par une plaque de gutta-percha placée sur les cuisses. Quand le malade est obligé de se lever, il doit supporter ses testicules au moyen d'un suspensoir ou, mieux, d'un mouchoir plié dont les extrémités sont attachées à une ceinture ou à une serviette passée autour du corps. Si l'inflammation est accompagnée de tuméfaction considérable du scrotum, on fait avec une lancette quelques mouchetures sur cette tunique. Il faut éviter de blesser les testicules, bien que la simple piqûre de ces organes ne soit généralement pas dangereuse.

Lorsque la douleur et le gonflement ont cessé, on fait sur le scrotum des lotions avec de la teinture d'iode coupée de son volume d'eau, et on frictionne plusieurs fois par jour cet organe avec une pommade à l'iodure de plomb (axonge 100, iodure 10). Jusqu'à guérison complète, le malade doit porter un suspensoir et s'abstenir du coït.

L'orchite aiguë passe fréquemment à l'état chronique. Cette dernière forme se manifeste souvent d'emblée chez des sujets lymphatiques ou chez les personnes adonnées à l'équitation. Elle est caractérisée par le gonflement non douloureux, ou accompagné seulement de quelques douleurs passagères, des testicules ou de l'épididyme. A la longue, la tumeur finit par s'ulcérer et suppure, ce qui détermine souvent la perte de l'organe. Quand on n'est pas fixé sur les antécédents du malade, on peut confondre l'orchite chronique avec diverses affections des testicules.

Le badigeonnage du scrotum avec de la teinture d'iode, l'application d'emplâtre de ciguë et d'iodure de plomb (emplâtre de ciguë, 250 gram.; iodure de plomb, 30 gram.), l'administration de l'iodure de potassium à l'intérieur, à la dose de 0,50 à 1 gramme par jour, sont les meilleurs moyens à opposer à l'orchite chronique. L'iodure de potassium est surtout utile contre l'orchite qu'on observe chez les individus syphilitiques.

TUMEURS DES TESTICULES OU SARCOCÈLES.

On donnait autrefois le nom de *sarcocèles* à toutes les tumeurs des testicules, alors qu'on ne savait pas les distinguer entre elles. On les sépare aujourd'hui en classes assez nombreuses, sur lesquelles on n'est pas encore parfaitement fixé.

Les tumeurs des testicules qu'on rencontre le plus fréquemment sont les cancers et les tubercules.

Les diverses variétés de cancer (cancer encéphaloïde, cancer cartilagineux, etc.) peuvent atteindre ces organes. L'orchite chronique est souvent leur point de départ.

Les tumeurs cancéreuses du testicule se manifestent à leurs débuts par une tumeur irrégulière, bosselée, peu douloureuse, accompagnées souvent de la production d'une hydrocèle. Après un temps souvent fort long, la tumeur finit par s'ulcérer, et la perte de l'organe en est la suite. Le seul traitement efficace du cancer du testicule est l'ablation de cet organe.

Les tubercules des testicules s'observent chez les individus atteints de phthisie. Ils débutent par une induration qui, après un temps plus ou moins long, se ramollit et s'ulcère. On les confond souvent avec l'orchite chronique. Ils sont incurables au même titre que la phthisie. On peut cependant essayer contre eux les remèdes usités contre cette dernière affection, et prescrire en même temps des applications de teinture d'iode sur le scrotum. Quand les tubercules ont donné lieu à la formation d'abcès, on les ouvre et on fait des injections iodées dans l'intérieur de la tumeur.

ATROPHIE DES TESTICULES.

Elle se manifeste à la suite de diverses lésions de ces organes ou de leurs enveloppes. L'obturation des canaux déférents, un obstacle à la circulation dans les vaisseaux de la région, les excès vénériens, l'usage prolongé de médicaments iodurés peuvent la déterminer. Elle existe quelquefois dès la naissance, surtout chez des individus atteints d'une lésion quelconque du cerveau. C'est dans tous les cas une affection incurable.

PLAIES DES TESTICULES.

Lorsque les blessures des testicules se réduisent à une simple piqûre, elles guérissent assez facilement, bien qu'une orchite ou une hématocèle puissent en être quelquefois la suite. Les blessures étendues sont plus graves. La substance testiculaire peut être éliminée en partie par la plaie, et la perte de l'organe en est la conséquence.

Les blessures étendues des testicules et les coups portés sur ces organes entraînent généralement une hématocèle ou une orchite à leur suite.

Le repos, les lotions froides, la suspension de l'organe malade sur une plaque de gutta-percha appuyée sur les cuisses constituent les meilleurs moyens à opposer aux blessures des testicules. Quand la matière testiculaire fait hernie à travers la plaie, on la fait rentrer et on ferme la blessure avec des bandelettes de diachylon.

HÉMATOCÈLE.

L'hématocèle est une tumeur sanguine formée par du sang infiltré dans le tissu cellulaire du scrotum, ou dans la tunique albuginée. Les signes de cet épanchement varient suivant le point où a eu lieu l'hémorrhagie. Si elle s'est faite dans le cordon, il se tuméfie dans toute son étendue et affecte la forme d'un boudin. Si elle s'est manifestée dans le scrotum, cette enveloppe est douloureuse, ecchymosée, et forme une tumeur molle et qui crépite sous les doigts. Si l'hémorrhagie s'est produite dans le testicule, on la reconnaît au gonflement très-douloureux de cet organe, mais ce gonflement est fréquemment masqué par un épanchement de la tunique vaginale. Enfin, l'hématocèle de la tunique vaginale se distingue à la tuméfaction régulière d'une moitié du scrotum.

L'hématocèle est occasionnée par les coups et blessures des testicules. Le plus souvent le repos, la suspension des bourses, les frictions avec l'onguent mercuriel suffisent pour amener la résorption du sang épanché. Si l'épanchement était trop abondant, on serait obligé de donner issue au sang par une ponction.

HYDROCÈLE.

On donne le nom d'hydrocèle aux tumeurs formées par un amas de sérosité dans une des enveloppes des testicules ou dans le tissu cellulaire du scrotum; mais c'est principalement à l'épanchement séreux dans la tunique vaginale que s'applique cette dénomination.

L'hydrocèle est produite par les coups, les froissements, un refroidissement, une blennorrhagie suivie d'une orchite, ou les fatigues de l'équitation. On la reconnaît à une tuméfaction indolente très-molle d'une moitié du scrotum. La tumeur devient transparente quand on la regarde à la lueur d'une bougie.

Lorsque la transparence n'existe pas, ce qui est le cas le plus rare, le diagnostic est plus difficile, et l'hydrocèle pourrait être confondue avec une hernie, mais les antécédents du malade, la durée de la maladie, l'absence de pédicule dans l'hydrocèle et son existence dans la hernie et, au besoin, une ponction exploratrice, lèveraient tous les doutes.

En traitant une hydrocèle dès son début avec des badigeonnages de teinture d'iode sur le scrotum, ou des frictions d'onguent napolitain et quelques purgatifs, pour produire une dérivation sur le tube digestif, on peut amener la disparition de l'épanchement. Dans la majorité des cas cependant, il faut avoir recours à la ponction de la tunique vaginale avec un trocart, suivie de l'injection de 1 ou 2 cuillerées de teinture d'iode étendue de son volume d'eau. On fait pénétrer le liquide dans toutes les parties de la tumeur en la malaxant entre les doigts pendant quelques minutes, puis on le fait sortir. On retire ensuite la canule et on ferme la plaie avec une bandelette de diachylon.

Plusieurs chirurgiens remplacent la teinture d'iode par le nitrate d'argent. On fait fondre une petite quantité de ce caustique dans une sonde cannelée, préalablement chauffée, puis on introduit l'instrument par la canule du trocart et on l'agite dans la tumeur pendant quelques secondes. Ce moyen fort simple réussit généralement.

On peut opérer aussi les hydrocèles peu volumineuses par l'électro-puncture. Le sac est traversé par deux aiguilles mises en contact avec les pôles d'un appareil d'induction pendant quinze à vingt minutes. Les petites bobines, si ingénieuses et si portatives imaginées par M. Trouvé, conviennent parfaitement pour cet usage. Plusieurs chirurgiens, Petrequin, Mallez, etc., se sont bien trouvés de cette méthode.

Après l'opération de l'hydrocèle, le malade doit rester au lit pendant quelques jours, les bourses supportées par une plaque de gutta-percha placée sur les cuisses.

Lorsque l'hydrocèle est double, il est nécessaire de faire deux ponctions, une pour chaque testicule.

La ponction de l'hydrocèle et l'injection sont quelquefois suivies d'une inflammation plus ou moins violente des bourses et des testicules.

VARICOCÈLE.

La varicocèle est une dilatation variqueuse des veines du cordon spermatique. Elle est caractérisée par une tuméfaction de ce cordon qui donne au doigt la sensation de cordes molles couvertes de nœuds. Le plus souvent, le scrotum est allongé du côté malade.

Lorsque les individus atteints de varicocèle sont horizontalement couchés, la tumeur diminue ou disparaît. Elle augmente au contraire quand ils sont restés longtemps debout, ou ont fait une longue course.

Les abus du coït, la constipation, l'équitation, la compression exercée sur le cordon par un bandage herniaire sont les causes les plus habituelles de cette affection.

La varicocèle n'est pas dangereuse, mais elle exerce souvent sur le moral du malade une influence fâcheuse.

Les individus atteints de varicocèle doivent être sobres de plaisirs vénériens, éviter la constipation et soutenir les bourses au moyen d'un suspensoir.

On peut guérir radicalement la varicocèle par différents procédés chirurgicaux (injections coagulantes de perchlorure de fer avec la seringue de Pravaz, compressions exercées sur les veines isolées de l'artère avec une pince à écrou, ligature des veines, etc.); mais tous ces moyens sont très-dangereux et exposent le malade à la perte du testicule. Il faut donc éviter d'y avoir recours.

CHAPITRE XXVIII

DES PERTES SÉMINALES OU SPERMATORRHÉE

Définition de la spermatorrhée. — Pollutions diurnes et pollutions nocturnes. — Influence des pertes séminales sur la santé. — Moyens de constater l'existence de la spermatorrhée. — Examen de l'urine. — Causes de la spermatorrhée. — Blennorrhagie. Rétrécissements de l'urèthre, excès vénériens, continence exagérée, abus des purgatifs, etc. — Traitement de la spermatorrhée. — Hydrothérapie. — Douches sur le périnée. — Bromure de potassium. — Seigle ergoté, ferrugineux. — Cautérisation de l'orifice des conduits éjaculateurs. — Compresseur prostatique.

La spermatorrhée est une affection caractérisée par une émission involontaire du sperme.

Les pertes séminales qui se produisent le jour ont reçu le nom de pollutions diurnes. On appelle pollutions nocturnes celles qui ont lieu la nuit. Ces dernières sont plus communes et en même temps moins graves que les premières.

Symptômes de la spermatorrhée. — La spermatorrhée se manifeste généralement à son début par des pollutions nocturnes accompagnées de rêves voluptueux. Plus tard, les éjaculations se produisent également le jour, sous l'influence d'excitations légères, telles que la vue d'une femme ou des lectures érotiques.

A un degré plus avancé, l'écoulement a lieu sans érections et sans que le malade en ait conscience; un exercice un peu prolongé, l'équitation, les efforts faits pendant la défécation et la miction suffisent pour le produire. A cette période de la maladie, les pertes nocturnes, au lieu d'être accompagnées de sensations agréables, se font au milieu de rêves effrayants. Le malade croit avoir des rapports avec des animaux immondes, ou avec des êtres surnaturels.

L'écoulement séminal ne passe pas toujours par les degrés que nous venons d'énumérer. Certains malades ne perdent leur semence qu'en allant à la selle, sans avoir de pollutions nocturnes. Chez d'autres la perte ne se produit qu'à la suite d'excitations sexuelles plus ou moins prolongées, de lectures érotiques, de la vue de certains tableaux, etc.

Lorsque le sperme s'écoule avec l'urine, ce n'est généralement pas pendant la miction, mais seulement à sa fin, alors que la vessie se contracte pour chasser les dernières gouttes du liquide qu'elle contient, que la liqueur séminale est expulsée. Elle s'écoule sous forme d'une humeur gluante et visqueuse.

Quelle que soit la façon dont se font les pertes séminales, elles retentissent profondément sur tout l'organisme. Les spermatorrhéiques, malgré leur appétit souvent considérable, maigrissent, sont languissants, pusillanimes, tristes, mélancoliques et peu disposés au travail. « Les malades, de plus en plus affaiblis, dit Tardieu, incapables de toute énergie, destitués de toute puissance génitale, essoufflés, palpitants à la moindre fatigue, souvent amaigris, mangeant irrégulièrement, digérant mal, vieillis avant l'âge, les yeux ternes, la démarche incertaine, l'intelligence et la mémoire obscurcies, sombres, moroses et comme engourdis, privés de sommeil ou poursuivis par les rêves les plus horribles, traînent péniblement une existence languissante dont ils n'ont pas même le triste courage de se délivrer, et qui, après des rémissions et des exacerbations alternatives, peut se terminer dans la démence ou dans le marasme le plus affreux. Cette terminaison est parfois hâtée par quelques complications, et notamment par une congestion cérébrale, ou précédée de troubles nerveux très-variés, tels que l'enrouement ou la perte de la voix, les fourmillements le long de la colonne vertébrale, l'insensibilité et la paralysie des membres inférieurs, quelquefois des convulsions choréiques ou épileptiformes, l'affaiblissement ou la perte de la vue, mais toujours sans fièvre. Si la vie résiste, comme on le voit d'ailleurs souvent, la constitution n'en reste pas moins épuisée, et la santé prématurément détruite. »

La réunion des symptômes précédents peut faire soupçonner l'existence de la spermatorrhée, mais le seul signe certain de cette redoutable affection est l'écoulement par l'urèthre d'un liquide dans lequel, on découvre au microscope des spermatozoïdes.

Un observateur attentif peut facilement reconnaître les taches empesées formées sur le linge par le sperme, mais les indications qu'elles fournissent ne sauraient remplacer en aucun cas l'examen microscopique.

C'est habituellement dans l'urine qu'on recherche les spermatozoïdes. On recueille le liquide émis par le malade le matin, on le laisse reposer dans une longue éprouvette et on place sous l'objectif du microscope une goutte du dépôt qui se trouve au fond du vase, en procédant comme nous l'avons indiqué dans le chapitre traitant de l'analyse des urines. Si le malade est atteint de spermatorrhée, un examen attentif fait bientôt découvrir dans le liquide des spermatozoïdes, plus ou moins diminués de volume et habituellement accompagnés de cristaux d'oxalate de chaux. On a prétendu que les zoospermes pouvaient être remplacés par de simples granulations, mais cette altération, si elle existe, est fort rare, et il est presque toujours facile de reconnaître ces petits êtres dont la forme, comme on le sait, rappelle celle d'un têtard.

Lorsque le malade peut recueillir le liquide filant et visqueux qui s'écoule, après les efforts de la défécation, ou à la fin de la miction, la recherche des spermatozoïdes y est plus facile que dans l'urine.

L'examen microscopique de l'urine des spermatorrhéiques ne doit jamais être pratiqué après le coït, parce qu'alors ce liquide contient normalement du sperme.

L'urine contenant des spermatozoïdes diffère très-peu par son aspect de l'urine normale. Il est très-rare, en effet, quoi qu'en ait dit Lallemand, que le sperme trouble sa transparence. Les dépôts blanchâtres qu'on rencontre quelquefois dans les urines des sujets atteints de spermatorrhée sont composés d'urates et de phosphates.

Causes de la spermatorrhée. — Les causes qui produisent le plus habituellement la spermatorrhée sont les suivantes :

La blennorrhagie chronique. — Elle est accompagnée d'une inflammation des parties profondes de l'urèthre, s'étendant fréquemment aux conduits éjaculateurs.

Les excès vénériens et notamment la masturbation. — Ils déterminent l'irritation et l'atonie des vésicules séminales et de leurs conduits. Les excitations fréquentes et incomplètes des organes génitaux agissent dans le même sens.

La continence prolongée. — Elle amène la réplétion des vésicules séminales et l'évacuation forcée de ces réservoirs quand ils sont trop pleins. Cette cause de spermatorrhée est fréquente chez les ecclésiastiques qui observent leurs vœux. Les pertes séminales se font généralement alors la nuit, au milieu de rêves érotiques; plus tard elles se produisent également le jour, sous l'influence de l'excitation la plus légère ; la vue d'une femme, les efforts faits pendant la défécation ou à la fin de la miction, suffisent pour les provoquer.

Les causes qui font obstacles à la libre excrétion de l'urine, telles que les rétrécissements de l'urèthre et les tumeurs prostatiques. Dans ce cas, la vessie pleine d'urine comprime les vésicules séminales et les force à évacuer leur contenu. En même temps le séjour forcé de l'urine derrière la partie rétrécie enflamme la muqueuse uréthrale et l'inflammation s'étend bientôt aux canaux éjaculateurs.

La constipation habituelle. — Les efforts auxquels se livre le malade pour vider l'intestin, ont pour résultat la compression et par suite l'évacuation des vésicules séminales.

L'usage trop fréquent des purgatifs, notamment de l'aloès et l'abus des lavements chauds, produisent aussi la spermatorrhée en déterminant la congestion sanguine des vaisseaux du bassin.

Il existe enfin un grand nombre de causes qui peuvent sinon amener, au moins favoriser la production de la spermatorrhée. Telles sont par exemple, l'équitation, les hémorrhoïdes, l'irritation du rectum par des ascarides, la longueur exagérée du prépuce, l'abus du thé et du café, la position assise trop prolongée, les affections du cerveau et de la moelle épinière. La spermatorrée marque fréquemment le début de ces deux dernières affections.

Traitement de la spermatorrhée. — L'énumération des causes de la spermatorrhée suffit pour montrer combien le traitement de cette maladie doit varier suivant les cas et combien il importe de découvrir sa cause afin de pouvoir s'attaquer à elle. Il est évident que, si la spermatorrhée est, par exemple, le résultat de la constipation ou d'un rétrécissement de l'urèthre, elle ne pourra cesser qu'avec la disparition de ces affections.

Les individus sujets aux pollutions nocturnes doivent fuir les aliments excitants, éviter de boire le soir, afin de ne pas laisser leur vessie pleine d'urine pendant la nuit, coucher sur un matelas très-dur, se couvrir très-peu et n'user du coït qu'à intervalles réguliers et suffisamment espacés.

Le plus souvent les spermatorrhéiques sont très-affaiblis, et il est nécessaire de relever leurs forces. Une bonne nourriture, le séjour à la campagne ou aux bains de mer, la gymnastique associée à l'hydrothérapie, constituent les meilleurs moyens d'arriver à ce résultat. Les douches d'eau froides sur le périnée et les bains de siége à eau courante sont particulièrement utiles, mais seulement à la fin du traitement. En commençant l'hydrothérapie par des douches périnéales, on provoquerait les émissions spermatiques au lieu de les arrêter. Il faut débuter par des douches générales sur tout le corps.

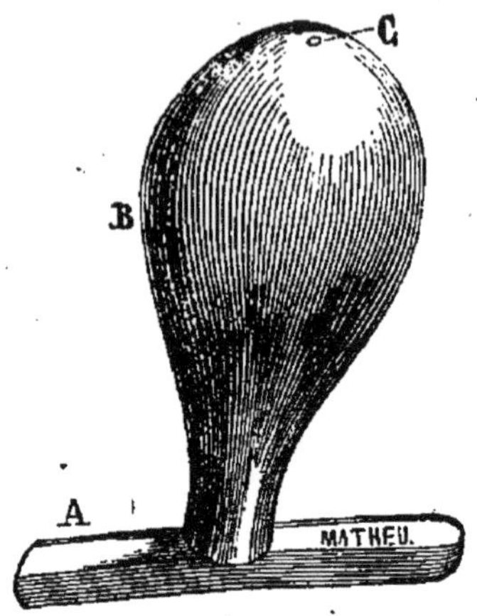

FIG. 80. — *Compresseur prostatique employé par Trousseau contre la spermatorrhée.*

B. Corps de l'instrument destiné à être introduit dans le rectum.
C. Ouverture destinée à donner issue aux gaz intestinaux.
A. Bande transversale destinée à s'appuyer contre le périnée.

Le bromure de potassium à la dose de 1 à 2 grammes par jour, le seigle ergoté à la même dose, le quinquina, les ferrugineux peuvent être utiles dans certains cas de spermatorrhée. L'introduction fréquente d'une bougie, dont l'extrémité est enduite de substances astringentes, notamment d'alun, a été employée avec succès dans quelques cas rebelles.

On a préconisé, il y a plusieurs années, contre la spermatorrhée, la cautérisation de l'urèthre dans la portion de ce canal où s'ouvrent les canaux éjaculateurs du sperme. Cette opération se pratique avec une sonde spéciale terminée par une cuvette

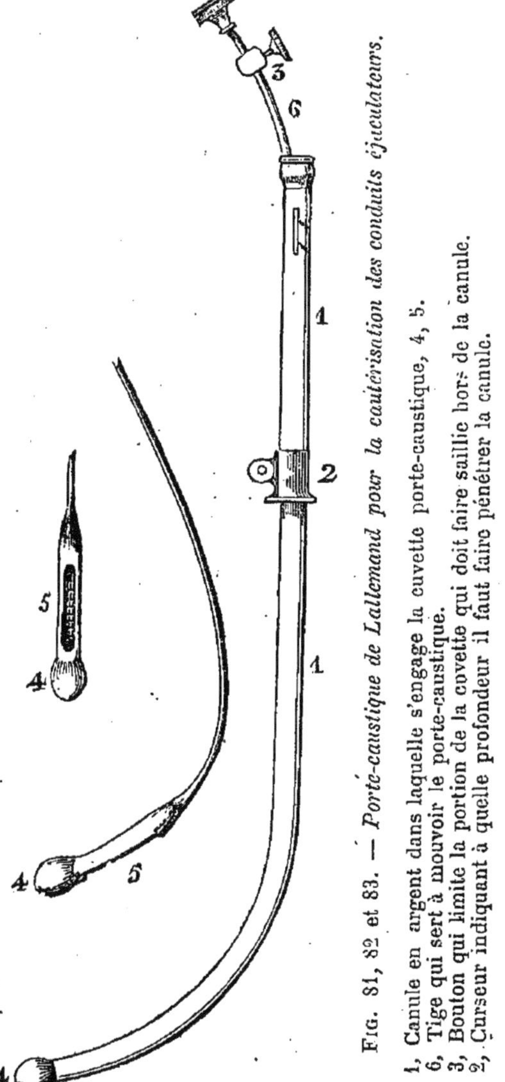

Fig. 81, 82 et 83. — *Porte-caustique de Lallemand pour la cautérisation des conduits éjaculateurs.*

1, 1, Canule en argent dans laquelle s'engage la cuvette porte-caustique, 4, 5.
6, Tige qui sert à mouvoir le porte-caustique.
3, Bouton qui limite la portion de la cuvette qui doit faire saillie hors de la canule.
2, Curseur indiquant à quelle profondeur il faut faire pénétrer la canule.

pleine de nitrate d'argent, qu'un mécanisme fait saillir à volonté. Entre des mains très-expérimentées, ce moyen peut rendre des services, mais il faut bien se garder de l'appliquer à tous les cas. Deux ou trois cautérisations à quelques semaines d'intervalle suffisent pour obtenir la guérison. M. Mallez a plusieurs fois remplacé avec succès cette opération par la galvano-caustique dont nous avons déjà parlé au chapitre des rétrécissements.

On a proposé, pour empêcher les pertes séminales, l'introduction dans le rectum d'une olive de bois ou de métal destinée à comprimer l'orifice des canaux éjaculateurs et empêcher, par conséquent, l'émission involontaire du sperme, mais la plupart des malades ne peuvent supporter le contact prolongé de cet instrument.

CHAPITRE XXIX

MALADIES DES REINS.

Observations sur les maladies des reins. — Néphrite aiguë. — Symptômes, causes et traitement. — Néphrite chronique. Dangers des opérations pratiquées sur les voies urinaires des individus atteints de cette affection. — Traitement de la néphrite chronique. — Néphrite albumineuse ou Albuminurie. — L'urine peut être albumineuse dans des maladies fort diverses. — Néphrite albumineuse chronique. — État de l'urine dans cette affection. — Traitement des diverses sortes d'albuminuries.

Nous n'étudierons dans ce chapitre que l'inflammation des reins ou *néphrite,* et la dégénérescence graisseuse de cet organe ou *néphrite albumineuse.* Les autres affections des reins : *Hydatides*, *Cancer*, *Tubercules*, etc., sont extrêmement rares, leur diagnostic est très-difficile, et la thérapeutique est absolument impuissante contre elles. Quant aux plaies, coups, contusions des reins, leur étude se rattache à celle de la néphrite, qui est habituellement leur conséquence.

INFLAMMATION DES REINS OU NÉPHRITE.

L'inflammation des reins ou néphrite se présente sous deux formes : la néphrite aiguë et la néphrite chronique.

Néphrite aiguë. — Cette affection débute généralement par un frisson plus ou moins intense, suivi de nausées et de vomissements. La langue est saburrale, sèche et rouge à la pointe. Bientôt le malade éprouve dans la région rénale une douleur qui existe des deux côtés ou d'un seul, suivant qu'un des reins ou tous les deux sont atteints. Souvent la douleur n'est perçue qu'à la palpation. Elle augmente avec les divers mouvements du malade, et s'étend fréquemment aux organes voisins, notamment à la vessie.

Ces symptômes sont bientôt suivis de troubles dans la sécrétion et dans la composition de l'urine. Ce liquide est rare ; le malade, tourmenté par des envies fréquentes d'uriner, le rend goutte à goutte ; souvent il contient une certaine proportion de sang, qui le colore en rouge, et de l'albumine.

La congestion rénale qui caractérise anatomiquement la néphrite peut se terminer par résolution ou par suppuration. Lorsque l'affection est légère, les symptômes précédents s'amendent ; mais, dans les cas graves, la fièvre augmente, il survient du délire, des frissons, de la stupeur, qui annoncent la suppuration de l'organe. La mort en est fréquemment, mais non toujours la conséquence.

Les causes les plus habituelles de la néphrite aiguë sont : les coups, plaies et contusions sur la région rénale, l'existence d'un calcul dans les reins *, l'abus des diurétiques ou des cantharides, et quelquefois l'impression du froid humide.

Les opérations chirurgicales qui se pratiquent sur la vessie et l'urèthre peuvent aussi la produire, mais il est alors probable qu'elle existait déjà à l'état chronique, ainsi que nous le verrons plus loin.

La rétention d'urine dans son réservoir, par suite d'un obstacle quelconque à la libre émission de ce liquide, est une cause fréquente de néphrite. Il y a alors, en même temps que la néphrite, empoisonnement du sang par la résorption de l'urine, ou rétention dans le torrent de la circulation de quelques-uns de ses principes. C'est à une intoxication de cette nature qu'a succombé l'illustre Berryer.

Le repos absolu, les émissions sanguines locales, les applications émollientes, les bains tièdes et prolongés pendant une heure et même davantage, les laxatifs donnés en lavements, sont les meilleurs remèdes à opposer à la néphrite aiguë. Si l'affection est causée par une rétention d'urine, on évacuera le liquide par le cathétérisme et on combattra la cause de la rétention.

* Nous avons déjà parlé de ces calculs à propos de la gravelle. Ils sont quelquefois très-volumineux. Les reins de Philippe IV, roi d'Espagne, contenaient un calcul de la grosseur d'un œuf de pigeon. Ceux du pape Innocent IX en contenaient deux, l'un pesant six onces, l'autre neuf onces.

Néphrite chronique. — La néphrite chronique succède souvent à la néphrite aiguë, mais elle est liée le plus ordinairement à un état pathologique de la vessie ou de l'urètre. Elle se manifeste par des douleurs sourdes dans la région rénale, qui deviennent vives à la suite de la moindre fatigue. L'urine est trouble, sa réaction est neutre ou alcaline; elle laisse déposer des phosphates, et contient souvent un peu d'albumine et de sang. Le malade n'a pas de fièvre, mais il s'affaiblit et dépérit graduellement. Si l'inflammation ne disparaît pas, l'organe finit par suppurer.

La néphrite chronique passe souvent inaperçue; le malade et quelquefois le médecin mettent la douleur rénale sur le compte du rhumatisme (lumbago). Cette erreur a souvent des conséquences fort graves. Chez les individus atteints de néphrite chronique, en effet, la moindre opération sur les voies urinaires, une simple injection d'eau froide dans la vessie, ou le cathétérisme, peuvent faire passer la néphrite chronique à l'état aigu et déterminer une mort rapide. C'est surtout chez les individus atteints d'affections anciennes des voies urinaires que s'observent ces néphrites latentes. M. Mallez nous a cité plusieurs faits qui prouvent combien il importe de s'assurer que les individus, sur les voies urinaires desquels on veut pratiquer une opération, ne sont pas atteints de néphrite chronique. Dans ce dernier cas, il serait indispensable de traiter la maladie des reins avant de toucher à l'urèthre ou à la vessie.

Les ventouses sèches sur la région rénale, les sinapismes, les vésicatoires sans cantharides, les capsules de térébenthine, l'eau de goudron en boisson, constituent les meilleurs remèdes à opposer à la néphrite chronique. Les saignées locales, les diurétiques sont inutiles ou dangereux. On conseillera les boissons aqueuses prises en grande abondance, et notamment les eaux minérales alcalines (Vichy, Contrexeville, Pougues, etc.). En même temps, on relèvera les forces du malade avec une bonne alimentation, à laquelle on adjoindra les toniques (fer, quinquina, etc.).

NÉPHRITE ALBUMINEUSE.

La *néphrite albumineuse* (albuminurie, maladie de Bright, etc.) est une affection caractérisée par une dégénérescence graisseuse des reins, accompagnée de la présence de l'albumine dans l'urine et d'une hydropisie plus ou moins générale.

L'altération des reins, qui constitue la néphrite albumineuse, présente plusieurs degrés. Au début, les reins sont congestionnés et hypertrophiés; plus tard, ils se décolorent, et l'infiltration graisseuse du parenchyme rénal commence. Le tissu de l'organe est friable et rempli de granulations jaunâtres ressemblant à de la graisse. Finalement, les reins sont déformés et souvent atrophiés.

La néphrite albumineuse peut exister à l'état aigu et à l'état chronique.

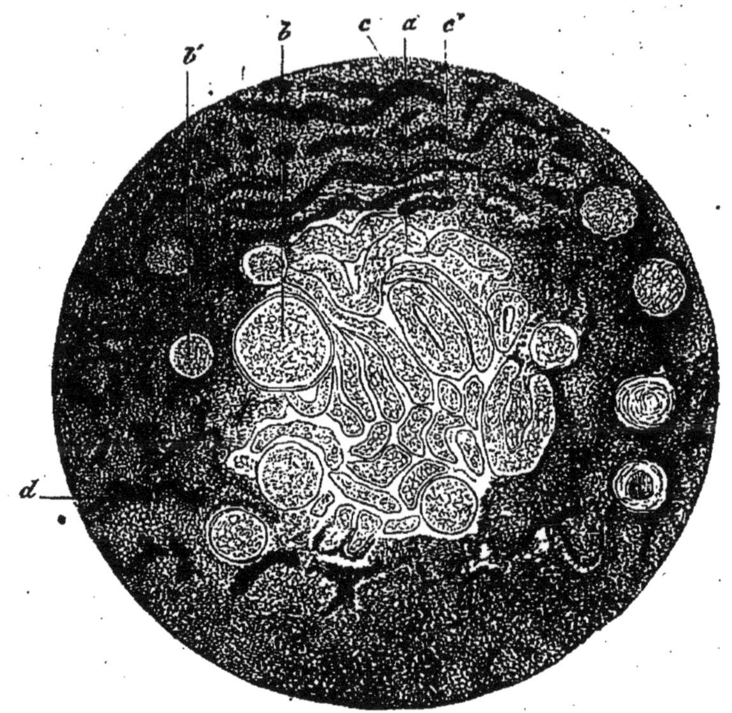

FIG. 84. — *Coupe d'une des granulations du rein qu'on rencontre souvent dans la néphrite albumineuse (grossissement de 40 diamètres).*

La granulation comprend toute la partie claire qui occupe le centre de la figure ; *a* est un tube urinifère, *b* un glomérule, *c*, *c'*, *b'* sont des tubes et un glomérule du tissu rénal voisin déjà atrophié. La portion granuleuse *d* représente des faisceaux dont la paroi est infiltrée de granulations graisseuses. (Cornil.)

Sous sa forme aiguë, elle débute, comme la néphrite simple, par des frissons, de la fièvre et des douleurs sourdes dans la région lombaire. L'urine est rare, peu abondante, et contient souvent du sang, mais sa réaction reste constamment acide, et elle renferme toujours une très-notable proportion d'albumine. Bientôt, il se forme une hydropisie plus ou moins générale, commençant ordinairement par une bouffissure des paupières et du visage ou par le gonflement des membres inférieurs. La peau est chaude, le pouls fébrile, et si ces symptômes ne s'amendent pas, il survient des accidents cérébraux ou une inflammation des plèvres ou du péricarde, qui emportent habituellement le malade. Quelquefois cependant, après une durée de deux ou trois semaines, les accidents s'apaisent, et le malade guérit. Souvent l'affection passe à l'état chronique.

La forme chronique de la néphrite albumineuse est beaucoup plus commune que la précédente; elle se montre souvent d'emblée, et son seul symptôme caractéristique est l'altération de l'urine. Ce liquide est peu acide, quelquefois neutre, ou même, mais très-rarement, alcalin. Il contient une moins forte proportion d'urée qu'à l'état normal, ce qui a pour résultat d'abaisser sa densité à 1012 ou 1010. A l'examen au microscope, on y trouve des globules sanguins, des cellules épithéliales et des moules de tubes urinifères. Si on le soumet à l'action de la chaleur ou de l'acide nitrique, en procédant comme nous l'avons indiqué dans les chapitres consacrés à l'analyse de l'urine, on y constate une proportion considérable d'albumine, associée quelquefois à des dépôts de phosphates ou d'urates.

La région rénale n'est pas douloureuse, mais le malade s'affaiblit lentement, et, au bout d'un temps plus ou moins long, l'hydropisie apparaît. Elle se dissipe bientôt, pour revenir et disparaître plusieurs fois en changeant de place. Dans la dernière période de la maladie, elle se fixe généralement aux membres inférieurs et gagne ensuite le péritoine, le péricarde et les plèvres.

La durée de la néphrite albumineuse chronique peut être fort longue, mais cette affection est presque fatalement mortelle.

Nous avons vu plus haut que la proportion d'urée diminuait dans l'urine des sujets atteints de néphrite albumineuse. Ne pouvant être éliminée par les reins, cette substance s'accumule probablement dans le sang. C'est à sa présence ou à celle du carbonate d'ammoniaque, résultant de sa décomposition, que plusieurs auteurs attribuent une série de troubles fonctionnels des systèmes nerveux, digestif et respiratoire (convulsions, coma, vomissements, dyspnée), qu'on observe quelquefois chez les albuminuriques, et qu'on a groupés sous le nom d'accidents *urémiques;* mais la science est loin d'être parfaitement fixée sur ce point.

Chez un certain nombre d'albuminuriques, on observe des troubles de la vision (amaurose albuminurique), accompagnés de lésions de la rétine, faciles à constater à l'ophthalmoscope.

Les causes qui peuvent amener la néphrite albumineuse sont nombreuses. Nous citerons parmi elles : l'abus des liquides alcooliques, les rhumatismes, la scrofule, la syphilis, la goutte, les empoisonnements lents par le plomb, et surtout l'impression brusque ou prolongée du froid humide.

Diverses maladies, telles que la scarlatine, la fièvre typhoïde, le choléra, les maladies du cœur, la cirrhose, produisent une albuminurie passagère, qu'il faut bien éviter de confondre avec l'albuminurie symptomatique de la néphrite albumineuse. La présence de l'albumine dans l'urine est, comme on le voit, un symptôme commun à des affections de natures fort diverses.

Le traitement de la néphrite albumineuse ne présente quelque chance de succès que si l'on traite l'affection dès son début. Contre la forme aiguë, on conseillera les émissions sanguines répétées, la diète, le repos, des bains tièdes ou des bains de vapeur et les boissons alcalines.

Contre la forme chronique, les eaux minérales alcalines, les bains chauds, les purgatifs végétaux (huile de ricin, séné, gomme, gutte-jalap), l'hydrothérapie précédée de bains de vapeur, constituent les meilleurs moyens à essayer.

On fortifiera le malade autant que possible, afin de réparer les pertes journalières en albumine. Régime animalisé, vin de Bordeaux, ferrugineux, séjour à la campagne et exercice pour stimuler l'appétit.

Lorsque le malade est atteint d'hydropisie, les boissons alcalines seront supprimées; on insistera sur les bains de vapeur et les purgatifs. Les diurétiques (scille, digitale, *uva ursi*, fleurs de genêt) seront administrés jusqu'à disparition du gonflement. La diète lactée, c'est-à-dire l'usage unique du lait ou des soupes au lait pour tout aliment, pendant quelques jours, réussit quelquefois à triompher momentanément de l'hydropisie.

Un grand nombre de remèdes ont été proposés contre la néphrite albumineuse. Parmi ceux qui paraissent avoir rendu quelques services, on peut mentionner : l'acide gallique, le tannin, le perchlorure de fer et l'iodure de potassium. Mais les conditions de leur administration sont encore mal déterminées.

Les sujets chez lesquels la présence persistante de l'albumine dans l'urine permet de soupçonner l'existence d'une néphrite albumineuse, à son début, doivent fuir les pays froids et humides, habiter la campagne en plein midi, et, si cela est possible, les contrées méridionales; faire de l'exercice, user d'une bonne alimentation, se tenir le ventre libre et avoir habituellement recours aux pratiques de l'hydrothérapie.

CHAPITRE XXX

LSIONS SYPHILITIQUES DES VOIES GÉNITO-URINAIRES.

Théories actuellement professées sur la syphilis.— Confusion faite par les anciens auteurs entre le chancre mou et le chancre dur. — Séparation profonde existant entre ces deux lésions. — Le chancre mou est une affection locale. — Le chancre dur est le symptôme d'une infection générale de l'économie. — Description des deux espèces de chancres. — Lésions qui suivent l'apparition du chancre induré. — Accidents secondaires et tertiaires. — Moyen de les distinguer. — Modes de propagation de la syphilis. Contagion par les rapports sexuels. — Contagion par un objet quelconque imprégné de virus. — Propagation de la syphilis par la vaccine, par l'hérédité, etc. — Inefficacité des moyens proposés comme préservatifs de la syphilis.

Les auteurs qui écrivent sur les maladies des voies génito-urinaires omettent généralement l'étude des lésions syphilitiques de ces organes. Sans doute, la syphilis est une maladie générale et non locale ; mais ses manifestations du côté de l'appareil génito-urinaire ne permettent guère, croyons-nous, de la passer sous silence dans un ouvrage consacré à l'étude des affections qui peuvent atteindre ces organes. Nous croyons donc utile de consacrer un chapitre spécial à l'étude de cette maladie.

Théories actuellement professées sur la syphilis.—La syphilis, ou vérole, est une maladie contagieuse virulente, caractérisée par une lésion primitive nommée *chancre*, à laquelle succèdent des manifestations nommées *symptômes secondaires* ou *tertiaires*, suivant l'époque de leur apparition.

C'est une affection probablement aussi ancienne que le monde, mais dont la gravité a varié suivant les climats et les époques.

Elle s'observe à tous les âges de la vie, chez l'enfant qui vient de naître comme chez l'adulte et chez le vieillard.

La syphilis se manifeste d'abord par un petit ulcère nommé chancre, qui peut se montrer sur toutes les parties du corps, mais qui se développe habituellement sur les organes génitaux. Il se présente sous deux formes essentiellement distinctes : le *chancre mou* et le *chancre dur* ou *induré*.

Il y a vingt ans à peine, on admettait, avec Ricord, que le chancre mou est une affection locale, susceptible de devenir générale en se transformant en chancre dur, et on croyait qu'il suffisait de cautériser le chancre à son début, avant la production de l'induration, pour empêcher le développement des symptômes généraux de la syphilis. On professait également que les accidents consécutifs à l'apparition du chancre ne sont jamais contagieux.

Ces propositions constituent la théorie dite de l'*unicité*, parce qu'on n'admettait qu'une espèce de chancre, présentant seulement des degrés divers de complication.

La majorité des médecins actuels considèrent cette théorie comme erronée.

Les doctrines professées aujourd'hui sur la syphilis peuvent se résumer de la façon suivante :

La syphilis se manifeste à son début par un chancre mou ou par un chancre dur.

Le chancre mou est une affection locale et non générale. Jamais il ne peut se transformer en chancre dur. Jamais il n'est suivi d'infection de l'économie et par suite d'accidents secondaires et tertiaires.

Le chancre dur au contraire, loin d'être une lésion locale qu'on peut enrayer par la destruction du mal à son début, est le premier symptôme de l'infection de l'organisme par le virus syphilitique. Il est suivi après un intervalle de temps plus ou moins long d'accidents secondaires et tertiaires.

Les lésions secondaires de la syphilis sont contagieuses. Le résultat de la contagion est un chancre induré.

Cette théorie, dite de la *dualité*, parce qu'on admet deux espèces de chancres parfaitement distinctes, diffère essentiellement, comme on le voit, de la précédente, et il est facile de comprendre l'importance de cette différence au point de vue pratique. Un sujet atteint d'un chancre mou, lésion locale, ne doit évidemment être soumis qu'à un traitement local. Un individu atteint d'un chancre induré, symptôme de l'infection de toute l'économie, doit subir un traitement général. S'attacher uniquement dans ce dernier cas à la manifestation locale serait perdre un temps précieux.

Nous allons aborder actuellement la description des symptômes habituels de la syphilis.

Chancre mou. — Le chancre mou (*chancroïde, chancrelle, chancre non infectant*) se manifeste d'un à huit jours après le coït impur par une petite vésicule pleine de sérosité qui se crève bientôt pour faire place à une ulcération à fond grisâtre, dont les bords sont taillés à pic comme s'ils avaient été coupés à l'emporte-pièce. Il est accompagné ordinairement d'engorgement des ganglions voisins (*bubons*) qui finissent par suppurer et dont le pus est doué de propriétés contagieuses.

Le chancre mou est rarement unique, il est accompagné de plusieurs ulcérations de même nature qui se développent dans son voisinage et résultent du transport du virus sur ces points. Il se termine par cicatrisation après une durée d'un à deux mois.

C'est habituellement sur les parties génitales, et notamment sur la couronne du gland, que siégent les chancres, mais on peut les rencontrer à l'anus, au sein, à la bouche, suivant les points où a été déposé le virus.

Chez les sujets lymphatiques ou très-affaiblis et chez ceux adonnés aux excès alcooliques, le chancre mou tend à envahir toutes les parties voisines (*phadégénisme*). La verge est quelquefois ainsi presque entièrement détruite.

Le chancre mou est, comme nous l'avons déjà dit, une affection locale. Inoculé à l'individu qui en est porteur, il reproduit un autre chancre de même espèce. Ce caractère le distingue absolument, — et dans certains cas, c'est le seul, — du chancre induré qui, inoculé au sujet qui en est atteint, ne reproduit pas un nouveau chancre.

L'individu atteint de chancre mou peut communiquer l'affection dont il est porteur jusqu'à guérison de ses lésions locales. Quand elles ont disparu, il est définitivement guéri.

Chancre dur (*chancre induré*, *chancre infectant*). — Le chancre dur est le premier symptôme de l'infection de l'économie par le virus syphilitique. Il apparaît vingt-cinq jours environ après le coït avec un individu atteint de syphilis, ou simplement après le contact des muqueuses ou de la peau excoriée avec des objets souillés de virus syphilitique ; sous forme d'un petit ulcère, d'abord semblable au chancre mou, mais qui, au lieu d'être taillé à pic comme lui, devient bientôt très-évasé et rappelle par son aspect la forme d'une coupe. Au bout d'une dizaine de jours sa base se durcit, d'où le nom de chancre dur ou induré qu'on lui a donné.

Le chancre induré se manifeste habituellement sur les parties génitales, mais il peut se montrer en différents points du corps (nez, lèvres, langue, paupières, oreilles, doigts), suivant la façon dont la maladie a été contractée. Quelquefois, il siége dans le canal de l'urèthre et simule alors une blennorrhagie bénigne.

Le chancre dur est, dans la grande majorité des cas, isolé. Il ne suppure pas ou suppure peu, ne tend pas à s'étendre comme le chancre mou, et lorsqu'il est accompagné d'engorgement, cet engorgement se dissipe presque toujours sans suppuration.

Après une durée de quinze jours à un mois, le chancre dur se termine en laissant une cicatrice bronzée de teinte particulière.

Le pus d'un chancre induré, inoculé à l'individu qui en est porteur, reste sans effet. Le sujet infecté par la syphilis est réfractaire à l'action de son propre virus. Ce caractère distingue essentiellement le chancre dur du chancre mou, ainsi que nous l'avons vu plus haut.

L'existence du chancre dur annonce toujours que l'économie est infectée par le virus syphilitique. Deux à six mois après son apparition, quelquefois beaucoup plus tard, le virus manifeste sa présence par des lésions diverses qui envahissent d'abord la superficie des organes et ensuite leurs couches profondes. Ainsi que nous l'avons déjà dit, on a nommé les premières *accidents secondaires* et les secondes *accidents tertiaires*, en raison de l'époque de leur apparition.

Accidents secondaires. — Les accidents secondaires de la syphilis sont constitués par diverses éruptions des muqueuses et de la peau (plaques muqueuses, vésicules, squammes, bulles, pustules, etc.) qui se distinguent des maladies cutanées du même nom : par leur couleur cuivrée, par l'absence habituelle de douleur et par la facilité avec laquelle elles disparaissent sous l'influence du traitement. Ces accidents sont précédés de prodromes consistant en : altération des traits, accès fébriles intermittents, diminution des forces musculaires, digestions difficiles et engorgement des ganglions cervicaux. Le malade est tourmenté par des maux de tête et des douleurs dans les articulations, qui se manifestent surtout la nuit.

Accidents tertiaires. — Ils apparaissent à une époque assez éloignée du début de la syphilis, six mois à un an ordinairement, mais quelquefois beaucoup plus tard, dix, quinze et vingt ans par exemple. Au lieu d'affecter les parties superficielles des tissus, comme les accidents secondaires, ils atteignent leurs parties profondes. Les divers viscères : muscles, os, glandes, testicules, yeux, cerveau, poumons, etc., peuvent être frappés, d'où le nom de syphilis viscérale qu'on donne souvent à ces manifestations.

Les accidents tertiaires ont pour siége principal le tissu osseux. Ils se traduisent par des douleurs dans les os (douleurs ostéocopes), vagues d'abord, localisées plus tard et se terminant par des périostites et des exostoses qui ont souvent pour résultat la destruction des os. C'est ainsi que la cloison des fosses nasales et la voûte palatine sont souvent perforées.

Parmi les accidents tertiaires les plus communs, on peut également mentionner des tumeurs du tissu cellulaire sous-cutané, nommées gommes, qui mettent des mois, parfois des années, à se développer, arrivent au volume d'une noisette et finissent par s'ouvrir à l'extérieur en donnant naissance à des ulcérations grisâtres taillées à pic exhalant une odeur infecte.

Le diagnostic des accidents tertiaires de la syphilis est très-difficile. Ils apparaissent souvent de longues années après que le malade se croit guéri de son affection et ne songe plus à elle.

C'est principalement à la façon dont se comportent ces lésions vis-à-vis du traitement qu'on les reconnaît. Les affections d'origine syphilitique, même celles en apparence les plus graves, cèdent assez rapidement à l'administration de l'iodure de potassium.

Beaucoup d'accidents nerveux (paralysie, folie,

névralgie), ordinairement incurables, ne sont souvent que des manifestations de la syphilis et disparaissent facilement devant le traitement dirigé contre cette maladie. Il en est de même de certaines tumeurs réputées cancéreuses et qu'un traitement antisyphilitique fait rapidement disparaître. Les faits de cette nature sont extrêmement fréquents.

Modes de propagation de la syphilis. — La syphilis est une affection qui ne se développe jamais spontanément. Elle reconnaît toujours pour cause la contagion par du virus provenant d'une personne atteinte de la même affection.

Pour que le virus syphilitique agisse, il faut qu'il soit déposé sur les muqueuses ou sur une partie de la peau dépouillée de son épiderme.

Les individus qui ont été atteints d'un chancre croient, généralement, qu'ils ne peuvent plus communiquer la syphilis lorsque leur chancre est guéri. C'est une grave erreur. Il est bien prouvé aujourd'hui que le liquide provenant des lésions syphilitiques secondaires (plaques muqueuses, maladies de la peau, etc.) est doué de propriétés contagieuses.

La syphilis est généralement le résultat de rapports sexuels avec une personne atteinte de la même affection, mais elle peut se propager par l'intermédiaire d'objets souillés de virus syphilitique. C'est ainsi qu'on l'observe quelquefois chez des individus ayant bu dans un verre qui avait servi à un sujet atteint de syphilis. Les journaux de médecine ont rapporté, dans ces derniers temps, l'histoire d'un ouvrier verrier atteint de cette affection qui la communiqua à tous ses camarades, par l'intermédiaire d'un tube à souffler le verre dont il avait fait usage. Un instrument de chirurgie, un rasoir, un caleçon, des draps, un mouchoir, une pipe ou tout autre objet imprégné de virus peuvent propager cette redoutable affection.

Les discussions récentes de l'Académie de médecine ont prouvé que les personnes vaccinées avec du vaccin provenant d'enfant atteint de syphilis pouvaient être atteintes de cette maladie. Ce mode de propagation avait été méconnu jusqu'à ce jour.

La syphilis est fréquemment transmise par hérédité. L'enfant né de parents atteints de cette affection peut être bien portant au moment de sa naissance, mais quelques semaines, rarement quelques mois après, il présente diverses lésions cutanées et des ulcères du nez, de la bouche et des organes génitaux. La coloration bistrée de sa peau et son aspect particulier font de lui la miniature d'un vieillard.

Les diverses lésions dont l'enfant est porteur sont contagieuses et peuvent, en se transmettant à sa nourrice, par succion du mamelon, lui donner la syphilis. Le fœtus syphilitique meurt fréquemment dans le sein de sa mère, ce qui explique la fréquence des avortements chez les femmes atteintes de cette affection.

Quelques individus paraissent réfractaires au virus syphilitique, mais ils constituent l'exception. Il en est de la syphilis comme de la rage, de la petite vérole et des diverses affections contagieuses, tous les individus qui s'exposent à leurs atteintes n'en sont pas victimes. Pour qu'un virus se développe, il lui faut des conditions de milieu qu'il ne rencontre pas toujours. Mais tel qui aura échappé au danger aujoud'hui ne l'évitera pas demain.

Un individu qui a eu la syphilis n'est plus exposé à contracter cette maladie, tant que son économie est infectée par le virus; s'il est complétement guéri, il peut de nouveau en subir les atteintes.

On a fait, mais sans succès, de nombreuses recherches sur les moyens à employer pour se préserver des affections vénériennes.

Les enveloppes de baudruche, imaginées, au milieu du siècle dernier, par le chirurgien Condom, qui y perdit sa réputation, sont, ainsi que l'a dit une femme d'esprit : une toile d'araignée contre le danger, une cuirasse contre le plaisir. Les soins de propreté les plus minutieux sont encore, pour la femme et pour l'homme, le meilleur préservatif. Plusieurs expériences ont prouvé que du pus syphilitique, déposé dans le vagin d'une femme, n'amenait pas d'accidents syphilitiques, après trente-cinq minutes de séjour. On a dit avec raison que le cabinet de toilette devait toujours être, pour la femme, l'antichambre de l'alcôve.

Le meilleur liquide à employer pour les ablutions est l'eau pure en grande abondance. Si on a sous la main le liquide dont nous avons donné la composition au chapitre traitant de la blennorrhagie, on le choisira de préférence.

Avant ou après l'ablution, on urine pour bien nettoyer le canal.

Quant à la syphilisation préventive, comme elle a été universellement repoussée, nous croyons inutile d'en parler.

CHAPITRE XXXI

TRAITEMENT DES MANIFESTATIONS DE LA SYPHILIS.

Traitement des accidents primitifs. — Nécessité de cautériser les chancres. — Caustiques à employer. — Doit-on administrer le mercure dès le début des accidents syphilitiques? — Moyen de combattre la salivation mercurielle. — Traitement des accidents secondaires. — Bains de sublimé contre les éruptions cutanées. — Cautérisation des plaques muqueuses. — Utilité de l'iodure de potassium. — Cas dans lesquels on doit l'associer au mercure. — Gaïac, salsepareille. — Traitement des accidents tertiaires. — Utilité de l'iodure de potassium à haute dose. — Traitement de la syphilis chez les enfants.

Le traitement de la syphilis peut se résumer dans les trois indications suivantes : cautériser le chancre à son début, combattre les accidents secondaires par le mercure, traiter les accidents tertiaires par l'iodure de potassium.

Traitement des accidents primitifs. — Quelle que soit la nature d'un chancre, mou ou induré, il faut le cautériser au moment de son apparition. Sans doute, sur le chancre induré la cautérisation est inutile, mais comme il est presque impossible, au début, de savoir devant quelle espèce de chancre on se trouve, il faut toujours avoir recours à ce traitement. Sur le chancre mou, la cautérisation a pour effet de transformer l'ulcération spécifique en ulcération ordinaire, et par suite de lui enlever son caractère contagieux.

Les meilleurs caustiques à employer sont : le nitrate d'argent, la pâte de Canquoin, et la pâte sulfo-carbonique de Ricord, qui est un mélange à parties égales de charbon et d'acide sulfurique, On applique chaque matin pendant trois ou quatre jours un de ces caustiques sur l'ulcération, et lorsque l'eschare produite par la cautérisation s'est détachée, on panse la plaie avec de la charpie imbibée de vin aromatique, ou mieux avec de la teinture de guaco, étendue de moitié de son volume d'eau.

Les bubons qui accompagnent les chancres mous et quelquefois les chancres durs doivent être traités par le repos et le pansement avec l'onguent mercuriel. Si cette dernière substance répugne au malade, on la remplacera par des cataplasmes. Si le bubon a une tendance manifeste à suppurer, ce qui arrive presque toujours à la suite d'un chancre mou, on l'ouvre avec un bistouri aussitôt que le pus est formé et qu'il y a fluctuation. On cautérise ensuite les bords de la plaie plusieurs jours de suite avec du nitrate d'argent.

Les auteurs sont loin d'être d'accord sur l'utilité du mercure dans la syphilis et sur le moment auquel il convient de l'administrer. M. Ricord le donne sous forme de protoïodure dès l'apparition du chancre induré; mais, comme il paraît bien démontré que son administration n'empêche nullement la manifestation des accidents secondaires, nous pensons, avec beaucoup de praticiens, qu'il ne faut donner ce remède qu'au moment où se montrent ces accidents. Plusieurs médecins, Diday, Desprez, etc., pensent même qu'on peut se dispenser complétement d'en faire usage lorsque les accidents syphilitiques présentent peu de gravité. M. Diday a vu depuis quinze ans moitié de ses malades guérir sans mercure.

Quand l'intensité des symptômes paraît nécessiter l'emploi de ce médicament, on l'administre généralement sous forme de protoiodure, à la dose de 5 centigr. par jour en deux pilules, qu'on continue pendant une dizaine de jours. Plusieurs praticiens préfèrent au protoïodure la liqueur de Van Swieten (Eau 1 lit., bichlorure de mercure 1 gr.) à la dose d'une à deux cuillerées par jour dans un verre d'eau sucrée.

Si le mercure produit de la salivation, on la combattra par l'administration de 3 à 4 grammes de chlorate de potasse par jour, dans une potion gommeuse, jusqu'à guérison. En donnant le chlorate de potasse dès le début de l'administration du mercure (une pastille de 25 centigrammes soir et matin), on prévient la salivation.

Pour empêcher les symptômes de s'aggraver, le malade doit fuir les excès de toute nature, notamment les excès alcooliques. Le séjour à la campagne et le repos lui seront conseillés.

Traitement des accidents secondaires.—Le traitement des accidents secondaires de la syphilis doit être général et local. Le traitement local variera suivant la nature des accidents. On combattra les éruptions cutanées par des bains de sublimé corrosif (10 gr. de sublimé dissous dans 100 gr. d'alcool pour un bain); on lavera les plaques muqueuses avec de la liqueur de Labarraque et on les recouvrira ensuite de calomel en poudre. Il est quelquefois préférable de les cautériser avec un pinceau imbibé de nitrate acide de mercure; on panse ensuite la plaie avec du vin aromatique ou de la teinture de guaco. Les ulcérations du nez et de l'arrière-gorge seront cautérisées avec le nitrate d'argent, le nitrate acide de mercure ou la teinture d'iode.

L'iodure de potassium doit former la base du traitement général. On l'administre à la dose de 50 centigrammes à 3 grammes par jour dissous dans de l'eau sucrée ou mieux dans de la tisane de douce-amère (30 gr. par litre d'eau en décoction), de gaïac (50 gr. par litre d'eau en décoction), ou de salsepareille (50 gr. par litre d'eau en infusion et non en décoction).

On peut administrer également l'iodure de potassium dans le sirop de salsepareille (sirop, 1 litre; iodure, 50 gr.; deux cuillerées par jour).

Dans les cas graves, il est nécessaire d'associer le mercure à l'iodure de potassium. On ajoute alors au sirop précédent : 50 centigrammes de protoïodure de mercure par litre.

Les sujets atteints d'accidents secondaires doivent suivre un régime sévère, éviter les excitants, faire usage de ferrugineux (1 gr. de citrate de fer par jour dans de l'eau gazeuse), et prendre des bains sulfureux alternant avec des bains de vapeur. Le traitement doit être continué deux mois, en moyenne.

Traitement des accidents tertiaires. — Quelque bien conduit que puisse être un traitement antisyphilitique, le malade, après la disparition complète des accidents secondaires, ne peut se considérer comme entièrement guéri et à l'abri des suites de cette redoutable maladie. Après six mois, un an, dix ans, quelquefois plus, de sécurité trompeuse, apparaissent les accidents tertiaires, plus redoutables encore que les précédents.

Contre les accidents syphilitiques tertiaires, le mercure est plus nuisible qu'utile, et il ne faut jamais y avoir recours. L'iodure de potassium est le remède héroïque : on le prescrit à la dose de 1 à 3 grammes par jour, dissous dans du sirop de salsepareille ou de la tisane de gentiane. Quand les accidents primitifs ont une gravité spéciale, on porte brusquement la dose à 5 et 6 grammes par jour. Il faut quelquefois continuer une année entière l'usage de ce médicament pour en obtenir d'utiles résultats.

On traite les ulcérations locales tertiaires par des cautérisations au nitrate acide de mercure ou de la teinture d'iode. Les engorgements des os et les tumeurs gommeuses seront traités par des frictions avec une pommade contenant 5 grammes d'iodure de potassium ou d'iodure de plomb par 30 grammes d'axonge; ou par des applications d'emplâtre de Vigo.

Traitement des accidents syphilitiques héréditaires. — Les accidents syphilitiques chez les enfants doivent être traités par la liqueur de Van Swieten, à la dose de 2 ou 3 cuillerées à bouche par jour, et par des bains contenant 2 à 3 grammes de bichlorure de mercure par bain. On administre en même temps à la nourrice du protoïodure de mercure (5 centigr. par jour) dissous dans de la tisane de salsepareille. Une partie de ces principes médicamenteux passe dans son lait.

CHAPITRE XXXII

DE L'IMPUISSANCE ET DE LA STÉRILITÉ RÉSULTANT D'AFFECTIONS DES ORGANES GÉNITO-URINAIRES.

Définition de l'impuissance et de la stérilité. — Distinction entre ces deux états. — Causes de l'impuissance et de la stérilité chez l'homme : Défaut d'érectilité. — Altération du sperme. — Rétrécissements de l'urèthre. — Spermatorrhée. — Absence de la verge ou des testicules. — Fistules du pénis. — Longueur exagérée du prépuce. — Age avancé. — Causes de l'impuissance et de la stérilité chez la femme. — Étroitesse du vagin. — Résistance de l'hymen. — Flueurs blanches. — Modifications et déplacements du col utérin. — Absence d'ovulation. — Causes provoquant prématurément la chute de l'œuf. — Traitement de l'impuissance et de la stérilité.

L'impuissance et la stérilité constituent deux états pathologiques bien différents. L'impuissance est caractérisée par l'impossibilité pour l'un ou l'autre sexe d'accomplir le coït. La stérilité est constituée par l'inaptitude à la fécondation. L'impuissant est nécessairement stérile, mais le stérile n'est pas forcément impuissant.

L'étude de ces deux affections est encore dans l'enfance. On s'étonne, en parcourant ce qui a été écrit à leur sujet, de voir que la plupart des auteurs en soient restés au point où était la science il y a quarante ans, alors que l'œuf humain n'avait pas encore été découvert et que les lois de l'ovulation étaient profondément inconnues.

Ne pouvant, dans un livre comme le nôtre, traiter d'une façon complète l'impuissance et la stérilité, nous nous bornerons à une étude rapide des causes qui peuvent le plus souvent les provoquer. Nous insisterons particulièrement sur une cause de stérilité, extrêmement fréquente chez la femme, et cependant entièrement méconnue avant nos recherches.

Causes de l'impuissance et de la stérilité chez l'homme. — Les causes les plus fréquentes de l'impuissance et de la stérilité chez l'homme sont les suivantes : *le défaut d'érectibilité; les altérations du sperme; les rétrécissements de l'urèthre, la spermatorrhée; l'absence de la verge ou des testicules; les fistules du pénis; la longueur exagérée du prépuce; l'âge avancé.* Nous allons étudier successivement chacune d'elles.

Défaut d'érectibilité. — Toutes les causes qui débilitent profondément l'organisme : les excès vénériens, les maladies chroniques, la spermatorrhée, les veilles, les fatigues peuvent déterminer l'impuissance par défaut d'érection. Les affections du cerveau et de la moelle épinière peuvent également la produire. Quelquefois, elle est le résultat de la crainte ou de l'imagination, mais alors elle est de peu de durée. Quand l'impuissance se prolonge, elle constitue fréquemment le début de la paralysie générale.

Plusieurs médicaments, tels que le camphre, le nitrate de potasse et le bromure de potassium administrés pendant un certain temps, produisent une impuissance passagère. Il en est de même de l'abus de diverses boissons, telles que la bière et le café, chez les individus qui ne sont pas habitués à en faire usage.

Altérations du sperme. — Lorsque le sperme ne contient pas de spermatozoïdes, il est impropre à la fécondation. Toutes les causes qui le privent de ces animalcules : abus du coït, onanisme, fatigues, nourriture insuffisante, etc., amènent par conséquent une stérilité forcée.

L'inflammation des canalicules sécréteurs du sperme, très-fréquente à la suite de la blennorrhagie, a également pour résultat de priver le sperme de spermatozoïdes. Cette cause de stérilité est souvent méconnue. Beaucoup d'hommes mettent ainsi sur le compte de leurs femmes une infécondité dont ils sont seuls la cause.

Les spermatozoïdes sont quelquefois détruits à leur sortie des vésicules, soit par le pus sécrété par l'urèthre dans la blennorrhagie, soit par l'alcalinité de l'urine dans le catarrhe vésical. La stérilité en est encore la conséquence.

Les spermatozoïdes peuvent être atteints de maladies qui les privent de leur pouvoir fécondant. Le docteur Mallez a plusieurs fois observé que, chez les individus porteurs d'affections des vésicules séminales ou des canaux éjaculateurs, la tête de ces petits êtres était considérablement hypertrophiée.

Rétrécissements de l'urèthre. — Les rétrécissements de l'urèthre peuvent entraîner l'impuissance et la stérilité pour plusieurs motifs. D'abord, ils rendent l'éjaculation très-douloureuse, par suite de la distension brusque de l'urèthre derrière la portion rétrécie sous l'influence de la pression exercée par le jet du sperme ; et de plus, si le rétrécissement est très-prononcé, le sperme reflue vers la vessie au lieu de pénétrer dans le vagin, ou bien il ne sort qu'en bavant au lieu d'être lancé jusqu'au fond du cul-de-sac vaginal.

Spermatorrhée.— La spermatorrhée cause l'impuissance, non-seulement parce qu'elle amène une faiblesse générale qui rend les érections rares et incomplètes, mais encore parce que, en raison du relâchement des conduits éjaculateurs, le sperme s'écoule à la moindre excitation, avant même que la verge ait pu être introduite dans les organes génitaux de la femme. En outre, le sperme des individus atteints de pertes séminales est presque toujours modifié dans sa composition.

Absence de la verge ou des testicules. — L'absence de la verge n'est une cause absolue d'impuissance que lorsque l'organe est complétement enlevé ; s'il en reste une partie suffisante pour pénétrer dans le vagin, la conception peut se produire.

L'absence des testicules est une cause de stérilité, mais non d'impuissance; souvent les testicules sont retenus dans l'abdomen et descendent dans les bourses à l'époque de la puberté. Ce n'est donc qu'à cette époque qu'on peut poser un diagnostic certain.

Maladies des testicules. — Les maladies des testicules : tubercules, cancer, orchite, etc., déterminent généralement une stérilité absolue par suite de l'inflammation des canalicules sécréteurs du sperme. L'orchite blennorrhagique est, ainsi que nous l'avons dit plus haut, une cause très-fréquente de stérilité.

Fistules du pénis. — Les fistules du pénis sont une cause de stérilité, lorsque l'orifice de la fistule est situé tellement près de la racine de la verge que, pendant les rapports sexuels, le sperme ne peut pénétrer dans le vagin. L'épispadias et l'hypospadias agissent de la même façon. Jean-Jacques Rousseau était, dit-on, atteint de cette dernière infirmité.

Longueur exagérée du prépuce. — Chez les individus qui ont le prépuce très-long, l'émission du sperme se trouve gênée considérablement pendant le coït, et la stérilité en résulte quelquefois.

Age avancé. — Il n'est pas nécessaire d'insister sur cette cause d'impuissance et de stérilité, nous dirons seulement que l'influence de l'âge est très-relative.

Les personnes qui ont abusé des plaisirs sexuels

perdent de bonne heure leur virilité, tandis que celles qui en ont usé sobrement la conservent souvent au delà de soixante ans. Je connais plusieurs vieillards, et parmi eux un illustre savant âgé de soixante-seize ans, qui ont conservé toutes leurs facultés viriles. Il faut se hâter d'ajouter que les faits de cette nature sont tout à fait exceptionnels et que le coït pratiqué après soixante ans a généralement des effets funestes. On peut, avec un auteur, affirmer que, dans la généralité des cas, chaque rapport sexuel pratiqué après cinquante ans est une pelletée de terre qu'on se jette sur la tête.

L'impuissance produite par l'âge ne survient pas brusquement. Les érections sont d'abord incomplètes, le sperme s'écoule en bavant au lieu d'être lancé avec force au fond du vagin ; finalement les érections deviennent impossibles ou ne se produisent que sous l'influence d'excitations violentes.

Causes de l'impuissance et de la stérilité chez la femme. — Parmi les causes d'impuissance et de stérilité les plus communes chez la femme, nous mentionnerons les suivantes :

L'étroitesse du vagin; la résistance de l'hymen; les flueurs blanches; les modifications et déplacements au col de l'utérus; l'absence de l'ovulation; les causes qui provoquent prématurément la chute de l'œuf.

Étroitesse du vagin. — Le rétrécissement du vagin

est fort rarement une cause d'impuissance chez la femme; mais le resserrement spasmodique de l'entrée du vagin, sous l'influence de la contraction du muscle qui entoure la vulve, état auquel on a donné le nom de *vaginisme*, se rencontre au contraire assez fréquemment. Il provient d'un excès de sensibilité des parties sexuelles, d'une fissure à l'entrée du vagin et surtout de l'irritation résultant de tentatives de défloration, que l'ignorance anatomique du mari ou toute autre cause ont rendues infructueuses. On a vu des époux, — et j'en ai observé récemment un très-curieux exemple, — rester des années sans avoir pu pratiquer un seul rapprochement sexuel. Loin de diminuer avec le temps, la sensibilité de la vulve augmente. Le chirurgien Sims s'est vu obligé d'endormir plusieurs femmes avec le chloroforme pour rendre les rapports possibles.

Ouverture anormale du vagin. — Il peut arriver, mais le fait est extrêmement rare, que le vagin s'ouvre dans le rectum. Nous avons rapporté, dans notre *Physiologie de la génération*, un cas curieux de cette anomalie qui fit grand bruit autrefois. Une femme atteinte de cette infirmité, étant devenue enceinte à la suite de rapports sexuels pratiqués par une voie que la nature a destinée à d'autres usages, le célèbre chirurgien Louis demanda aux théologiens de son temps si la chose leur paraissait morale. Scandalisés de la question, les théologiens le firent excommunier; mais quelques années plus tard, sur les observations de l'illustre praticien, Benoît XIV leva l'interdit et autorisa, dans les cas analogues au précédent, le coït *postera parte.*

Résistance de l'hymen. — L'hymen est habituellement rompu pendant les premiers rapprochements sexuels, mais quelquefois il résiste et devient un obstacle au coït, jusqu'à ce que l'art intervienne.

Flueurs blanches.—Les flueurs blanches constituent une cause de stérilité très-fréquente chez la femme. Le liquide leucorrhéique agit sur les spermatozoïdes non-seulement en les entraînant mécaniquement hors du vagin, mais encore en les empoisonnant.

Modifications anormales de l'utérus. — L'atrophie de l'utérus, son imperforation, sa flexion sur lui-même, son abaissement, son déplacement en avant ou en arrière, la longueur ou l'étroitesse de son col, sont, à des degrés divers, des causes de stérilité. La longueur et l'étroitesse du col ne sont pas, malgré l'opinion de beaucoup d'auteurs, un obstacle bien sérieux à la fécondation. Les flexions et déplacements agissent principalement, non en empêchant la fécondation, mais en produisant des avortements.

Absence ou irrégularité de l'ovulation. — Lorsque la ponte de l'œuf et, par suite, la menstruation ne se font pas ou se font irrégulièrement, ce qui s'observe dans les affections organiques des ovaires, et certains états pathologiques, tels que l'anémie, la chlorose, la phthisie, la syphilis, etc., la stérilité est forcée et persiste jusqu'à ce que l'ovulation reparaisse ou se régularise.

Causes provoquant la chute de l'œuf fécondé. — Nous avons été le premier à appeler l'attention sur cette cause de stérilité. Bien qu'elle soit très-fréquente, elle était parfaitement méconnue avant nos recherches.

Nous allons reproduire en partie ce que nous avons dit à ce sujet dans notre *Physiologie de la génération* et dans une communication que nous avons faite à la *Société de médecine pratique*, et qui a été imprimée dans ses Comptes rendus.

Nous avons été amené à étudier cette cause de stérilité en recherchant la raison de ce fait, mis en évidence par plusieurs statistiques, notamment par celle de Spencer Wells, que sur dix mariages, cinq sont inféconds pendant la première année qui les suit.

Les auteurs sont muets sur les causes de cette apparente anomalie ou donnent des explications peu admissibles. Courty, dans un récent ouvrage sur la maladie de l'utérus, attribue à la froideur de la femme, suite du défaut d'éducation « d'organes s'éveillant à des actes nouveaux, » le peu de fréquence relative des conceptions pendant la première année du mariage. Cette explication tombe devant ce seul fait, que la conception est survenue plusieurs fois chez des jeunes filles vierges, pendant le sommeil anesthésique, ou a pu être produite artificiellement, ainsi que l'a obtenue autrefois Spallanzani sur des animaux, et plus récemment Marion Sims sur la femme elle-même.

Nous sommes convaincu, d'après nos observations, que cette infécondité n'est qu'apparente. M. Pouchet a démontré, et tous les physiologistes ont admis après lui, que la chute de l'œuf non fécondé se produisait sur les animaux à époques périodiques et indépendamment des rapports sexuels. Mais les expériences de Coste et de plusieurs embryologistes ont prouvé, d'autre part, que les rapports sexuels répétés fréquemment hâtaient sa maturation et sa chute.

En nous basant sur ces données physiologiques, sur l'irrégularité fréquente de la menstruation pendant les premiers mois du mariage et sur l'existence d'œufs fécondés, que nous avons plusieurs fois constatée dans le liquide menstruel, nous avons été amené à conclure que les rapports sexuels répétés fréquemment ont sur l'œuf *fécondé* la même influence que celle qu'ils possèdent sur l'œuf *non fécondé*, c'est-à-dire qu'ils déterminent sa chute. De sorte que l'infécondité apparente de la femme pendant les premiers mois du mariage est simplement le résultat d'une série d'avortements, passant inaperçus en raison de l'âge peu avancé de l'œuf; avortements provoqués eux-mêmes par l'abus des rapports sexuels, si fréquents pendant les premiers temps du mariage.

L'attention des physiologistes aurait dû être appelée, depuis longtemps du reste, sur l'influence des rapports sexuels répétés sur la chute de l'œuf fécondé.

En examinant le sang des règles d'un grand nombre de filles publiques, M. Serres y a fréquemment rencontré des œufs dont le développement indiquait une conception de quatre à cinq semaines, ce qui explique d'une façon toute physiologique la cause de la rareté des conceptions chez les courtisanes. Mais ces observations accidentelles étaient restées inaperçues, et l'auteur n'avait pas su en tirer leurs conséquences.

Traitement de l'impuissance et de la stérilité. Les moyens de remédier à l'impuissance et à la stérilité sont aussi variés que les causes qui leur donnent naissance. Si, au lieu de s'adresser à la cause elle-même, on se bornait à combattre l'effet, l'art serait le plus souvent impuissant. C'est aux divers états pathologiques précédemment énumérés : rétrécissements de l'urèthre, spermatorrhée, maladies des testicules, fistules de l'urèthre, rétrécissements du vagin, flueurs blanches, maladies des ovaires, etc., qu'il faut s'attaquer pour remédier à la stérilité et à l'impuissance qu'ils entraînent à leur suite.

Il existe une catégorie de médicaments et d'aliments nommés *aphrodisiaques* qui possèdent le pouvoir d'exciter les fonctions génitales. Ils ne peuvent évidemment agir contre la majorité des causes qui précèdent, et sont seulement utiles contre l'impuissance résultant du défaut d'érection.

Les meilleurs aphrodisiaques sont le repos com biné avec un régime fortifiant. Le poivre, le gingembre, la cannelle, le cacao, la vanille, l'ambre et tous les excitants du système nerveux, — l'alcool et le café exceptés, — peuvent être utilement conseillés.

Certains aliments : poissons, huîtres, coquillages, chocolat, œufs, ont été considérés comme aphrodisiaques. Le chocolat nous paraît posséder réellement cette propriété, surtout lorsqu'il est consommé en fragments.

Les cantharides et le phosphore jouissent de propriétés bien autrement énergiques, mais aussi bien autrement dangereuses, que les substances précédemment énumérées, et plus d'une fois ils ont déterminé la mort de ceux qui en avaient fait usage. Il ne faut donc jamais les prescrire.

Aux aphrodisiaques médicamenteux on peut joindre les aphrodisiaques externes : électricité, urtication, bains froids ou aromatiques, etc.

Les anciens avaient poussé fort loin l'art de réveiller artificiellement les sens assoupis. Nous renvoyons le lecteur à notre *Physiologie de la génération* pour tout ce qui se rattache à l'étude de cette question.

CHAPITRE XXXIII

DIAGNOSTIC DIFFÉRENTIEL DES MALADIES DES ORGANES GÉNITO-URINAIRES.

Tableau résumant les symptômes des maladies des voies génito-urinaires étudiées dans cet ouvrage. — Tableau résumant, au point de vue du diagnostic, les indications fournies par la façon dont s'opère la fonction urinaire. — Tableau résumant les modifications éprouvées par l'urine dans les maladies.

Nous croyons rendre service aux jeunes praticiens en réunissant, dans un chapitre spécial, tout ce qui peut servir à éclairer le diagnostic des affections des organes génito-urinaires. Nos indications ont été disposées en trois tableaux :

Le premier, intitulé : *Symptômes des affections des organes génito-urinaires*, comprend le résumé des caractères de toutes les affections étudiées dans cet ouvrage.

Le second tableau a pour titre : *Indications fournies au point de vue du diagnostic par la façon dont s'opère la fonction urinaire*. C'est un questionnaire, disposé de façon que le malade n'ait à répondre que *oui* ou *non* aux interrogations qui lui sont posées. Les renseignements ainsi obtenus mettent le praticien sur la voie de la plupart des affections des voies urinaires.

On complète le diagnostic en s'assurant de l'existence de tous les symptômes propres à la maladie dont on suppose le patient atteint.

Le troisième tableau : *Indications fournies au point de vue du diagnostic par l'examen des urines*, est le résumé des chapitres que nous avons consacrés à l'étude de l'urine. Devant chaque changement physique et chimique éprouvé par ce liquide, se trouve l'énumération des maladies dans lesquelles apparaissent ces changements. Parmi ces maladies, plusieurs sortent de notre cadre; mais, pour la clarté du sujet, il était indispensable de les mentionner.

I. — Tableau résumant les symptômes des diverses affections des organes génito-urinaires.

MALADIES DE LA VESSIE

Gravelle. — Dépôt dans l'urine sous forme de sable ou de gravier : d'acide urique, d'urates, d'oxalates ou de phosphates. Quelquefois, coliques néphrétiques très-vives.

Calculs de la vessie. — Douleur à la fin de la miction. Urines souvent sanguinolentes. Douleurs sous l'influence du cahot des voitures. Le cathétérisme peut seul révéler avec certitude l'existence de la pierre.

Cystite aiguë. — Douleur vive dans la région hypogastrique. Envies fréquentes et difficulté extrême d'uriner. Urine rougeâtre, remplie de pus et de muco-pus. Fièvre intense.

Cystite chronique (Catarrhe vésical). — Envies fréquentes d'uriner. Douleur cuisante en urinant, augmentant vers la fin de la miction, et persistant quelque temps après qu'elle est terminée. Jet faible et plusieurs fois interrompu par l'expulsion de matières glaireuses, nécessitant, pour être éliminées, des efforts souvent violents. Urine alcaline, contenant des mucosités adhérentes au fond du vase.

Atonie et paralysie de la vessie. — Jet lancé à une faible distance. Perte involontaire de quelques gouttes d'urine après la miction.

Besoins fréquents d'uriner, ne pouvant être satisfaits qu'après un intervalle de quelques secondes et un léger effort. Si l'on introduit une sonde dans la vessie aussitôt après la miction, il s'écoule une certaine quantité d'urine. Quand la paralysie est complète, le malade n'urine plus que par regorgement, c'est-à-dire goutte à goutte, lorsque la vessie est trop pleine.

Névralgie vésicale. — Envies fréquentes d'uriner. Douleurs intermittentes dans la région vésicale, se manifestant habituellement au commencement et à la fin de la miction, après la défécation et après les rapports sexuels. La névralgie vésicale s'accompagne souvent d'une contraction spasmodique du col, qui amène elle-même une rétention d'urine passagère.

Polypes vésicaux. — Ils déterminent des hémorrhagies et plusieurs symptômes communs à beaucoup d'affections des voies urinaires. Le cathétérisme pratiqué par une main exercée peut quelquefois faire reconnaître leur présence. L'examen de la vessie par l'endoscope fournit des indications utiles. On peut découvrir quelquefois des fragments du polype dans l'urine.

Cancer vésical. — Douleurs dans le bas-ventre. Hémorrhagies fréquentes. Odeur fétide caractéristique de l'urine. Coloration jaunâtre de la peau.

Rupture de la vessie. — Douleur très-vive au bas-ventre au moment de l'accident. Ventre ballonné. Envie d'uriner ne pouvant être satisfaite. Vomissements. Odeur urineuse exhalée par le malade. Quelque temps après l'accident ; tumeur fluctuante dans le rectum, si la rupture s'est produite dans le bas-fond vésical; tumeur fluctuante au-dessus du pubis, si la déchirure s'est produite derrière l'abdomen.

Plaies de la vessie. — Hémorrhagie et écoulement d'urine par la plaie, si elle communique avec le dehors; infiltration urineuse et hémorrhagie par l'urèthre, si la plaie ne communique pas avec l'extérieur. Le sang forme souvent dans la vessie des caillots qui font obstacle à la sortie de l'urine, et produisent de la rétention.

Hernie de la vessie. — Tumeur molle, fluctuante, à l'anneau inguinal ou à l'arcade crurale, se vidant facilement par la pression. Cette pression détermine des envies d'uriner. Lorsque le malade les satisfait, la tumeur diminue, mais se reproduit bientôt.

Valvules du col vésical. — Difficulté extrême d'uriner. Le cathétérisme pratiqué avec une sonde à béquille peut seul révéler l'existence de la valvule. Affection rare et d'un diagnostic très-difficile.

Corps étrangers dans la vessie. — Envies fréquentes d'uriner. Douleur dans le bas-ventre. L'exploration de la vessie avec une sonde métallique fait facilement reconnaître l'existence du corps étranger. L'interrogatoire du malade révèle, du reste, généralement, l'origine du mal.

Hypertrophie de la vessie. — La vessie, en se vidant, se contracte difficilement, et une sonde introduite dans ce réservoir ne sent pas ses parois revenir sur elles-mêmes à mesure que l'organe se vide. Le cathétérisme révèle souvent l'existence de colonnes charnues sur la surface intérieure de la vessie. Généralement, l'hypertrophie s'accompagne de catarrhe vésical.

Fistules de la vessie. — Ecoulement *continu* d'urine par le périnée, le bas-ventre, le rectum ou le vagin, suivant le point où se trouve l'ouverture anormale de la vessie. Dans les fistules de l'urèthre, l'écoulement de l'urine n'a lieu qu'au moment de la miction. Il arrive parfois que l'urine reste quelque temps dans le rectum avant de s'échapper au dehors, mais on la fait facilement écouler en introduisant le doigt dans l'anus.

Rétention d'urine. — Envie d'uriner que le malade ne peut satisfaire; tumeur au-dessus du pubis.

Incontinence d'urine. — Emission involontaire de l'urine. Elle présente de nombreux degrés, depuis la perte involontaire de quelques gouttes d'urine après la miction jusqu'à l'impossibilité de retenir la moindre quantité de ce liquide dans la vessie.

MALADIES ACCOMPAGNANT D'AUTRES AFFECTIONS DES VOIES URINAIRES

Hématurie ou pissement de sang. — Le sang venant de la vessie ou des reins ne sort que pendant la miction, et colore plus ou moins l'urine. La coloration est moins vive si le sang vient des reins. Le sang venant de l'urèthre s'écoule d'une façon continue et, n'étant pas mélangé à l'urine, conserve toute sa coloration. Le plus souvent, l'hémorrhagie provient de la vessie et est produite par un calcul.

MALADIES DE L'URÈTHRE

Rétrécissements de l'urèthre. — Envies fréquentes d'uriner. — Difficulté d'uriner et douleur en urinant, particulièrement au début de la miction. Déformation du jet. Perte involontaire de quelques gouttes d'urine après la miction. Suintement uréthral collant les bords du méat, le matin. Une sonde à boule introduite dans l'urèthre sent, au niveau du rétrécissement, une résistance qui disparaît quand elle l'a franchi et se reproduit de nouveau quand on retire l'instrument.

Plaies et contusions de l'urèthre. — Ecchymose autour de la partie blessée. Tumeur sanguine sur le trajet du canal, qu'elle peut comprimer au point d'amener de la rétention. Infiltration urineuse quelquefois.

Polypes de l'urèthre. — Produisent des accidents (douleurs, hémorrhagie) communs à beaucoup d'affections des voies urinaires ; s'ils siégent auprès du méat, on peut les apercevoir en écartant les lèvres de cette ouverture ; s'ils siégent dans les parties profondes de l'urèthre, l'endoscope et quelquefois le cathétérisme pourront révéler leur présence. Affection rare et d'un diagnostic difficile.

Ouvertures anormales de l'urèthre. — Les ouvertures anormales de l'urèthre (fistules, épispadias, hypospadias) sont révélées par la sortie de l'urine en un point anormal du canal au moment de la miction. Les fistules de l'urèthre se distinguent facilement des fistules de la vessie, parce que dans ces dernières l'écoulement du liquide, au lieu d'être intermittent, est continu.

Infiltration urineuse. — Gonflement et rougeur des parties envahies par l'urine. Odeur urineuse fétide s'exhalant du malade. Abcès urineux consécutifs.

Abcès urineux. — Siégent en général sur le périnée ou sur le pénis auprès du scrotum. Les abcès urineux aigus présentent les symptômes ordinaires des abcès de cette région : rougeur, douleur, tuméfaction, gêne de la miction, etc. Le plus souvent, il est impossible de savoir si l'on a affaire à un simple phlegmon, ou à un abcès urineux. Les abcès urineux chroniques forment des tumeurs fluctuantes peu douloureuses, sans coloration des téguments.

Blennorrhagie aiguë. — Ecoulement d'un liquide muco-purulent, surtout quand on presse l'urèthre entre les doigts, et douleur très-vive pendant la miction. Chez la femme, l'inflammation de l'urèthre et, par suite, la miction douloureuse, sont des complications de la blennorrhagie. L'inflammation siége primitivement dans le vagin et est caractérisée par un écoulement de pus verdâtre d'une odeur infecte.

Blennorrhagie chronique. — Ecoulement intermittent non douloureux, par l'urèthre, d'un liquide muqueux ou muco-purulent. Il se manifeste principalement le matin.

MALADIES DU PRÉPUCE

Phimosis. — Le prépuce est resserré devant le gland, qu'il est impossible de découvrir.

Paraphimosis.—Le prépuce, porté en arrière du gland, ne peut être ramené en avant et étrangle cet organe.

Herpès du prépuce. — La peau et la muqueuse du prépuce sont recouvertes de petites vésicules qui se crèvent rapidement et sont remplacées par des ulcérations rougeâtres.

MALADIES DU PRÉPUCE ET DU GLAND

Balano-posthite (inflammation du prépuce et du gland). — Rougeur et gonflement du prépuce et du gland, souvent accompagnés d'un écoulement muqueux ou purulent.

MALADIES DE LA PROSTATE

Prostatite aiguë. — Sentiment de pesanteur dans la région périnéale. Envies fréquentes d'uriner. Douleur pendant la miction, qui est plus ou moins difficile. Constipation opiniâtre. Le toucher rectal révèle le gonflement et la sensibilité anormaux de la prostate. Cette affection se termine souvent par la formation d'abcès.

Prostatite chronique. — Caractères de la prostatite aiguë, mais les symptômes présentent moins d'intensité. Elle est habituellement accompagnée de l'écoulement d'un liquide filant et visqueux pendant la défécation et la miction. Affection peu commune.

Abcès de la prostate. — Douleurs vives et élancements au périnée augmentant pendant la défécation et la miction. Difficulté et souvent impossibilité d'uriner sans le secours d'une sonde. Fluctuation au niveau de la prostate qu'on peut constater par le toucher rectal.

Cavernes et fistules de la prostate. — Une sonde introduite dans l'urèthre pénètre dans l'ouverture prostatique, et son bec peut être senti par le toucher rectal.

Prostatorrhée.—Sécrétion intermittente d'un liquide visqueux d'apparence laiteuse. Cette affection est rare et le plus habituellement confondue avec la spermatorrhée. Le microscope permet de distinguer le liquide prostatique du liquide spermatique. Ce dernier seul contient des spermatozoïdes.

Hypertrophie de la prostate. — Gonflement de la prostate reconnaissable par le toucher rectal. Pesanteur au périnée. Constipation habituelle. Envies fréquentes d'aller à la garde-robe qui ne peuvent être satisfaites. Le cathétérisme fait reconnaître l'existence d'un obstacle derrière le pubis.

Calculs prostatiques. — Ils sont accompagnés des symptômes de l'hypertrophie de la prostate. On ne peut affirmer l'existence d'un calcul prostatique que lorsqu'il fait saillie dans l'urèthre ou le rectum et qu'on peut constater sa présence par le toucher rectal ou le cathétérisme.

Tubercules de la prostate. — Affection rare et d'un diagnostic difficile ; elle présente au début les symptômes de la prostate chronique ; plus tard, les tubercules s'ulcèrent et sont accompagnés de l'écoulement d'un liquide jaunâtre doué des caractères microscopiques de la matière tuberculeuse.

Cancer de la prostate. — Affection très-rare. Elle est une complication de la dégénérescence cancereuse du rectum et de la vessie, et s'accompagne, outre les symptômes propres à ces affections, d'hypertrophie prostatique et de l'écoulement par le rectum et l'urèthre d'un liquide extrême fétide.

Plaies de la prostate. — Hémorrhagie légère. Ecoulement d'un liquide filant et visqueux. Les plaies de la prostate ne peuvent être reconnues avec certitude que lorsqu'on peut sentir les bords blessés de la glande avec le doigt introduit dans la plaie.

MALADIES DES TESTICULES

Absence des testicules. — Il suffit de palper le scrotum pour constater leur absence. S'ils existent dans l'abdomen, on les reconnaît facilement au toucher.

Orchite aiguë. — Gonflement douloureux des testicules accompagné de rougeur du scrotum et de douleurs souvent très-vives.

Orchite chronique. — Gonflement non douloureux ou peu douloureux du testicule. A la longue, la tumeur peut s'ulcérer et suppurer.

Tumeurs du testicule. — Les tumeurs cancéreuses du testicule sont irrégulières, bosselées, d'une marche très-lente et souvent accompagnées de la production d'une hydrocèle. Elles finissent par s'ulcérer.

Les tumeurs tuberculeuses débutent par une induration qui finit par se ramollir et s'ulcérer. On les observe surtout chez les phthisiques et on les confond fréquemment avec l'orchite chronique.

Atrophie des testicules. — Diminution du volume des testicules.

Plaies du testicule. — On peut soupçonner leur existence quand le scrotum a reçu une blessure profonde. Si la plaie est étendue, la substance testiculaire peut faire hernie.

Hématocèle. — Si l'épanchement sanguin s'est fait dans le cordon, ce dernier est tuméfié dans toute son étendue et présente l'aspect d'un boudin. Si l'hémorrhagie a eu lieu dans le scrotum, elle constitue une tumeur molle crépitante sous les doigts. Si elle est produite dans le testicule, cet organe est douloureux et augmenté de volume.

Hydrocèle. — Tuméfaction molle et indolente d'une moitié du scrotum. Placée devant une bougie, la tumeur est transparente. On ne la confondra pas avec une hernie, qui n'est pas transparente et est munie d'un pédicule.

Varicocèle. — Tuméfaction du cordon spermatique qui donne au doigt la sensation d'une corde recouverte de nœuds. La tuméfaction diminue lorsque le malade est placé horizontalement.

MALADIES DES CONDUITS ÉJACULATEURS

Spermatorrhée. — Pertes séminales nocturnes ou diurnes accompagnées, au début, de sensations voluptueuses. Le seul signe certain de la spermatorrhée est l'existence habituelle dans l'urine de spermatozoïdes, constatée au microscope. La gravité de l'affection peut être mesurée à la nature de l'excitant nécessaire pour produire les pertes séminales. Plus elles se produisent facilement, plus la maladie est avancée.

MALADIES DES REINS

Néphrite aiguë. — Frissons au début, douleurs dans la région rénale augmentant avec les mouvements du malade. Ralentissement de la sécrétion urinaire. Urine souvent sanguinolente et albumineuse.

Néphrite chronique. — Douleurs sourdes dans la région rénale devenant vives à la suite de la moindre fatigue. Urines neutres ou alcalines, souvent albumineuses. Affaiblissement graduel du malade. On doit songer à la néphrite chronique chez les individus atteints d'affections anciennes des voies urinaires.

Néphrite albumineuse (albuminurie). — SOUS LA FORME AIGUE : Frisson, fièvre, douleur dans la région rénale. Urine acide et toujours albumineuse. Hydropisie plus ou moins générale.

SOUS LA FORME CHRONIQUE : Ni fièvre, ni douleur dans la région rénale. Urine neutre ou alcaline et toujours albumineuse. A une période avancée de la maladie, hydropisie débutant généralement par les membres inférieurs.

MALADIES D'ORIGINE SYPHILITIQUE

Syphilis. — Les principales manifestations de la syphilis sont : le chancre mou, lésion locale qui n'est jamais suivie d'infection de l'économie ni d'accidents consécutifs ; et le chancre induré, qui est le premier symptôme de l'infection de l'économie par le virus et est toujours accompagné d'accidents secondaires et tertiaires.

Chancre mou. — Ulcération à fond grisâtre dont les bords sont taillés à pic comme s'ils avaient été coupés à l'emporte-pièce. Elle est accompagnée d'engorgement des ganglions voisins qui finissent par suppurer. Inoculé à l'individu qui en est porteur, le chancre mou reproduit un chancre de même espèce.

Chancre induré. — Ulcération dont les bords sont évasés au lieu d'être taillés à pic. Sa base se durcit une dizaine de jours après son apparition. Elle est rarement accompagnée d'engorgement et cet engorgement, quand il existe, se dissipe presque toujours sans supp ration. Le pus du chancre induré, inoculé à l'individu qui en est porteur, ne reproduit pas un nouveau chancre, ainsi que cela a lieu pour le chancre mou.

Accidents secondaires. — Se manifestent quelques mois après l'apparition du chancre dûr par des éruptions des muqueuses et de la peau. Ces éruptions se distinguent des maladies cutanées ordinaires : par leur couleur cuivrée, l'absence habituelle de douleurs et la facilité avec laquelle elles cèdent au traitement. Elles sont précédées d'engorgements des ganglions cervicaux, de maux de tête et de douleurs dans les articulations se manifestant principalement la nuit.

Accidents tertiaires. — Ils apparaissent six mois à vingt ans après le début de la syphilis et affectent la profondeur de tous les tissus et principalement le tissu osseux. (Douleurs dans les os, exostoses, périostites, perforations du nez, de la voûte palatine, etc.). On les distingue surtout à la facilité avec laquelle ils cèdent à l'iodure de potassium.

II. — Tableau résumant, au point de vue du diagnostic, les indications fournies par la façon dont s'opère la fonction urinaire.

QUESTIONS POSÉES par LE MÉDECIN	RÉPONSES du MALADE	CONCLUSIONS A TIRER de LA RÉPONSE DU MALADE
Urinez-vous souvent?	OUI...	Un point de l'urèthre ou de la vessie est atteint d'irritation. La fréquence des mictions est proportionnelle au degré de l'inflammation. On connaîtra le point malade par les deux questions suivantes.
	NON..	Passer à une autre question.
Souffrez-vous en commençant à uriner?......	OUI...	L'inflammation siége dans l'urèthre ou au col de la vessie et le malade est atteint de l'une des affections suivantes : RÉTRÉCISSEMENT DE L'URÈTHRE, BLENNORRHAGIE, CHANCRE DU MÉAT.
	NON..	Passer à la question suivante.
Souffrez-vous en finissant d'uriner?.......	OUI...	L'inflammation siége dans la vessie et le malade est atteint de l'une des affections suivantes : CATARRHE VÉSICAL, CALCUL OU CORPS ÉTRANGER DANS LA VESSIE, NÉVRALGIE VÉSICALE, INFLAMMATION DE LA PROSTATE.
	NON..	Passer aux questions suivantes.
Urinez-vous loin?	OUI...	Etat normal.
	NON..	Le malade est atteint de l'une des affections suivantes : ATONIE VÉSICALE, PARALYSIE VÉSICALE locale ou liée à une affection de la moelle épinière ou du cerveau, DIMINUTION DES FORCES, STAGNATION DE L'URINE DANS SON RÉSERVOIR, HYPERTROPHIE DE LA PROSTATE.

QUESTIONS POSÉES par LE MÉDECIN	RÉPONSES du MALADE	CONCLUSIONS A TIRER de LA RÉPONSE DU MALADE
Mettez-vous longtemps pour commencer à uriner?......	OUI...	La force contractile de la vessie a diminué. Le temps qui s'écoule (15, 20, 30 secondes, etc.) entre la volonté et l'action d'uriner peut servir à mesurer la force contractile de la vessie.
	NON..	Etat normal.
Urinez-vous du sang?.......	OUI...	Le malade est atteint de l'une des affections suivantes : CALCULS DES REINS OU DE LA VESSIE, NÉPHRITE, CYSTITE AIGUE, OU DES DIVERSES MALADIES QUI PEUVENT PRODUIRE L'HÉMATURIE.
	NON..	Passer à une autre question.
Votre urine est-elle mélangée de sable ou de graviers?....	OUI...	Le malade est atteint de GRAVELLE et peut-être de CALCULS. La couleur des graviers indique la nature de la gravelle. (Graviers rouges : gravelle urique; graviers blancs : phosphates, etc.)
	NON..	Passer à une autre question.
Du pus s'est-il écoulé par l'urèthre?......	OUI...	Le malade est atteint de l'une des affections suivantes ; BLENNORRHAGIE OU VAGINITE, suivant le sexe, ABCÈS DE L'URÈTHRE, DE LA PROSTATE, DE LA VESSIE OU DU REIN.
	NON..	Passer à une autre question.
L'urine contient-elle des mucosités?.......	OUI...	Le malade est atteint de CATARRHE DE LA VESSIE.
	NON..	Etat normal.
Perdez-vous quelques gouttes d'urine lorsque vous avez fini d'uriner?....	OUI...	Le malade est atteint d'ATONIE VÉSICALE commençante ou de RÉTRÉCISSEMENT DE L'URÈTHRE.
	NON..	Etat normal.

III. — Tableau résumant, au point de vue du diagnostic, les indications fournies par l'examen de l'urine dans les maladies.

Urine très-colorée en rouge. — Excès d'acide urique ou d'urates. Si la coloration est due à du sang, il existe une hémorrhagie en un point des voies urinaires.

Urine colorée en jaune verdâtre ou en brun. — Maladies du foie, jaunisse.

Urine se colorant en bleu quand on y ajoute de l'acide nitrique. — Embarras gastrique. Fièvre typhoïde. Choléra.

Urine possédant une odeur ammoniacale. — Catarrhe vésical. Paralysie de l'urèthre. Urine ayant séjourné longtemps dans la vessie.

Urine possédant une odeur aromatique. — Le malade a absorbé de la térébenthine, mangé des asperges, etc.

Urine alcaline. — Catarrhe vésical. Urine ayant longtemps séjourné dans la vessie. Gravelle phosphatique. Convalescence des maladies aiguës. Usage prolongé de médicaments alcalins. Néphrite chronique.

Urine dont la densité est élevée. — Diabète ou excès de matériaux solides contenus dans l'urine.

Urine dont la densité est faible. — Troubles dans la fonction rénale. Diminution de l'urée. L'abaissement de la densité résulte souvent de l'ingestion d'une grande quantité d'eau.

Augmentation de la quantité d'urine rendue en 24 heures. — Diabète. Ingestion d'une quantité considérable de boissons.

Diminution de la quantité d'urine rendue en 24 heures. — Inflammation rénale. Affections fébriles. Maladies du cœur.

Augmentation de la proportion des matériaux solides contenus dans l'urine. — Diabète ou excès d'urée.

Diminution de la proportion des matériaux solides contenus dans l'urine. — Maladies du rein. Chlorose. Anémie. Organisme épuisé. Ralentissement général des fonctions vitales.

Urine trouble. — L'opacité peut être produite par diverses substances (pus, mucus, urates, vibrions) dont il faut rechercher la nature.

Urine laissant déposer des sédiments. — Troubles fonctionnels variant suivant la nature du dépôt. Dans la gravelle, les dépôts sont formés d'urates, de phosphates, etc. ; dans le catarrhe vésical, de mucus, de pus ; dans les hémorrhagies des voies urinaires, de sang.

Urine contenant un excès d'urée. — Nourriture animale trop abondante. Affections fébriles aiguës. Fatigues, excès.

Urine contenant une quantité d'urée insuffisante. — Alimentation insuffisante. Ralentissement dans l'activité vitale. Convalescence. Anémie. Chlorose. Trouble dans la fonction rénale.

Urine contenant un excès d'acide urique ou d'urates. — Nourriture trop abondante avec exercice insuffisant. Gravelle, pierre ou goutte dans un avenir prochain. Un brusque arrêt de la transpiration, les lésions cutanées, les affections des organes digestifs et respiratoires, les maladies fébriles, les excès alcooliques, les repas abondants, produisent un dépôt passager d'acide urique ou d'urates dans les urines.

Urine laissant déposer des phosphates. — Catarrhe ou paralysie vésicale. Maladies de la moelle épinière. Ramollissement des os. Exercice violent, fatigue.

Urine laissant déposer de l'oxalate de chaux. — Spermatorrhée. Phthisie, goutte, hypochondrie, gravelle oxalique. Usage prolongé de l'oseille et des fruits verts.

Urine contenant du pus. — Inflammation suppurative d'un point des voies urinaires (vessie, reins, urèthre). Cystite. Blennorrhagie.

Urine contenant de l'albumine. — Néphrite albumineuse. Néphrite simple. Affections du foie et du cœur. Fièvre typhoïde. Obstacle à la circulation rénale. Présence de sang ou de pus dans l'urine.

Urine contenant du sucre. — Diabète. Plaies du crâne, Lésions cérébrales. Usage prolongé d'aliments féculents ou sucrés. Apoplexie. Choléra à la période de réaction.

Urine contenant de la cystine. — Gravelle cystique, Maladies du foie.

Urine contenant de la kyestéine. — Grossesse probable.

Urine contenant de la graisse. — Maladies des reins ? Phthisie.

Urine contenant du sang. — Hémorrhagie des voies urinaires (reins, vessie ou urèthre).

Urine contenant habituellement du sperme. — Spermatorrhée.

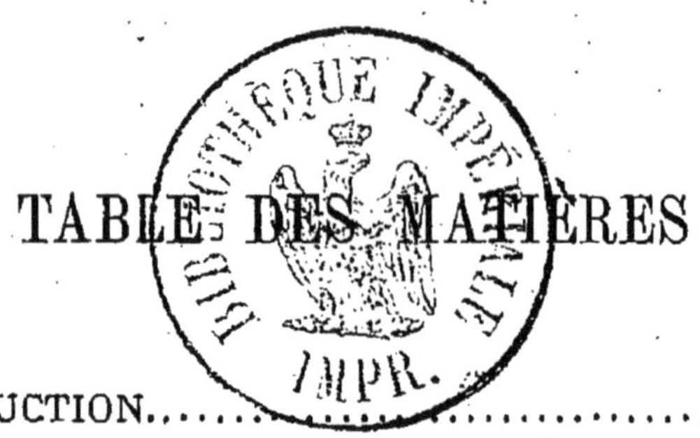

TABLE DES MATIÈRES

TABLE ALPHABÉTIQUE

A

D

R

S

V

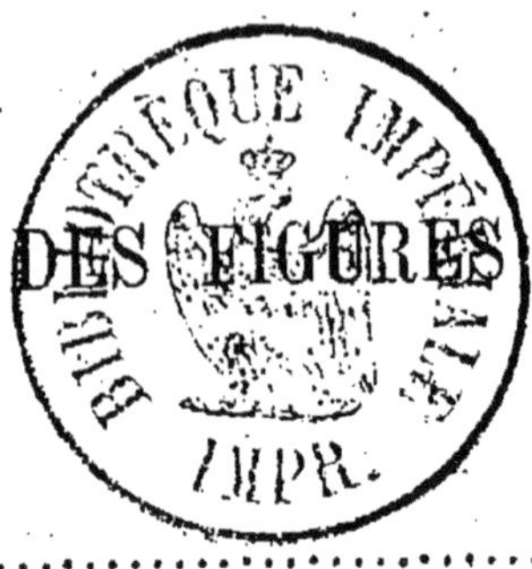

TABLE DES FIGURES

Paris. — Typ. de Rouge frères et Comp., rue du Four-St-Germ., 43.

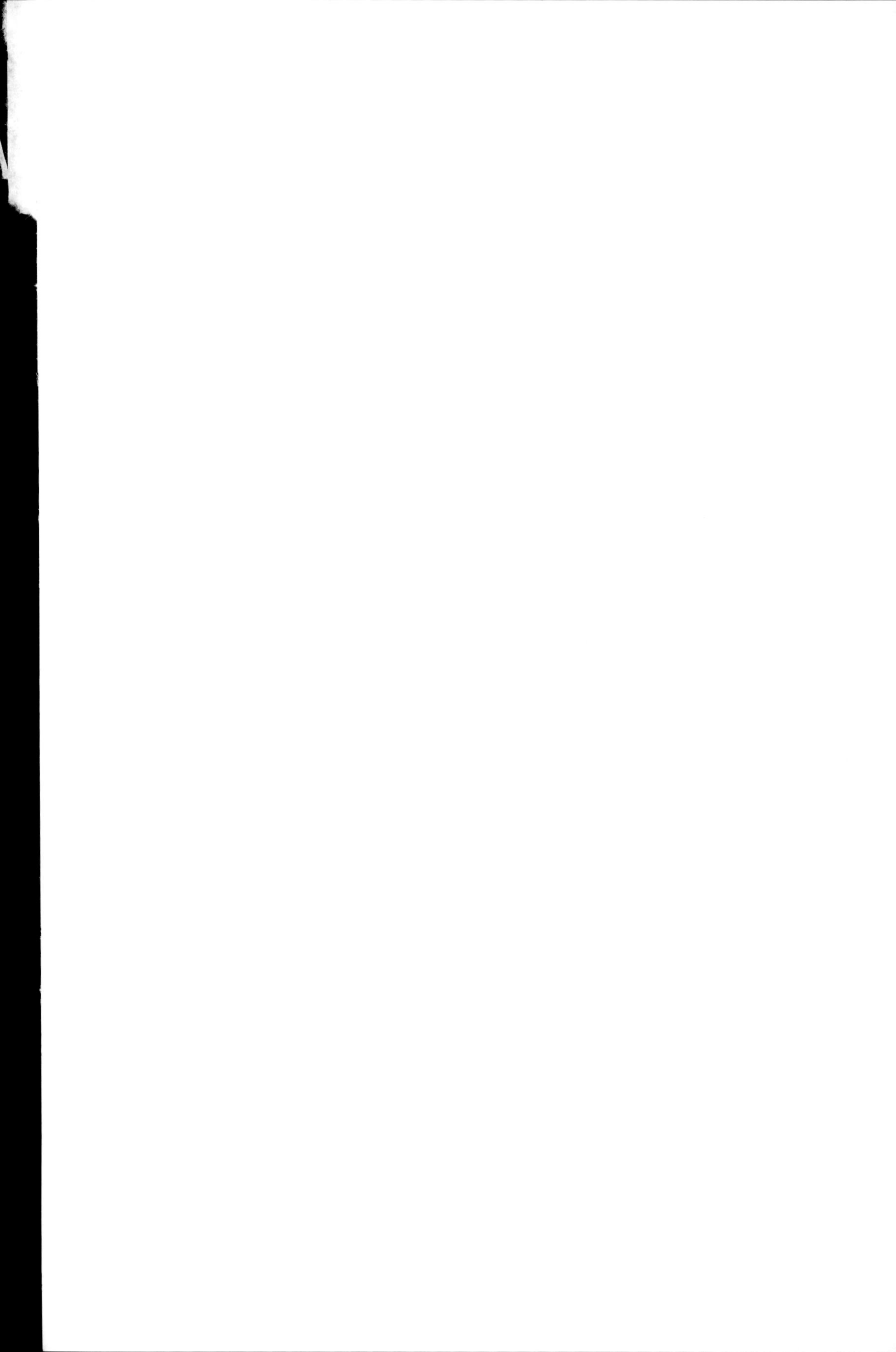

www.ingramcontent.com/pod-product-compliance
Ingram Content Group UK Ltd.
Pitfield, Milton Keynes, MK11 3LW, UK
UKHW012149240726
13966UKWH00001B/223